KB235379

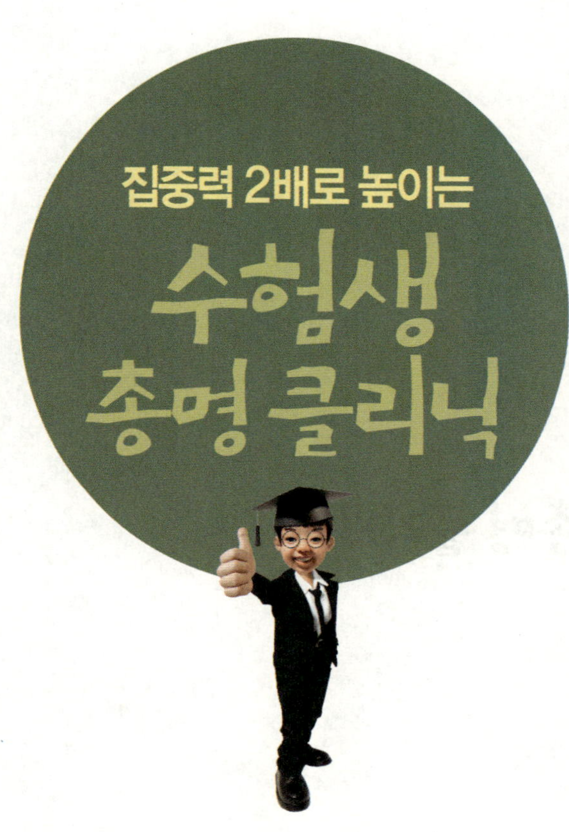

집중력 2배로 높이는
수험생
총명 클리닉

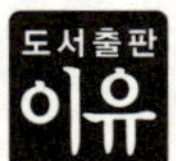

도서출판
이유

수험생 총명 클리닉

© 이광연, 2005

지은이 / 이광연
펴낸이 / 김래수

초판 인쇄 / 2005년 9월 5일
초판 발행 / 2005년 9월 10일

기획 / 정숙미
편집 / 김성수, 송윤희
마케팅 / 이만석
북디자인 / N.com
분해 · 제판 / 성광사(02-2272-6810)
인쇄 / 청송문화인쇄사(02-2676-4573)
제본 / 유림문화사(02-3458-4546)

펴낸 곳 / 도서출판 이유
주소 / 서울시 동작구 상도1동 780-2 종현빌딩 3층
전화 / 02-812-7217 팩스 / 02-812-7218
E-mail / eupub@hanafos.com
출판등록 / 2000. 1. 4 제20-358호

ISBN 89-89703-68-9 03510

집중력 2배로 높이는

수험생 총명 클리닉

수험생의 건강 · 학습 효과를 높이는 실용서!

　저자이신 이광연 님은 20여 년 전부터 노인복지 · 의료봉사 단체인 〈동의난달〉
의 숭고한 뜻을 항상 마음 속 깊이 간직한 채 갖가지 고락을 함께 해오신 분이다.
　또한, 〈사단법인 동의난달〉을 발기, 의료인으로서의 소명의식으로 여러 의료봉
사를 선봉에서 이끄시며 전국 방방곡곡의 소외계층에 사랑 나눔을 실천하고 계신
다. 게다가 진료로 바쁘신 중에도 학구적 의욕을 잃지 않고 꾸준히 노력하시어 경
희대학교에서 한의학 박사학위까지 취득하셨다.

　이 박사님이, 이번에 출간하는 〈집중력을 2배로 높이는 수험생 총명 클리닉〉은,
이 박사님의 전공을 고스란히 살린 귀한 책이다. 그도 그럴 것이 이 박사님이 「구기
지황탕의 기억력 증진 및 항치매 효과와 대뇌 중격−해마계의 ChAT와 AchE 활성
에 미치는 영향」이라는 논문으로 박사학위를 취득하였기 때문이다.

　그래서 그런지 책의 앞머리부터 〈Special Page〉를 할애하여 수험생의 두뇌 활
동 강화에 효과가 탁월한 『총명탕』을 실었고, 머리를 맑고 총명하게 해주는 한방차
를 소개하고 있다. 『총명탕』과 한방차는 실제로 수험생의 집중력을 높이고 머리를
맑게 해주는 데 매우 효과가 좋은 것들이다.

　책의 내용으로는 수험생이 겪는 스트레스 · 시험불안증후군 · 집중력 저하 등등
공부에 대한 부담감으로 나타나는 증세, 체력과 면역력 저하로 나타나는 증세, 잘
못된 생활 습관으로 인해 공부에 지장을 주는 증세들에 대한 상세한 정보와 함께

심신단련법 · 식품요법 · 지압요법 · 처방 등 다각적으로 대처하는 방법들을 망라하고 있다. 또한, 수험생의 학습 효과를 높이는 생활요법으로 수험생 공부방 꾸미기 · 수험생 영양식사법 · 활력 충전을 위한 숙면법 · 아로마 테라피 등……

　실용적이면서도 이제까지 여느 건강서적에서는 소홀히 하기 쉬웠던, 그러나 수험생이라면 겪어야 할 고민과 궁금증을 속 시원하게 풀어주면서 철저히 실용주의를 바탕으로 하고 있기 때문에 실생활에 그대로 응용할 수 있는 리빙 아이디어가 풍부하며, 서술이 쉽고 재미있다는 것이 특징이다. 게다가 신세대 수험생들의 공부 패턴이나 기호에 부응한 대처 방법을 자상하게 설명해 주는 배려까지 신경쓰고 있어서, 감수글을 쓰는 나로서는 신선한 충격을 받았다.

　이처럼 다양하고 실용적이며 흥미와 지혜를 겸비한 옥고를 발간하심에 다시 한 번 축하하며, 수험생들에게 진정 도움이 될 책이라 믿는다.

2005년 9월 5일
사단법인 동의난달 이사장　신 재 용

수험생은, 고3 학생만이 아닙니다

대학을 갓 졸업하고 신재용 스승님의 한의원에서 부원장으로 일할 때였습니다. 스승님께서 어느 날 월간《합격의 길》이라는 잡지에 수험생과 관련된 질환들을 연재해 보라고 말씀하셨습니다. 저 자신도 아주 힘겹게 수험시절을 겪었지만, 의외로 수험생의 건강을 위한 보다 근본적인 방법들과 설명이 필요함을 느끼면서 수험생들에게 보다 적극적으로 관심을 갖게 되었습니다. 그래서 한의원을 개원할 때 '수험생 건강 전문 클리닉'으로 할까도 생각할 정도였습니다. 그 관심은 한의사가 된 이후에도 계속되었고, 이번 박사학위 논문도 〈구기지황탕의 기억력 증진 및 항치매 효과와 대뇌 충격−해마계의 ChAT와 AchE 활성에 미치는 영향〉이라는 주제로, 기억력 향상을 주된 연구 테마로 하였습니다.

"공부를 잘 하려면 어떻게 해야 하나요?"
"『총명탕』을 먹으면 공부도 잘 하고 건강해지나요?"

수험생과 예비수험생 자녀를 둔 부모님들의 한결같은 질문입니다.

그래서 저는 이번에, 수험생들이 건강을 지키면서 최대한의 학습 효과를 낼 수 있는 데 작은 도움이 되었으면 하는 바람으로 이 책을 준비했습니다. 시간이 없고 마음까지 쫓기고 있어 운동이 부족하고, 공부에 대한 스트레스로 여러 가지 질환에 시달리는 수험생들은 차츰 건강을 해치고 성공적인 입시를 치러내기가 어렵습니다. 사실 어찌 보면, 고3 학생만이 수험생은 아닙니다.

교육정책의 변화에 민감한 우리 학생들과 부모님들은 이미 중학교 때부터 입시를 시작하는 실정인 것입니다. 그 때문에 이 책은 고3뿐만 아니라 예비수험생인 중·고생 모두의 건강관리에 폭넓게 초점을 맞췄습니다.

수험생들의 기억력과 집중력을 높여주는 『총명탕』과 한방차, 수험생 건강에 필요한 영양소, 증세별로 실생활에서 건강을 지킬 수 있는 생활요법·지압요법, 게다가 적절한 한방 처방까지 꼼꼼하게 실어보았습니다.

건강한 몸과 마음으로 입시라는 중대한 관문을 성공적으로 통과하는 데, 이 책이 조금이나마 도움이 되었으면 좋겠습니다.

책을 출간하기까지 가르침을 주신 신재용 스승님, 보다 좋은 책을 만들 수 있도록 마음의 격려를 아끼지 않은 아내, 힘든 원고작업을 도와주신 최명숙 부원장님과 오세중 군을 비롯한 한의원 가족 모두들, 그리고 좋은 책을 만들기 위해 최선을 다해 주신 이유출판사 가족 여러분 모두께 진심으로 감사드립니다.

2005년 9월 5일

더욱 큰 학문적 발전을 기원하며……
김병묵 · 경희대학교 총장

성실과 노력 속에 열정적인 학자적 자세로 학문 연구에 몰두하던 이광연 박사가 진료를 통한 임상 결과를 집대성한 한의학적 측면에서 본 건강에 관한 필독서를 출간하게 됨을 진심으로 축한한다.

이광연 박사는 가장 애쓰고도 내세우지 않고 가장 땀을 흘렸어도 자랑하지 않고 오직 겸허한 자세와 헌신적인 봉사의 삶으로 살아온 사람으로 떠오르게 한다.

특히 이 박사는 한의사로서 또한 변함없는 의욕과 심도 있는 연구에 열중해 온 학자로서 학문 연구와 진료 경험을 살려 집필한 책을 내놓게 되었다.

인간의 생명과 건강을 위한 한의학적 예방과 치료법을 독자들이 알기 쉽게 익힐 수 있도록 설명해 주고 있을 뿐 아니라, 가정의학의 지침서로서 우리의 일상생활에도 큰 도움이 되리라 생각한다.
아울러 한의학의 발전에도 크게 기여하리라 믿는다.

이광연 박사의 더욱 큰 학문적 발전이 있길 기원하며, 독자들로부터 널리 읽혀지길 기대한다.

진료 · 연구로 쌓은, 수험생 건강서의 백미!
신민규 · 경희대학교 한의과대학장

책을 낸다는 것이 쉬운 일이 아니라는 사실은 원고를 써본 사람들이 실감하는 것입니다. 더욱이 일반 대중의 눈높이에 맞게 전문지식을 다듬어 원고를 쓰기란 참으로 어려운 일입니다. 하루 종일 환자를 진료하는 바쁜 와중에도 책을 출간한다는 것은 치밀한 준비와 부지런한 노력 없이는 불가능합니다.

이광연 원장이 박사과정에 입학할 때, '어떤 분야를 연구하겠냐' 는 질문에 망설임 없이 '수험생들의 기억력 증진에 대하여 연구를 하고 싶다' 고 한 사실을 기억합니다. 이광연 원장은 오래 전부터 우리 시대의 큰 사회적 문제가 된 대학입시로 말미암아 발생되는 여러 건강문제를 놓고 고심하여 왔고 이에 도움이 될 '수험생의 기억력 증진' 을 테마로 박사학위논문을 제출하여 통과하는 영광을 얻었습니다.

이번에 학위과정의 연구를 기본 바탕 삼고, 진료실에서 축적된 경험을 더해 실제로 수험생들이 불편해 할 수 있는 질환들을 중심으로 세심하게 정리된 책을 출간하게 되었습니다. 수험생들이 좀더 건강하게 공부할 수 있도록 생활 속의 자연요법 · 한방 치료법을 소개하는 귀한 책을 선보이는 큰 일을 하였습니다. 많은 박사들이 학위논문 취득 후 지쳐 휴식하는 경우가 대부분인데도 이광연 원장은 건강한 우리 젊은이들을 위해 땀 흘리는 노력으로 보람 있는 결실을 맺어 또 하나의 경사를 만들었습니다. 많은 내용들이 수험생뿐만 아니라 학부모와 한의사인 전문인들까지 숙독할 내용으로 간결하고 짜임새 있게 구성되어 필독을 적극 추천해 마지 않습니다.

다시 한 번 이광연 원장의 출간을 축하하며 수험생들의 상담과 진료를 통해 또 다른 건강 지침서가 계속하여 탄생되길 기대합니다.

C O N T E N T S

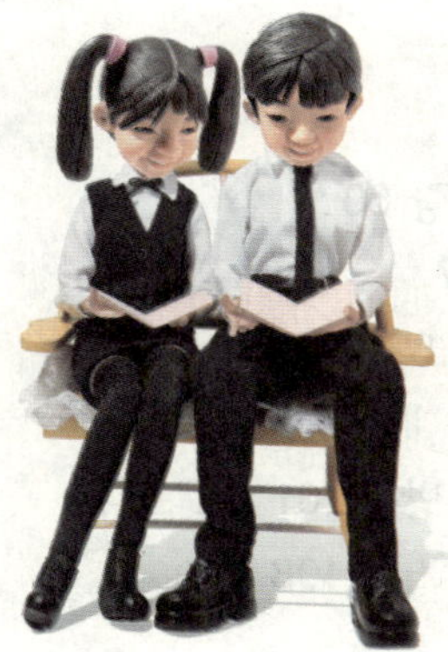

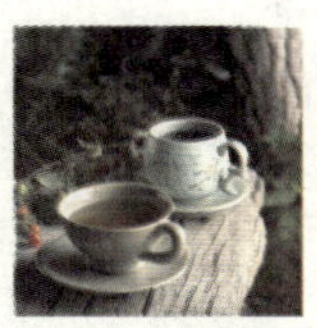

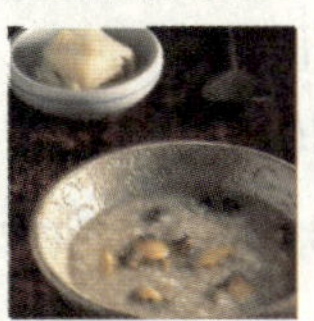

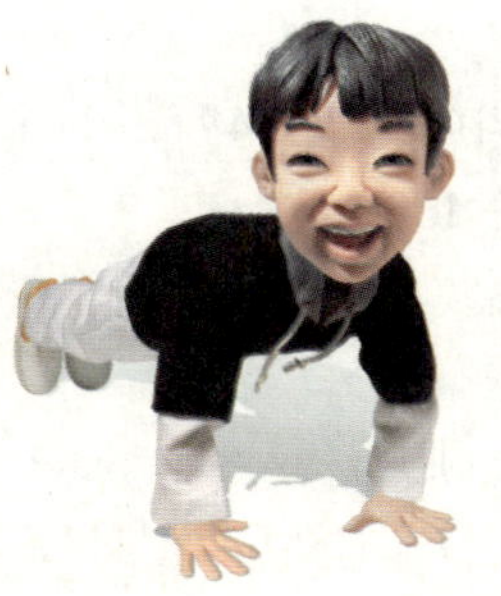

PART · I

공부에 대한 부담감으로 나타나는 증세들

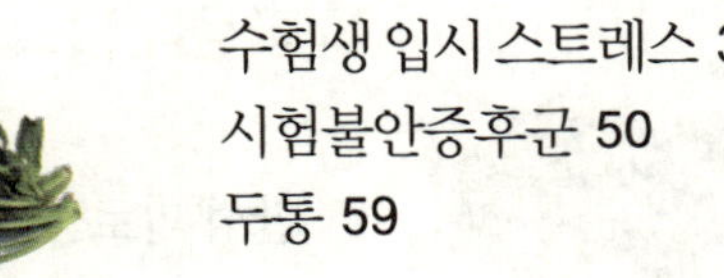

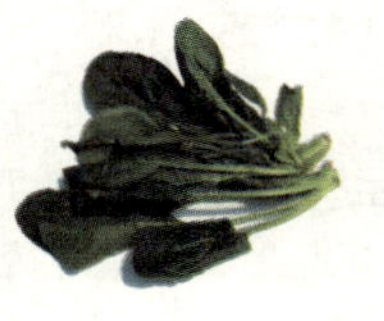

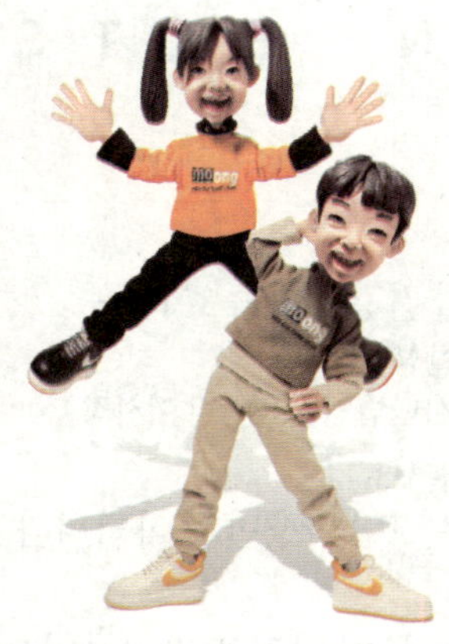

P A R T · Ⅱ

잘못된 생활 습관으로 나타나는 증세들

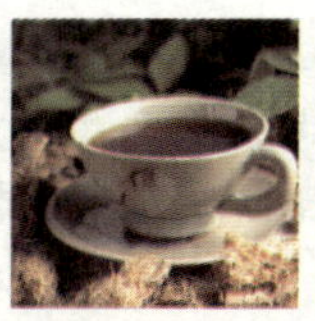

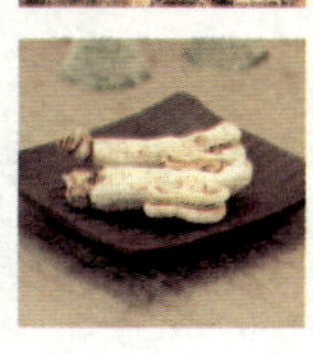

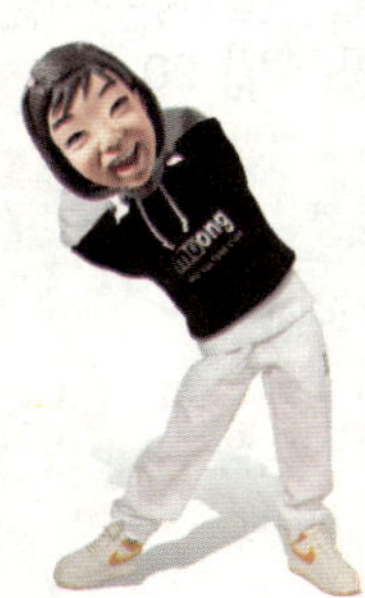

P A R T · Ⅲ

수험생의 체력과 체질로 인해 나타나는 증세들

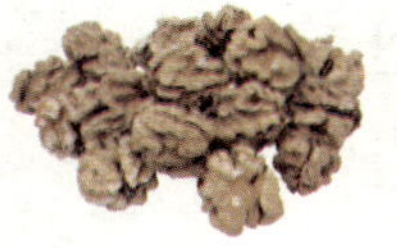

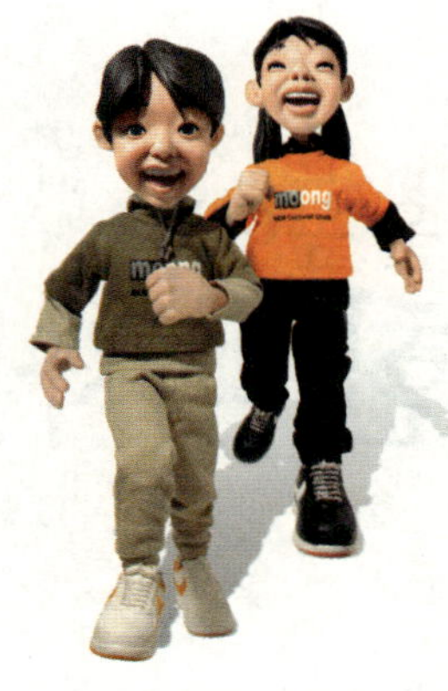

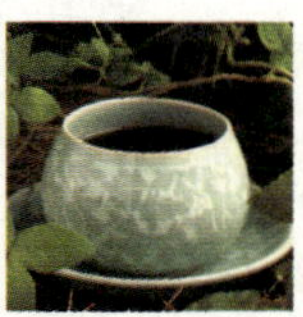

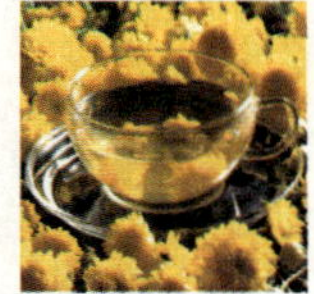

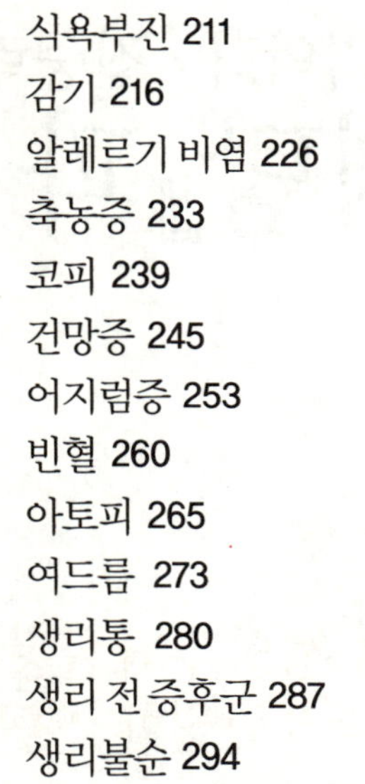

PART · Ⅳ

수험생의 학습효과를 높이는 생활요법

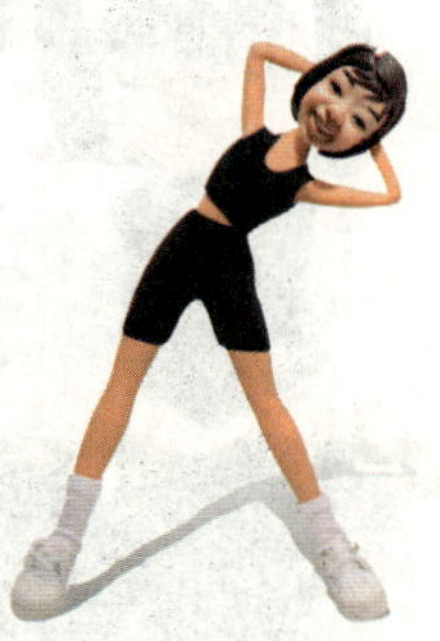

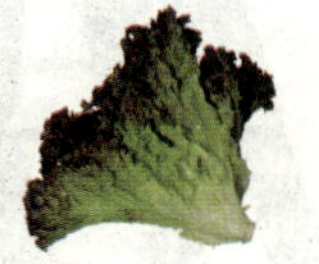

수험생의 기억력 · 집중력을 높이는
『총명탕』과 한방차!

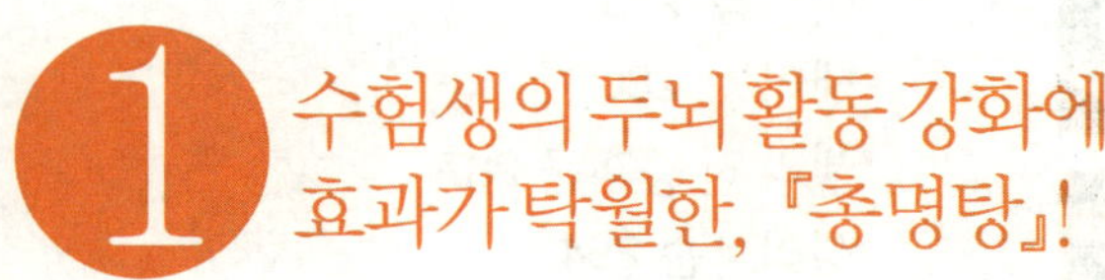

1 수험생의 두뇌 활동 강화에 효과가 탁월한, 『총명탕』!

『총명탕(聰明湯)』을 먹으면 정말 공부를 잘 하게 되나요?

한의원을 찾는 많은 수험생과 부모님이 가장 궁금해 하는 질문이다.

《동의보감》에서 '총명탕은 건망증을 치료하고 오랫동안 먹으면 하루에 천 마디의 문장을 외울 수 있다.'고 하였다. 그러나 사실, 『총명탕』자체는 지능이나 성적을 높여주는 약이 아니라, 공부를 잘 할 수 있도록 기억력과 집중력을 높여주는 약이다. 따라서 규칙적인 생활과 식습관, 적당한 운동을 하는 것이 두뇌 건강의 필수요건이다.

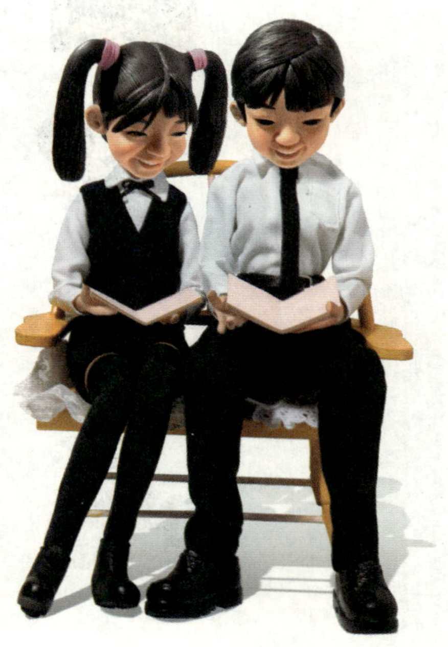

『총명탕』은 집중력을 높이고, 뇌의 피로를 풀어준다

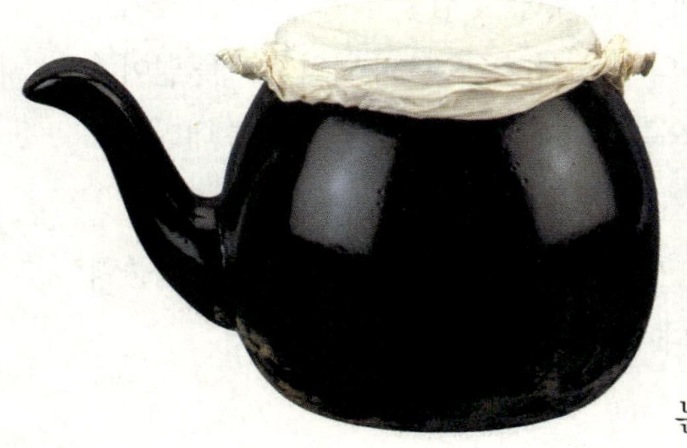

사람의 두뇌 활동은 육체가 건강할 때 가장 활발해지고 좋아지며, 체력이 떨어지면 제일 먼저 기억력이 떨어지게 된다. 따라서 식욕과 체력이 떨어진 상태에서 단지 『총명탕』만을 먹는다고 해서 학습 능률이 오르거나 성적이 곧바로 좋아지지는 않는다.

수험생들은 하루 종일 앉아서 공부만 하고 있으니 머리가 과열될 수밖에 없다. 따라서 머리가 답답하고, 졸음이 오고, 집중력이 떨어지고, 가슴이 두근거리고 불안·초조하게 된다. 그러니 갈수록 공부하는 시간에 비해 효율은 떨어지고 진도가 잘 나가지 않는 것이다. 또한 머리로만 혈액이 몰려 있으므로 늘 소화가 안 되어 속이 더부룩하면서 답답하고, 그로 인해 더욱 집중력이 떨어지는 악순환이 반복된다.

수험생의 이러한 전반적인 상황을 개선시켜 주는 것이 바로 『총명탕』이다. 수험생들 중에서 『총명탕』을 모르면 간첩이라는 말이 나올 정도로 유명한 이 처방의 정체는 바로 백복신, 석창포, 원지 3가지 한약재에 불과하다.

백복신은 소나무 뿌리에서 기생하는 균류에 의해 형성된 하얀 덩어리 중 소나무의 뿌리가 관통하는 부분으로서, 이름처럼 정신을 맑게 해주는 효과가 강하다. 또한 비장 기능을 도와 소화를 촉진하고, 속을 편안하게 해준다.

원지는 사람으로 하여금 뜻과 의식을 강하게 한다는 의미로, 기억력을 증진시키는 효과가 있다. 또한, 귀와 눈을 밝게 하며, 건망증을 없애고 의지를 강하게 해준다.

석창포 역시 몸에 막혀 있는 기운을 뚫어 귀와 눈을 밝게 하고, 머리를 맑게 하여 건망증을 치료하는 효과가 있다.

이 약재들은 두뇌 활동과 연관되는 장기인 심장(心臟)과 비장(脾臟)으로 들어가 그 기능을 강화시켜 주는 효과가 있어, 결국 집중력과 기억력을 높여준다. 또한 공부로 인해 과열된 머리의 열을 식혀줌으로써 뇌의 피로를 덜어주게 된다. 또한 정신을 안정시키고 뇌를 맑게 하며, 머리로 몰린 피를 내려줌으로써 소화 기능을 개선시켜 준다.

따라서 몸의 전반적인 컨디션을 가볍고, 상쾌하게 만들어줌으로써 집중력이 강화되고, 공부가 잘 되는 것이다.

『총명탕』

처방 약재 백복신 · 원지(감초 달인 물로 축여 심을 제거한 다음 생강즙으로 법제한 것) · 석창포 각각 12g.

복용법 위의 약재들을 분량대로 준비하여 물 800cc를 붓고 1시간 30분 정도 달여 반으로 줄면 하루 동안 나누어 마시거나, 가루내어 1회 8g씩 1일 3회 찬물에 타서 마신다.

주의하세요! 『총명탕』은 3가지 약재로 아주 간단하게 구성되어 있지만, 한의원에서는 이 처방을 단독으로 쓰지 않고 수험생의 체질과 건강 상태에 따라 허약한 장부를 보강하는 약재를 가미해서 처방한다.

그래서 평소 허약한 학생 또는 건강한 학생이라도 총명탕에 자신의 체질에 맞는 약재를 가미해서 복용하면 몸이 가벼워지고 머리가 맑아지며 체력도 강화되어, 힘들고 긴 수험기간을 훨씬 더 효과적으로 극복할 수 있게 될 것이다.

② 머리를 맑고 총명하게 하는 한방차, 8가지!

수험생은 공부에 대한 부담으로 늘 머리가 맑지 않아 학습 의욕이 떨어질 수 있다. 이럴 때 기억력을 높여주고 머리를 맑게 해주는 약재로 한방차를 만들어 꾸준히 마시면 효과가 좋다.

원지차

원지는 '뜻을 오래 기억한다'
는 뜻을 가진 약재로, 그 이름처럼
기억력 증진과 건망증 치료에 좋은 약재이다.
《동의보감》에서는 '원지는 지혜를 돕고 귀와 눈
을 밝게 하며, 건망증을 없애고 의지를 강하게 한다.
또한 심기(心氣)를 진정시키고, 놀라고 가슴이 두근거리는 증세를 멎게 하며,
건망증을 치료하고 정신을 안정시킬 뿐만 아니라 정신을 흐려지지 않게 한
다.'고 하였다.

먹는 방법 감초를 달인 물에 잠깐 끓여서 심을 빼고 생강즙을 축여 볶은 원
지 12g에 물 800cc를 붓고 1시간 30분 정도 끓여서 반으로 줄면 하루 동안 세
번으로 나누어 차처럼 꾸준히 마신다.

백복신차

백복신은 소나무에 기생하는 일종의 버섯으로, 소화를
도와주면서 영양을 보충시켜 준다. 또한, 면역력을 높
여주며 신진대사를 원활하게 해준다. 특히 정신을 차분하게 안정시켜 주는
작용을 해 수험생에게는 여러 모로 약효가 매우 좋은 약재이다.

먹는 방법 백복신 12g에 물 800cc를 붓고 1시간 30분 정도 끓여서 반으로
줄면 하루 동안 세 번으로 나누어 꾸준히 마신다.

석창포차

예로부터 '단오 때 창포물로
머리를 감으면 머리가 맑아진
다'는 풍습이 있었을 정도로, 석창포는 정신을 맑게 하
며, 두뇌 활동을 돕는 명약이다. 따라서 공부하는 학생이나 신경을 많이 쓰는
사람에게 제일 좋은 약재가 석창포이다.

먹는 방법 생강즙에 담갔다 말린 석창포 12g에 물 800cc를 붓고 1시간 30
분 정도 끓여서 반으로 줄면 하루 동안 세 번으로 나누어 따뜻하게 마신다.

산조인차

산조인은 한방 신경안정제로서, 시험을 앞두고 불안·초조하고, 가슴이 두근거리고, 식은땀이 나며, 불면증과 건망증이 있는 경우에 복용하면 신경이 안정되어 기억력과 집중력이 저절로 좋아지게 된다.

먹는 방법 산조인 20g을 살짝 볶은 후 물 800cc를 붓고 1시간 30분 정도 끓여서 반으로 줄면 하루 동안 세 번으로 나누어 꾸준히 마신다.

※ 불면증이 있으면 잠자기 1시간 전에 마시면 더욱 좋다.

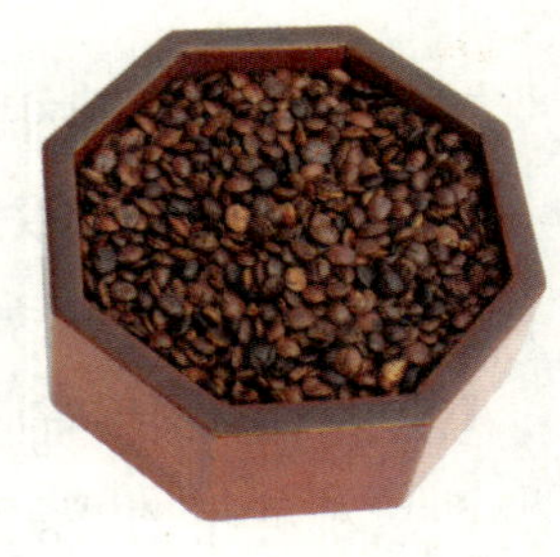

구기자차

구기자는 예로부터 도를 닦는 사람에게 귀중한 영양원이었다. 구기자는 뇌수(腦髓)를 보충해 주어서 기억력을 증진시켜 주고, 눈을 밝게 해주며, 뇌의 노화를 예방해 주는 자양강장제이다. 또한 구기자에는 비타민 C가 레몬보다 21배나 많이 함유되어 있어서 피로회복이나 피부미용에도 좋다.

먹는 방법 구기자 12g에 물 800cc를 붓고 1시간 30분 정도 끓여서 반으로 줄면 하루 동안 세 번으로 나누어 꾸준히 마신다.

용안육차

용안육은 생긴 것이 마치 용의 눈과 같다 하여, 그 이름이 붙여졌다. 용안육은 당분이 많이 함유되어 있어서 뇌에 영양분을 공급하므로 기억력이 떨어졌을 때나 건망증 등의 회복에 효과적이다. 또한 장시간 동안의 공부로 인해 뇌가 피로하여 잠을 이루지 못하며, 심장이 두근거릴 때 신경을 안정시켜 주는 효능이 있다.

먹는 방법 용안육은 껍질을 쪼개 씨는 버리고 과육을 먹는데, 하루 20알 정도를 끓여 마시거나, 가루내어 환으로 만들어 먹어도 좋다.

향부자차

향부자는 우리 몸의 막힌 기운을 소통시켜 주는 역할을 한다.

스트레스로 가슴이 답답하고, 소화가 안 되며, 머리가 무겁고 불안한 수험생의 경우에 신경을 안정시켜주는 효능이 매우 뛰어나다. 또한 무리한 공부로 뇌에 과부하가 걸렸을 때 혈액순환을 촉진시켜 뇌에 산소를 충분히 공급하도록 하여 머리를 맑게 해주는 역할을 하므로 수험생들에게 꼭 권하고 싶은 약재이다.

향부자를 하룻밤 정도 쌀뜨물에 담가두었다가 건져서 말린 후, 노릇하게 볶아서 보관한다.

먹는 방법 향부자 20g에 물 800cc를 붓고 1시간 30분 정도 끓여서 반으로 줄면 하루 동안 세 번으로 나누어 꾸준히 마신다.

오미자차

오미자는 자극에 대해 뇌가 민첩하게 반응하도록 하여 학습 능률을 올려주며, 중추신경과 대뇌 피질을 흥분시켜서 졸음을 쫓아준다. 그리고 비타민이 풍부하여 피로를 풀어주면서, 시력과 기억력의 감퇴를 막아준다.

먹는 방법 오미자를 살짝 흔들어 씻은 후 체에 밭쳐 물기를 뺀다. 뜨거운 물 1.5ℓ에 오미자 20g을 넣어 10시간 정도 우려낸 후 꿀을 조금 타서 마신다. 또는 끓는 물에 오미자를 넣어 한소끔 끓여서 꿀을 타서 마신다.

※ 오미자는 오래 끓일수록 쓴맛이 강해지므로 주의한다.

수험생의 학습 효과를 높이는
체질별 공부법

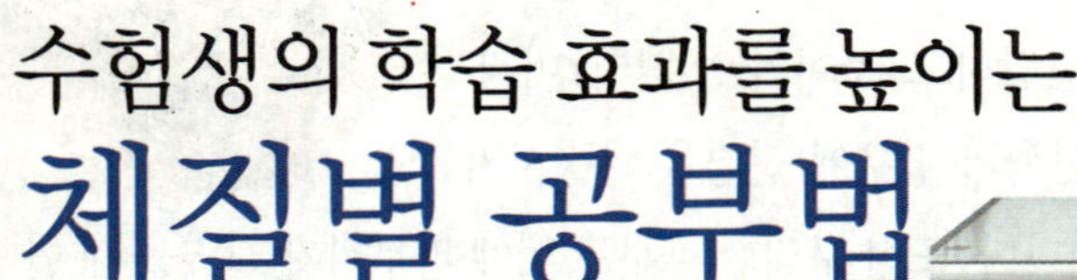

사람은 각각 자신만의 체질을 타고난다. 아무리 노력을 해도 학습 능률이 오르지 않는 학생도 있고, 흔히 말하는 벼락치기 공부로 좋은 성적을 얻는 경우도 있다. 그러나 자신의 체질을 살펴서 자신에게 맞는 공부법을 이용하면 공부에 대한 흥미와 효과를 높일 수 있다.

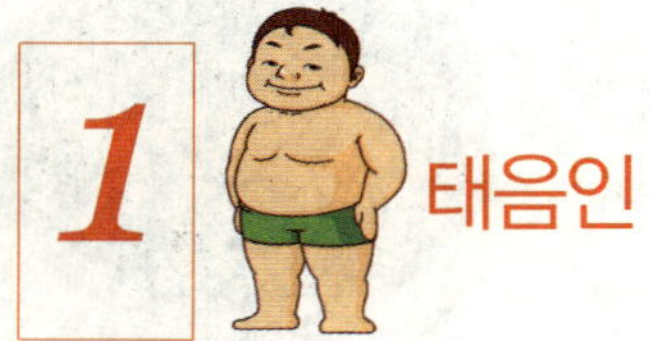

1 태음인

● 외모는……

반에서 중간 뒷자리에 앉아 있는 체격이 큰 학생들의 대부분이 바로 태음인이다. 사상인 중 체격이 가장 큰 편으로, 허리살이 풍만하고 근육이 견고하며, 손발이 크고 피부가 거친 편이다. 또한 조금만 움직여도 땀을 많이 흘리고, 숨이 차서 쌕쌕거린다. 음성이 다소 굵고 성량이 풍부하여 말 한 마디로 대중을 압도할 수 있을 정도로 목소리에 카리스마가 느껴진다.

● 성격은……

덩치가 크고 우락부락한 편의 외모와는 달리, 차분하고 침착하며 유순한 외강내유형 타입이다. 의외로 부끄럼을 잘 타 교실에서는 있는 듯 없는 듯 자기 공부만 열심히 하는 스타일이다. 무슨 일이든 시작하면 불도저 같은 추진력으로 끝까지 마무리하는 의지가 있으며, 자신의 목표를 끝까지 포기하지 않는다. 겉으로는 점잖아 보여도, 좀처럼 자기 마음을 드러내지 않고 자기 욕심을 챙기는 경향이 있어 친구들로부터 음흉하다는 소리를 들을 수 있다. 따라서 친구들 사이에서 마음을 터놓고 지내도록 노력을 한다면 즐거운 수험생활을 할 수 있을 것이다.

● 건강의 특성은……

식욕이 왕성하여 음식을 가리지 않고 과식, 폭식하는 경향이 있어서 비만한 학생이 많다. 태음인은 체질상 땀으로 노폐물이 배설되어야 건강이 유지된다. 그런데 근육이 잘 뭉치는 경향이 있어 유난히 어깨와 뒷목이 뻐근하다는 경우가 많으므로, 수시로 스트레칭이나 지압으로 뒷목과 어깨의 근육을 풀어주고 따뜻한 찜질로 컨디션을 유지하도록 한다.

이로운 음식	해로운 음식
모든 생선, 쇠고기, 미역, 김, 배, 호두, 은행, 복숭아, 무, 토란, 도라지, 밀, 콩, 율무, 찹쌀, 수수, 들깨, 두부, 흑설탕 등.	달걀, 닭고기, 개고기, 염소고기, 돼지고기, 사과, 배추 등.

● 권하고 싶은 공부법!

① 집중력을 필요로 하는 공부는, 밤에 하는것이 좋다

사상체질 중 태음인이 가장 체력이 좋아, 장기전인 수험생활을 끝까지 버티는 데 가장 유리하다. 체력이 뒷받침되기 때문에 하루 중에서도 마음만 먹으면 언제든 공부에 집중할 수 있는 장점이 있다. 특히 태음인은 음기(陰氣)가 많아 밤에 집중력이 최고로 발휘되므로, 집중력을 필요로 하는 공부는 주로 밤에 하는 것이 좋다.

② 도서관을 이용한다

태음인 체질은 낙천적인 성격으로 혼자 있으면 게으름을 피우기 쉽다. 남들이 열심히 공부하는 것을 보면 자극을 받아서 성취욕이 생기므로, 혼자서 공부하는 것보다는 도서관·학교·학원에 가서 공부하는 것이 좋다.

● 적성과 진로는……

태음인 체질은 무엇이든 끝까지 풀고야 마는 끈기가 있어서 통계나 회계학, 수학, 경제학 등에 적성이 맞다. 또한 경제적인 관념이 뚜렷하고 사업에 소질이 있어서 배짱 두둑한 사업가나 최고경영자(CEO), 회계사 계통으로 성공할 수 있다.

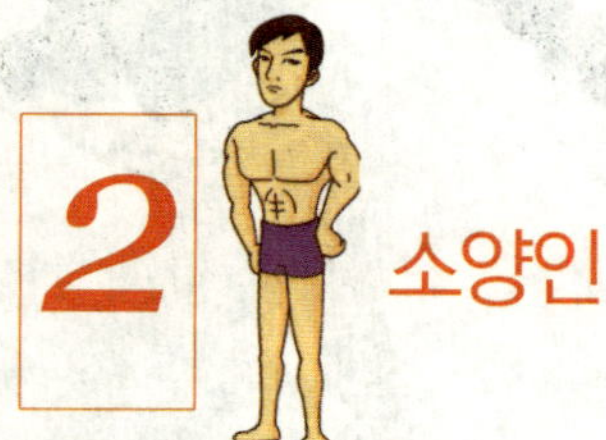

2 소양인

● 외모는……

소양인 체질은 가슴 부분이 발달한 체형이다. 어깨가 벌어지고 가슴이 크며 상체가 발달한 반면, 엉덩이 아래의 하체가 빈약하다. 종아리와 발목이 마르고 가벼워 걸음걸이가 날래고 빠르며, 전체적으로 몸가짐이 너무나 민첩하다. 목소리가 낭랑하고 말이 빠른 반면, 감정과 의욕이 앞서 논리적이지 못하고 중언부언하는 경향이 있다. 그로 인해 경박해 보일 수 있으므로, 말을 하기에 앞서 생각을 정리한 후 조리 있게 말을 하는 훈련을 하도록 한다.

● 성격은……

재주가 많고 활발·총명하며 사교성과 언변이 좋은 것이 큰 장점이다. 일을 꾸리고 추진하는 능력이 있어서 사람들 앞에 나서서 일을 많이 벌리지만,

성격이 급하고 끈기가 없으며 싫증을 잘 내서 뒷수습을 제대로 하지 못하는 단점이 있다. 따라서 시작한 일을 끝까지 밀어붙이는 훈련을 통해 인내심과 끈기를 기른다면, 자신이 가진 재능을 충분히 살릴 수 있을 것이다.

소양인 체질의 학생은 겉으로는 덜렁대는 것처럼 보이지만, 솔직·담백하며 마음에 있는 것은 모조리 털어놓는 성격으로 주변에 친구가 많다.

● 건강의 특성은……

금방 먹고 돌아서서 배가 고프다며 밥을 달라고 하는 사람이 바로 소양인이다. 선천적으로 소화 기능이 튼튼해서 소화력이 좋고 무슨 음식이든 잘 먹는다. 그야말로 무쇠도 소화시킬 만한 소화력을 가진 체질이다. 몸에 열이 많아 에너지를 잘 발산시키는 체질이므로, 먹는 만큼 살이 찌지도 않는다. 겨울철에도 냉수를 찾을 정도로 몸에 열이 많아 갈증을 잘 느끼므로, 여름 내내 빙과류를 달고 살아도 배탈이 나지 않는다. 그만큼 소양인 체질의 수험생은 더위에 약해 여름이 가장 고비이다. 또한 위로 열이 떠올라 코피와 두통이 잘 생기는 체질이다.

그리고 대변을 통해 몸 속의 열을 몸 밖으로 배설시키는 체질이므로, 시원한 물과 음식을 많이 먹어서 규칙적인 배변 습관으로 건강을 유지하도록 한다. 따라서 시원한 음식으로 몸 속에 있는 열을 식혀 힘든 여름철의 고비만 잘 넘기면, 순탄한 수험생활을 보낼 수 있을 것이다.

이로운 음식	해로운 음식
돼지고기, 달걀, 오리고기, 굴, 해삼, 게, 새우, 복어, 우렁이, 수박, 참외, 사과, 딸기, 오이, 배추, 호박, 보리, 팥, 녹두, 메밀 등.	뜨겁거나 매운 음식, 닭고기, 쇠고기, 개고기, 엿, 꿀, 인삼, 땅콩, 우유 등.

● 권하고 싶은 공부법!

① 메뚜기형 공부법이 효과적이다

소양인 체질의 학생은 한 가지를 집중적으로 파지 않고, 이 책 저 책 뒤적이는 스타일이다. 또한 한 자리에 진득하게 앉아 있지 못하고 메뚜기처럼 여기저기 옮겨다니면서 공부를 해야 직성이 풀린다.

체질상 한 시간 이상 가만히 앉아 있거나 오랫동안 한 가지만 하면 머리에 열이 올라 금세 지쳐 버리기 때문이다. 따라서 1시간 공부에 10분 휴식을 원칙으로, 휴식시간에는 교실에 앉아 있지 말고 바깥에 나가 걸으면서 머리의 열을 식히도록 한다.

② 인내심을 기르도록 한다

소양인 체질의 학생은 '벼락치기형'으로, 닥쳤을 때 반짝 열심히 공부하는 타입이다. 공부하는 요령이 있어서 중요한 것을 뽑아 잘 외우기 때문에, 공부하는 시간에 비해 성적은 잘 나오는 편이다. 그래서 자신의 재주를 믿고 방심하는 경향이 있다. 따라서 벼락치기를 하지 말고 인내심을 갖고 꾸준히 공부한다면 자신의 능력을 2배 이상 발휘할 수 있을 것이다.

③ 여럿이 모여, 그룹형 공부를 하는 것이 좋다

소양인 체질의 학생은 사람들 앞에 나서는 것을 좋아하기 때문에, 혼자 공부하는 것보다 여럿이서 그룹을 지어 돌아가면서 설명을 하며 공부하는 것이 효과적이다.

④ 스트레스에 강해지도록 한다

소양인 체질의 학생은 자신을 드러내보이는 걸 좋아해서 선생님의 질문에 곧잘 대답한다. 하지만, 정답을 말하지 못하거나 잘못을 지적당하면 몹시 당황하고 금세 풀이 죽을 수 있다.

따라서 너무 자만하는 마음을 버리고 다른 사람의 충고도 받아들일 수 있는 포용력을 가져야 수험생활 동안 닥쳐올 여러 가지 스트레스를 이겨나갈 수 있을 것이다.

소양인은 외향적인 성격이라서 인간관계나 사회생활에 아주 유능하다. 소양인 수험생은 주로 사회나 역사, 정치 과목에 관심이 많으므로 정치·사회 계열, 사회복지학, 신문방송학, 무역학 등에 적성이 맞다.

3 소음인

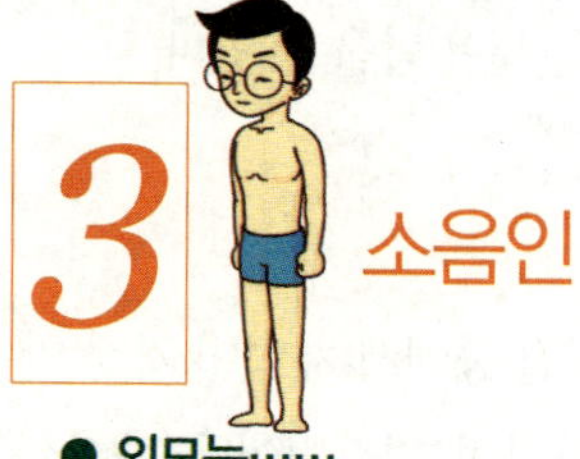

전체적으로 체격이 작은 편이며 마르고 약한 체형이다. 상체가 빈약하지만 엉덩이가 크고 하체가 튼튼한 편이어서 몸에 균형이 잡혀 있고, 걸음걸이가 자연스럽고 얌전하다. 얼굴은 이목구비가 오밀조밀하고 갸름하며 둥근 편이다. 겉모습이 얌전해 보이면서 약간 힘이 없어 보인다. 목소리가 침착하며 조용한 편이지만, 논리 정연하고 주관이 뚜렷하다.

남들 앞에 나서기 싫어하는 내성적·소극적 성격이 많아, 선생님이 발표를 시키면 답을 알고 있어도 부끄러워 우물쭈물 망설이는 경향이 있다. 그러나 유순하고 마음씀씀이가 세심하고 부드러워 친구들이나 가족들을 잘 챙기며, 학교에서도 열심히 노력하는 성실한 성격이다. 이처럼 겉으로는 매우 부드럽고 겸손하지만, 내실이 있어 머리가 총명하고 판단력이 빠르며 자기 자신에게는 아주 냉정할 정도로 철저한 기질이 있다. 한 마디로 외유내강형 타입이다. 그런데 워낙 꼼꼼하고 완벽한 성격이라서 무엇이든 자기 손으로 해야 직성이 풀리고 자아 성취 욕구가 뛰어나기 때문에, 자기 스스로가 자신을 괴롭히는 경향이 있다.

또한 친구들을 잘 챙기는 반면, 한번 토라지면 가슴 속에 꽁하게 품고서 잘 풀어지지 않는 단점이 있다. 예민하면서도 내성적인 성격으로 혼자서 끙끙거리다, 가뜩이나 힘든 수험생활에 스트레스 지수가 높아지기 쉽다. 따라서 할 말이 있으면 속 시원히 말을 하고, 고민이 있으면 친구들과 서로 맘을 터 놓아야 스트레스가 쌓이는 것을 막을 수 있다.

● 건강의 특성은······

소음인 학생은 사상체질 중에서 체력이 가장 약하다. 특히 비·위가 약하여 위장병이나 과민성 대장증후군을 가지고 있는 학생들이 많다. 소화력이 워낙 약해 혹시 배탈이 나지 않을까 걱정하느라 식성이 까다롭게 되고, 조금만 많이 먹거나 찬 음식을 먹었다 하면 곧잘 체한다. 또한 신경이 예민하여 시험이 다가오면 입맛이 없어지고 먹었다 하면 배탈·설사가 나서 기운이 빠지고 몸이 야위기 쉽다. 양기(陽氣)가 부족하여 손발이 찬 학생들이 많고, 찬물이나 차가운 음식을 먹으면 설사를 하거나 컨디션이 나빠진다.

그러므로 따뜻하고 소화가 잘 되는 담백한 음식을 조금씩 자주 먹도록 한다. 또한 간단한 스트레칭이나 운동으로 체력을 유지하는 데 중점을 두어야 수험생활을 끝까지 잘 버텨갈 수 있을 것이다.

이로운 음식	해로운 음식
닭고기, 양고기, 개고기, 염소고기, 노루고기, 토끼고기, 명태, 고등어, 미꾸라지, 뱀장어, 조기, 쏘가리, 대추, 사과, 귤, 복숭아, 냉이, 미나리, 시금치, 파, 마늘, 생강, 멥쌀, 좁쌀, 차좁쌀, 꿀, 엿, 따뜻한 음식 등.	찬 음식, 돼지고기, 메밀, 배추, 배, 수박, 참외, 오이, 고구마, 밤, 호두, 녹두 등.

● 권하고 싶은 공부법!

① 그룹을 지어 공부하기보다는, 혼자서 하는 것이 좋다

소음인 체질의 학생은 내성적이어서 여럿이 공부를 하면 스트레스를 받기 쉽다. 따라서 혼자 공부하는 것이 좋고, 그룹 스터디를 할 경우 친한 친구들로 팀을 짜야 스트레스가 적다.

② 무리한 밤샘 공부는 오히려 효과가 떨어진다

소음인은 사상체질 중 체력이 가장 약하다. 처음부터 너무 무리하면, 수험생이 가장 견디기 힘든 여름을 맞이하면서 지구력이 약해져 학습 능률이 떨어진다. 따라서, 소음인은 규칙적인 생활 리듬을 지키는 것이 가장 중요하다.

공부 계획을 짤 때는 중간중간 적정한 휴식시간과 하루 5시간 이상의 수면시간을 안배하고, 무리하게 밤샘 공부를 하지 않도록 한다. 특히 막바지로 갈수록 체력이 바닥나 뒷마무리에 지장이 오기 쉬우므로, 기운을 보충하는 약으로 체력을 유지하는 것이 좋다.

③ 아침식사를 꼭 먹도록 한다

소음인은 양기가 부족하여 아침에 일찍 일어나는 데 어려움이 많고, 머리가 개운한 상태를 유지하기도 어려워서 아침 공부를 가장 힘들어한다. 그러므로 아침식사는 반드시 챙겨먹도록 하며, 가방에 사탕이나 엿을 넣어 다니면서 아침 수업 전에 먹으면 좋다.

● 적성과 진로는……

소음인 학생은 모든 과목에 최선을 다하는 스타일로, 특별히 뒤처지는 과목이 없이 고른 성적 분포를 보인다. 그 중에서도 소음인은 성격상 세밀하고 논리적이며 암기력이 뛰어나 수리영역과 암기과목에 강점이 있다.

그래서 교육 · 의학 · 과학 계열로 지원하는 것이 좋으며, 진로는 연구원이나 학자, 공무원, 사무직, 의학 계열 등으로 나가는 것이 적당하다.

반면 정치학, 경영학, 신문방송학과 등 활발한 사회 활동을 요하는 학과는 피하도록 한다. 여학생이라면 전형적인 현모양처형으로 가정학과 계통이 잘 어울린다.

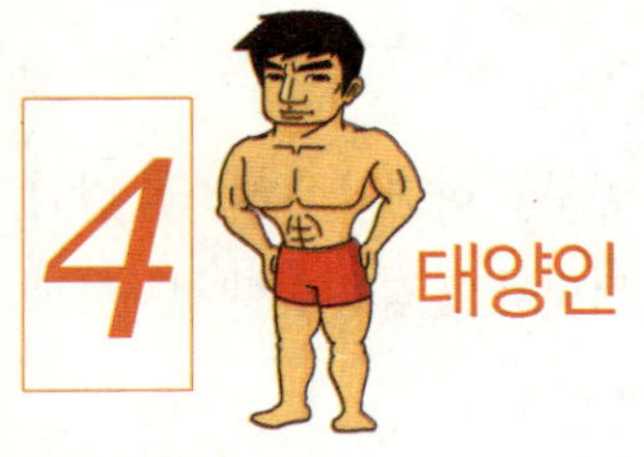

4 태양인

● 외모는……

　태양인은 가슴 윗부분이 발달된 체형이다. 목덜미가 굵고 머리가 큰 반면, 척추와 허리의 힘이 약해 오래 걷거나 서 있지를 못해 잘 기대거나 눕는다. 용모가 아주 뚜렷하고 뚱뚱한 사람이 거의 없다. 얼굴은 둥근 편이고 이마가 넓고 광대뼈가 나온 사람이 많으며, 눈에는 광채가 있다. 목소리가 차분하면서 날카롭고 힘이 있다.

● 성격은……

　태양인은 우월감이 강하고 창의성이 뛰어나며, 사람을 지도하는 카리스마가 있어서 소질을 잘 개발하면 뛰어난 지도자나 정치가가 될 수 있다. 그러나 영웅심과 자존심이 너무 지나치다 보면 독단적·독선적으로 빠질 경향이 있고 안하무인격으로 보일 위험이 있으므로, 늘 남의 말에 귀를 기울이도록 노력해야 한다.

이로운 음식	해로운 음식
새우, 조개, 굴, 전복, 포도, 감, 다래, 앵두, 모과, 메밀, 야채류, 시원하고 담백한 음식.	쇠고기, 설탕, 무, 조기, 맵거나 열이 많고 지방질이 많은 음식.

● 권하고 싶은 공부법!

① 공부는 여럿이 하기보다, 혼자서 하는 것이 좋다

　태양인 체질의 학생은 의지가 강하고 총명하여 지도나 감시를 하지 않아도 알아서 잘 하는 타입이다. 여럿이 공부를 하는 것보다는, 혼자서 하는 것이 훨씬 더 효율적이므로 굳이 학원이나 과외수업을 받지 않아도 된다. 스스로 자신의 능력에 맞춰 공부할 과목과 시간, 분량 등의 계획을 짜서 실천하면 목표에 성공적으로 도달할 수 있을 것이다.

②새벽이나 아침시간을 이용해 공부한다

태양인은 아침형 인간이다. 태양인은 양기가 많은 체질로 새벽이 되면 양기(陽氣)가 위로 올라가 머리가 맑고 상쾌해지므로, 밤보다는 새벽이나 아침에 공부하는 편이 효과적이다.

③다른 사람의 말에 귀를 기울이도록 한다

태양인의 가장 큰 장점이자 단점은 자존심이다. 자존심이 너무 강해 모르는 것이 있어도 다른 사람에게 질문하는 것을 기피하는 경향이 있다. 그러다가는 스스로 알아낸 잘못된 지식을 진실인 것처럼 믿다가 시험에서 실수를 할 수 있다. 따라서 공부를 할 때에는 자존심을 버리고, 모르는 것이 있으면 언제든지 선생님이나 친구들에게 물어보도록 한다.

④실패를 두려워하지 않는 것이 중요하다

태양인은 자신감이 강하여 주변의 사람들로 인해 스트레스를 잘 받지 않는다. 하지만 기대가 크면 실망도 큰 법. 모의고사 성적이 좋지 않거나 등수가 떨어지면 자존심에 상처를 받아 심한 좌절감에 빠져 헤어나오지 못하는 경우가 많다. 따라서 태양인 학생이 가장 주의해야 하는 것은 바로 성적 하락으로 인한 슬럼프이다. 중간중간 모의고사 성적이 떨어져도 '이번엔 실수를 했지만, 다음에는 이것을 바탕으로 더 잘할 수 있을 거야!' 라고 스스로 다짐을 하고, 자기 페이스대로 꾸준히 공부를 해나가도록 한다.

● 적성과 진로는……

태양인 체질의 학생은 정치적인 기질이 강하여 이과보다는 문과 계통이 적성이 맞으므로 경영학, 정치학, 사회학으로 진로를 선택하는 것이 좋다. 반면 논리성을 요하는 수학, 과학에는 약한 편이므로 가급적 피하도록 한다.

내 체질을 알아보려면……

　　다음은 체질을 판단하는 데 중요한 지표에 해당하는 것들로 만든 설문이다. 크게 4가지 항목(외모·심성·식성·병증)으로 나누었고, 각 문항은 보통 4개의 보기가 있는데, 그 중에서 자신의 특성과 가장 가깝다고 생각하는 것을 골라 표를 한다. 해당하는 보기가 없으면 그냥 넘어간다.

Ⅰ. 외모 (1~15)

1. 학생의 전체적인 외모와 골격은 어디에 해당됩니까?

① 골격이 굵고, 살이 찐 편이다.　　　　② 골격이 작고, 균형이 잡혀 있다.

③ 보통이며, 다부진 체격이다.　　　　④ 키가 크고, 수척한 편이다.

2. 학생의 체격은 어떠합니까?

① 이목구비가 크고 입술이 두텁다.

② 눈·코·입이 대체로 작고, 오밀조밀하며 섬세한 편이다.

③ 입이 크지 않고, 입술은 얇은 편이고, 턱이 뾰족한 편이며, 표정이 항상 밝다.

④ 이마가 넓고 광대뼈가 나오며, 표정이 밝고 깔끔한 인상이다.

3. 학생의 몸에서 외관상 가장 발달되거나 큰 부분은?

① 허리와 엉덩이　　　② 엉덩이　　　③ 가슴　　　④ 머리

4. 학생의 걸음걸이 모습과 형태는 다음 중 어디에 해당됩니까?

① 걸음이 느리고 무게 있게 걸으며, 팔(八)자 걸음을 걷는 경향이 있다.

② 걸음걸이가 자연스럽고 얌전하다.

③ 걸음이 빠르고 몸을 흔든다.

④ 걸음걸이가 꼿꼿하다.

5. 학생의 얼굴 형태는 다음 중에서 어디에 가깝습니까?

① 얼굴의 윤곽이 뚜렷하고 의젓하다.

② 얼굴의 윤곽이 갸름하고 둥글다.

③ 얼굴이 다소 길고 머리가 앞뒤로 나와 있다.

④ 머리가 크고 정수리가 솟아 있다

6. 학생의 얼굴 색깔은 어떻습니까?

① 갈색 혹은 검은 빛이다.　　　　　② 황백색이다.

③ 흰색 혹은 붉은 빛이 돈다.   ④ 흰 편이다.

7. 학생의 얼굴의 느낌은 다음 중 어디에 해당됩니까?

① 이목구비가 크고 입술이 두텁다.

② 눈·코·입이 대체로 작고, 오밀조밀하며 섬세한 편이다.

③ 입이 크지 않고, 입술은 얇은 편이고, 턱이 뾰족한 편이며, 표정이 항상 밝다.

④ 이마가 넓고 광대뼈가 나오며, 표정이 밝고 깔끔한 인상이다.

8. 학생의 전체적인 인상은 어디에 해당합니까?

① 순하고 의젓해 보이는 인상.

② 얌전하고 약간 힘이 없어 보이는 인상.

③ 약간 방정맞거나 급해 보이지만 재빠른 인상.

④ 시원하고 만만치 않은 인상.

9. 다른 사람들이 학생의 눈을 보고 어떤 말을 합니까?

① 눈빛이 광채가 나지 않고, 침침하다고 한다.

② 눈빛이 순하고, 눈웃음이 매력적이라고 한다.

③ 눈빛이 빛나고, 매섭다고 한다.

④ 눈에서 광채가 난다고 한다.

10. 학생의 가슴은 어디에 해당합니까?

① 넓고 살점이 많다(약간 비만형으로 살이 많은 편).

② 빈약하고 약간 구부정하다(약간 마른형).

③ 넓고 튼튼한 편이다(남:근육이 발달, 여:유방이 볼록하다).

④ 가슴이 벌어지고 견실하다.

11. 학생의 피부 상태는(주로 얼굴 부위) 어떻습니까?

① 두텁고 땀구멍이 크다.   ② 부드럽고 땀구멍이 작다.

③ 희고 건조한 편이다.   ④ 부드러우나 건조한 편이다.

12. 학생의 손과 발은 어떤 편입니까?

① 손발이 따뜻하나, 겨울에 잘 튼다.

② 손발이 차고, 겨울에 잘 트지 않는다.

③④ 손발이 따뜻한 편이다.

13. 학생의 손과 발의 형태는 어디에 해당됩니까?

① 손이 크고 살점이 많아, 둥글둥글하다.

② 손발이 차갑고 마른 편으로, 길어 보인다.

③ 손발이 따뜻한 편이며, 작고 뼈가 드러나 보인다.

④ 손발이 따뜻한 편이며, 크기에 비해 힘이 있다.

14. 땀에 관한 질문입니다. 학생에게 가장 해당되는 것을 고르세요.

① 평소 땀이 많고, 땀을 흘리고 나면 개운하다.

② 평소 땀이 적고, 땀을 흘리면 피곤하다.

③ 땀이 특별히 많은 편은 아니며, 땀을 흘려도 그다지 피곤하지 않다.

④ 땀을 잘 흘리지 않고, 땀을 흘려도 피곤하지 않다.

15. 학생의 음성은 다음 중 어디에 해당됩니까?

① 음성이 다소 굵고 무거우며, 성량이 풍부하다.

② 성량이 풍부하지는 않고 침착하며, 조용한 편이지만 낭랑하다.

③ 약간 톤이 높고 건조한 느낌이며, 카랑카랑하다.

④ 목소리가 날카롭고 힘이 있으며, 차분하다.

Ⅱ. 심 성 (16~26)

16. 말을 할 때 학생의 평소 습관은 어떻습니까?

① 말수가 적고, 간혹 더듬기도 한다.

② 말이 많지 않으나, 가까운 사이와는 말을 많이 하는 편이다.

③ 말이 많고, 함부로 막하는 편이다.

④ 수다스럽지는 않지만, 누구에게나 거리낌없이 말을 한다.

17. 학생의 기질·성격 중 장점이라고 생각되는 것은 어느 것입니까?

① 정직하고 과묵한 편이다. 매사에 신중하여 주위 사람이 보기에 믿음직스럽게 행동하며, 예의바르고 점잖게 처신한다. 불필요하게 일을 벌이지 않으며, 과업을 수행할 때에는 꾸준한 노력과 인내심으로 잘 성취시킨다.

② 성격이 온순하고 침착하며, 사교적이다. 판단이 빠르고 생각이 치밀하고 조직적이어서 학구적인 분위기가 있다. 내가 할 일은 스스로 알아서 하는 성격으로, 남이 내게 간섭하는 것을 싫어한다.

③ 매사에 활동적이고 남의 일에는 희생을 아끼지 않으며 그 일에 보람을 느끼므로 자기 일을 돌볼 겨를이 없다. 판단력이 빠르고, 보기에는 경솔하게 보일지도 모르지만 다정다감하여 사람들이 호감을 갖는다. 또한 인정이 많고 이해타산에 얽매여 행동하지 않는다.

④ 과단성, 진취성이 강하고 적극적이다. 행동에 거침이 없고 친하든 친하지 않든 남과 잘 사귀는 편이며, 명석하고 뛰어난 창의력으로 남이 생각하지 못하는 것을 연구한다.

18. 학생의 기질·성격 중에서 단점이라고 생각되는 것은 어느 것입니까?

① 보수적이고 변화를 싫어하며 바깥일보다 내 일을 더 중시한다. 점잖은 듯하나 의심이

많으며 운동보다는 오락을 좋아하고, 식성이 왕성하여 지나칠 때가 많다.

② 내성적이고 수줍음이 많아 자기 의견을 잘 표현하지 않는다. 소극적이고 여린 성격이어서 추진력이 약하다. 개인주의나 이기주의가 강하고 이해타산에 얽매여서 행동하는 편이다. 질투심이나 시기심이 많고, 한번 감정이 상하면 쉽게 풀리지 않고 오래 간다.

③ 내 일보다는 바깥일에 관심을 가지며 행동이 급하고, 매사에 시작은 잘 하나 마무리가 부족하여 싫증을 잘 느끼며 쉽게 체념하기도 한다.

④ 계획성 없이 무조건 일을 추진하기도 하며 세심한 면이 부족하고 치밀하지 못하다. 일이 마음먹은 대로 잘 안 되면 남에게 화를 잘 내고 물러설 줄 모르며 고집이 세다.

19. 화가 날 때 학생은 어떤가요?

① 느긋한 편으로 잘 참는다. 하지만 한번 화나면 참지 못하는 편이다.

② 급하지만 내성적이고 남에게 잘 표현하지 않는다.

③ 참기보다는 발끈하여 표현을 잘 하지만 잘 풀어져 뒤끝이 없는 편이다.

④ 일관성이 있어서 후퇴를 몰라 때론 무모하게 몰아붙인다.

20. 다음 중 학생이 주변 사람들로부터 많이 듣는 평은 어느 것입니까?

① 믿음직하고 이해심이 많으며 너그럽다.

② 세밀하고 꼼꼼하다.

③ 남을 위한 봉사정신과 희생정신이 뛰어나고, 불의를 보면 참지 못한다(활동적이고 인정이 많다고 한다).

④ 두뇌가 명석하고 아이디어가 풍부하며 모든 일에 적극적이다(진취적이며 강직하다고 한다).

21. 학생의 성격 중에 다른 사람들이 말하는 단점은 어느 쪽에 가장 가깝습니까?

① 보수적이며 겁이 많고, 음흉하며 욕심이 많다고 한다.

② 개인적이고 우유부단하다. 한번 감정이 상하면 오래간다(소극적 · 내성적인 편).

③ 경솔하다고 한다. 마무리를 잘 하지 못한다.

④ 독선적이어서 남의 말을 잘 듣지 않는다.

22. 학생의 친구 관계는 어떻습니까?

① 두루두루 좋은 관계를 유지하지만, 처음에는 먼저 다가서지 못한다.

② 개인적인 교제는 잘하나 공적인 관계나 초면인 사람과는 풀기가 어렵다. 친구 관계가 많지 않은 편이다.

③ 남의 일에 간섭을 잘하고 교제에 씩씩하다.

④ 처음 만나도 사람을 잘 사귀고 교제에 능하다.

23. 다음 중 학생이 어떤 일을 대할 때의 자세는 어느 쪽입니까?

① 실질적인 이득과 손실에 관심이 많고 결정되면 꾸준히 한다.

② 당장 행동하지 않을 것도 머리로 정리하느라 골몰하는 특성이 있다. 일을 시작하기 전에 전체 과정을 이해하려고 한다.

③ 맞다고 생각되면 일단 시작하고 본다.

④ 일이 공평하지 못한 것을 싫어하고 하나로 밀어붙인다.

24. 학생이 문제나 일을 해결하는 데 있어서의 단점은?

① 맡은 일을 끝까지 포기하지 않고 해결하나 친구나 동료에 비해 느리다.

② 맡은 일을 너무 정확하게 해결하려다 보니 오히려 불안감을 느낀다.

③ 모든 일에 쉽게 싫증을 내고 여러 가지 일을 벌려만 놓지, 뒷마무리가 약하다.

④ 일에 계획성이 적어, 하던 일이 잘못되면 오히려 남의 탓을 한다.

25. 방학 동안 혼자 여행을 가기로 했다. 학생이라면 어느 경우인가?

① 이리저리 궁리하다가 귀찮아서 그만 포기한다.

② 세밀하게 계획을 세우지만, 정작 가지 않는다.

③ 대충 계획을 세우고, 계획에 없어도 여기저기 막 돌아다닌다.

④ 대충 계획을 세우고, 가고자 하는 곳만 간다.

26. 공부할 때 학생의 습관은 어떠한가?

① 계획을 세우고, 한두 가지 과목을 꾸준히 공부한다.

② 자신의 능력과 페이스에 맞게 치밀한 계획을 세우고 공부한다.

③ 계획보다는 일단 책부터 본다. 그리고 순서 없이 이 책 저 책 여러 가지를 뒤적인다.

④ 능력 이상으로 계획을 세우고, 몸이 피곤해도 계속 공부한다.

Ⅲ. 식성 (27~30)

27. 학생의 식성은?

① 식욕이 왕성하며, 음식을 거의 가리지 않는다.

② 대체로 음식을 느리게 먹는 편이며, 식욕도 왕성하지 못하다.

③ 음식을 가리지 않고 빨리 먹는 편이며, 찬 음식을 좋아한다.

④ 대체로 음식을 가리지는 않으나 기름진 음식은 몸에 맞지 않는 것 같고
주로 시원하고 담백한 음식을 좋아한다.

28. 학생의 몸이 피곤하고 힘이 없을 때,
다음 중 먹고 싶은 음식이 가장 많이 들어 있는 항목은?

① 쇠고기, 밀가루 음식, 우유, 버터, 곰탕, 설렁탕, 배, 밤, 호두, 무, 두부, 콩나물, 콩비지.

② 닭고기, 고등어, 뱀장어, 대추, 사과, 귤, 복숭아, 토마토, 감자, 양배추, 후추, 마늘, 생

강, 꿀, 찹쌀.

③돼지고기, 굴, 해삼, 게, 새우, 전복, 수박, 참외, 포도, 배추, 오이, 호박, 보리밥, 팥죽, 메밀, 참깨.

④새우, 전복, 굴, 소라, 포도, 곶감, 다래, 모과, 메밀, 채소.

29. 학생의 몸이 피곤하고 힘이 없을 때,
다음 중 보기도, 먹기도 싫은 음식이 가장 많이 들어 있는 항목은?

①닭고기, 달걀, 돼지고기, 사과, 커피, 삼계탕, 인삼차, 꿀, 생강차.

②냉면, 수박, 아이스크림, 보리밥, 돼지고기, 오징어, 라면.

③닭고기, 꿀, 인삼, 엿, 땅콩, 고추, 생강, 카레.

④쇠고기, 무, 조기.

30. 다음 중 학생이 좋아하는 과일이 가장 많이 들어 있는 항목은 ?

①밤, 잣, 호두, 은행, 배, 매실, 살구, 자두.

②사과, 귤, 토마토, 복숭아, 대추.

③수박, 참외, 딸기, 바나나, 파인애플.

④포도, 머루, 다래, 감, 앵두, 모과.

Ⅳ. 병증 (31~34)

31. 학생의 대변 상태는 다음 중 어디에 해당됩니까?

①변비가 자주 오는 편이지만, 크게 불편하지 않다.

②대개는 변이 무르고, 혹시 변비가 있어도 그다지 불쾌감은 없다.

③약간의 변비만 있어도 고통스럽다.

④변 보기가 수월하고 양이 많다.

32. 평소 건강에 별 이상이 없는 때에도 자주 느끼는 증세가 있다면,
다음 중 어느 것입니까 ?

①가슴이 두근거리거나 숨이 차다. 눈이 쉽게 피로하거나 아프다.

②한숨을 잘 쉰다. 소화가 잘 안 된다.

③건망증이 있고, 갈증을 잘 느낀다.

④가슴이 답답하고 막힌 듯하다. 다리에 힘이 없어 오래 걷지 못한다.

33. 다음 중 평소에 잘 나타나는 증세는?

①가슴이 뛴다. 감기, 알레르기, 변비, 눈병, 고혈압, 갈증.

②소화불량. 신경 예민, 설사, 무기력, 팔 · 다리에 힘이 없다.

③ 변비, 건망증, 코피.

④ 요통, 하지무력, 만성 피로, 구역질, 목에 이상감각 또는 심한 구토로 음식물을 삼킬 때 불편하다.

34. 학생이 아플 때 주로 나타나는 증세는?

① 어깨와 뒷목이 항상 뻐근하다.　　　② 설사를 한다.

③ 변비, 과식하고 잘 체한다.　　　④ 다리에 힘이 빠진다.

〈 판 정 〉

– 12번의 경우 ③ ④로 표시된 것은 소양인, 태양인 둘다 해당되는 것으로 마지막 계산할 때 가장 많은 번호에 넣습니다. 예를 들어 설문 조사 결과 소양인이 많으면 ③번으로, 태양인이 많으면 ④번으로 넣어서 계산합니다.

①번	②번	③번	④번

– ①이 다른 항목에 비해서 많으면 태음인, ②면 소음인, ③이면 소양인, ④면 태양인에 해당됩니다.

– 한 가지 응답 문항 숫자가 15개 이상이면 전형적인 체질로 판정되며, 어느 번호도 압도적으로 많지 않다면 이 테스트로는 정확히 판정하기 어려우므로 전문가의 판단을 받아 보는 것이 좋습니다.

● 소양인 : 1만 명 중 3,000명 (30%)　　● 소음인 : 1만 명 중 2,000명 (20%)

● 태음인 : 1만 명 중 5,000명 (50%)　　● 태양인 : 1만 명 중 5명 (0.05%)

공부에 대한 부담감으로 나타나는 증세들

수험생 입시 스트레스

　책상 앞에서 머리를 질끈 싸매고 열심히 공부하는 학생과 가끔씩 간식을 들고 들어와서 감시하는 듯한 엄마, 한번씩 들어와 등을 토닥이며 격려하는 아버지, 그리고 쥐 죽은 듯 발소리도 못 내고 안절부절못하는 다른 가족들……. 수험생이 있는 대한민국 가정의 대표적인 모습이다. 심지어 요즘은 입시 경쟁이 조기 교육에까지 영향을 미쳐 수험생이 아니더라도 이런 분위기가 연출되는 가정이 많은 것이 현실이다.

수험생 입시 스트레스, 생각보다 훨씬 심하다

　한 연구기관의 조사결과, 대한민국 수험생들의 과반수 이상이 '입시 스트레스로 힘들다'는 답변을 했다고 한다. 모의고사 성적이 원하는 대학에 미치지 못해 속이 상한데, 나보다 열심히 공부를 하지 않은 것 같은 친구는 성적이 올라 목표하는 대학에 갈 수 있겠다는 이야기를 들을 때는 더욱더 심한 스트

수험생 스트레스 체크 리스트

최근 1주일 동안 경험한 항목에 체크해 보세요.

증 세	점 수				
	아주 (4점)	상당히 (3점)	웬만큼 (2점)	약간 (1점)	전혀 (0점)
공부에 집중이 잘 안 된다.					
안절부절못하고 불안하다.					
소화가 잘 되지 않는다.					
가슴이 답답하다.					
이유 없이 배가 아픈 적이 있다.					
만사가 귀찮다.					
공부를 하려는데 자꾸 잡념이 생긴다.					
쉽게 피로를 느낀다.					
온몸에 힘이 빠진다.					
누군가를 때리고 싶어진다.					
울고 싶다.					
신경이 날카로워 친구나 엄마에게 짜증을 낸다.					
때때로 멍한 상태로 가만히 있는다.					
한 가지 생각에서 헤어나지 못한다.					
미래에 대해 두려움을 느낀다.					
행동이 거칠어져서 욕설이나 싸움을 한다.					
머리가 무겁거나 아프다.					
가슴이 두근거린다.					
얼굴 표정이 굳어져 있다.					
나는 아무 쓸모없는 사람이라는 생각이 든다.					
합 계					

평가
60점 이상 스트레스를 심하게 받고 있으므로 치료가 필요합니다.
40~60점 스트레스를 많이 받고 있으므로, 심해지기 전에 진료를 받아보는 것이 좋습니다.
20~40점 약간의 스트레스를 받고 있으므로 스트레스를 관리하기 위해 노력해야 합니다.
10~20점 적당한 정도의 스트레스를 받고 있으므로 크게 걱정할 필요는 없습니다.
10점 미만 스트레스가 거의 없습니다.

레스를 받는다. 그런데 정작 수험생을 더욱 힘들게 하는 것은 자신의 능력에 비해 기대치가 너무 큰 부모님이다. 아들·딸 잘 되라고 잠도 안 주무시고 새벽기도·백일기도 다니시는 어머니를 보면 수험생들은 크게 잘못한 것도 없는데 미안한 마음과 부담감으로 죄책감을 갖기도 한다.

이처럼 수험생들이 받는 입시 스트레스는 대학과 성적에 대한 지나친 압박감 때문만이 아니라, 자신에 대한 부모님의 지나친 기대와 형제들 간 비교에서 오는 열등감, 학교에서 받는 긴장감, 친구들 간의 경쟁심 등 여러 가지 원인이 복합적으로 작용하여 발생한다.

물론 적당한 스트레스는 삶의 원동력이 되며 공부의 효율성을 높여줄 수도 있다. 그러나 정도가 지나친 스트레스는 모든 고3병의 원인이 된다. 제때 풀지 못한 스트레스가 누적되면 처음에는 두통·피로·어지럼증·불면증 등의 증세가 나타나고 이로 인해 기억력과 집중력이 떨어지게 된다. 결국에는 변비, 어깨결림, 과민성 대장증후군 등의 신체적인 증세로 나타나게 된다.

스트레스를 해소하는 효과적인 방법

고3병 없는, 효과적인 수험생활을 위해서는 스트레스를 극복하는 것이 무엇보다 중요하지만, 스트레스를 극복한다는 것이 말처럼 쉽지는 않다. 스트레스를 적게 받고 또 받은 스트레스를 해소하기 위해 다음의 방법들을 실천해 보는 것도 좋다.

1. 몸과 마음을 규칙적으로 이완시킨다

사람마다 공부하는 방법은 다르겠지만 장기간의 수험생활을 효율적으로

스트레스 해소를 위한 이완요법

① 얼굴 지압

두 손을 비벼서 열을 낸 다음, 손바닥으로 얼굴 구석구석
을 꾹꾹 눌러준다. 눌렀을 때 아픈 부분을 더욱더 정성껏
눌러준다.

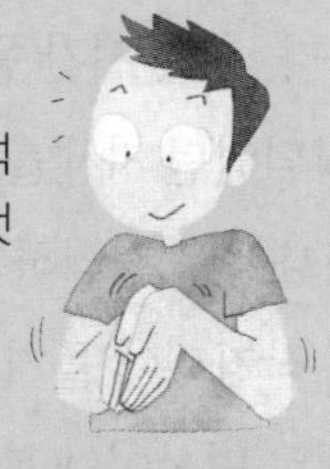

② 어깨, 팔 스트레칭

두 손을 배 앞에서 깍지를 끼고, 두 팔을 귀를 스치듯이 하
여 머리 위로 쭉쭉 늘려준다. 천천히 숨을 들이쉬면서 팔꿈
치를 약간 구부려서 힘을 빼주고, 다시 천천히 숨을 내쉬면
서 쭉쭉 늘려준다. 이렇게 5회 정도 반복한 다음 팔을 내려
서 배 앞에서 깍지를 푼다.

③ 가부좌 – 명상, 복식 호흡 (5~10분)

오른발을 왼쪽 허벅지에 붙이거나 올리고 왼발
을 오른쪽 허벅지 위에 올려 가부좌 자세를 만
든다. 등을 곧게 펴고 양손은 무릎 위에 살짝
올려두거나 두 손의 엄지와 검지로 타원을 만
들어 아랫배에 갖다댄다. 천천히 코로 호흡을 하
되, 들숨 때는 아랫배가 불룩하게 나오도록 깊이
들이쉬고, 날숨 때는 몸 속의 나쁜 기운을 몰아낸
다는 생각으로 아랫배가 쑥 들어가도록 길게 내쉬도록 한다. 명상을 할 때
는 공부에 대한 모든 생각을 버리고 잡념이 없도록 하는 것이 중요하다.

④ 모세혈관 운동

잠들기 전 이부자리에 누워서 모세혈관 운동을 하면, 몸의 피로
가 풀리고 잠이 잘 오게 된다. 바닥에 누워서 두 팔, 두 다리
를 천장 쪽으로 들어올려 가볍게 덜덜덜 떨어준다.
이 때 '아~ 오~'라고 소리를 내면 전신이 진
동되는 것을 느끼게 될 것이다. 이렇게 2분 정
도 떨어주다가 전신의 힘을 뺀 상태로 사지를
털썩 바닥으로 떨어트리고, 2~3회 심호흡을 한
다음 잠자리에 들도록 한다.

하기 위해서는 '50분 공부, 10분 휴식'을 지켜주는 것이 좋다. 물론, 시간은 자신에 맞게 조절해도 상관 없지만 규칙적으로 휴식을 취해주는 것은 매우 중요하다. 쉬는 시간 동안은 마음을 편안하게 하고, 간단한 스트레칭을 하면서 경직되었던 자세를 풀어준다. 그리고 쉬는 시간 5분 전에는 그 시간 동안 공부한 내용을 정리하는 습관을 들이면 효율이 크게 오를 것이다.

또한, 잠자리에 들기 전 간단한 스트레칭을 한 후, 5분 내지 10분 정도 편안한 자세로 명상이나 복식호흡을 한다. 이 때 긴장을 풀어주는 아로마 향과 부드러운 음악을 곁들인다면 몸과 마음이 쉽게 이완될 수 있을 것이다. 학교에서도 점심시간이나 쉬는 시간에 스트레칭을 하거나, 벤치에 앉아 차분한 음악을 들으면서 복식호흡을 하면 한결 마음이 편해질 수 있다.

2. 가벼운 운동을 한다

한의학에서는 '머리가 맑아지려면 뇌수(腦髓)가 충만해야 하고, 뇌수(腦髓)가 충만해지려면 신장(腎臟)이 강해야 하고, 신장(腎臟)이 강해지려면 하초(下焦)의 기운이 튼튼해져야 한다.'고 한다. 하초(下焦)를 튼튼히 하기 위해서는 무엇보다도 규칙적인 운동이 필요하다. 하루에 20~30분 정도 달리기·줄넘기·농구·배드민턴 등을 하거나, 암기장을 들고 운동장을 거닐거나, 걸어서 학교에 가는 것도 좋다.

3. 긍정적인 태도를 가진다

'대학에 떨어지면 어떡하지?' 와 같은 부정적이고 한쪽으로 치우친 생각을 계속하다 보면, 사소한 일에도 짜증이 나고, 쉽게 스트레스를 받게 된다. 그러므로 '안 된다'는 생각보다는 '잘 될 거야!', '후회없이 최선을 다하면 결과는 좋을 거야!' 라는 긍정적인 방향으로 마인드 컨트롤을 하면 미래에 대한 격 정도 떨쳐 버리게 되고, 공부에 대한 의욕도 샘솟을 것이다.

4. 되도록 많이 웃고, 여유를 갖도록 한다

수험생이 있는 집은 자녀뿐만 아니라 엄마까지 수험생이 되어, 같이 스트레스를 받게 되므로 서로에게 상처를 주지 않기 위한 배려가 필요하다. 바쁘고 힘들어도 틈틈이 대화시간을 갖고 즐거운 이야깃거리로 온 가정에 엔돌핀이 샘솟게 해보는 것도 좋다.

5. 자신의 능력에 맞는 목표를 계획하도록 한다

자신의 실력보다 너무 과중한 목표를 잡으면 그만큼 부담감과 좌절감이 커진다. 그러므로 자신의 실력을 잘 파악한 후 그에 맞는 목표를 잡고 공부를 한다면, 자신이 그 목표에 한 발 한 발 가까워짐을 느낌으로써 자신감과 활력이 생길 것이다.

6. 규칙적이고 균형잡힌 영양 식사를 한다

잠자는 시간까지 줄여서 쉴새없이 공부를 해야 하는 수험생들에게 있어서 하루 세 끼의 규칙적인 식사는 아주 중요하다. 특히 수험생들 중에는 아침식사를 거르는 경우가 많은데, 뇌에 영양을 공급해 주기 위해서는 아침식사를 꼭 해야 한다.

아침식사를 거르면 점심시간까지의 공복시간이 길어져 뇌에 영양분이 고갈되어 공부의 효율이 떨어지고, 스트레스만 쌓이게 된다. 따라서 아침식사는 반드시 챙겨 먹도록 한다.

7. 미온욕을 자주 한다

수험생의 스트레스 해소에는 미온욕이 대단히 효과적이다. 물의 온도는 37~39℃가 적당하며, 욕조에서 20~30분 정도 몸을 담그고 있으면 된다. 미

온욕은 부교감신경을 자극해
정신을 안정시키므로 정신적
인 스트레스를 해소시켜 주고,
혈액순환과 근육이완 작용으
로 신체적인 피로를 풀어줄 수
있다. 시간을 내기가 어렵지만
집중력이 떨어져 공부가 전혀

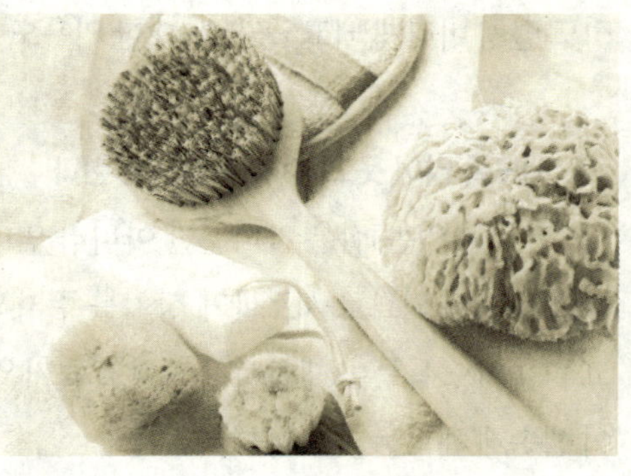

되질 않고, 책상앞에 앉아있기조차 싫어질 때 이용하면 효과가 좋다.

스트레스 해소를 도와주는 식품

1. 비타민 C가 풍부한, 신선한 과일과 야채

비타민 C는 '항스트레스 비타민' 이라 불릴 만큼 스트레스 해소와 피로회
복에 필수적인 비타민이다. 따라서 비타민 C가 풍부하게 들어 있는 과일과
채소를 많이 먹도록 한다. 단, 비타민 C는 열에 의해 잘 파괴되므로 가급적 생
으로 신선하게 먹도록 한다.

2. 몸 속 피로 물질을 배설시켜 주는, 식초

스트레스가 쌓이면 몸 속에 젖산이라는 피로 물질이 쌓이게 된다. 특히 수
험생은 오랫동안 책상에 앉아 있어서 어깨나 목의 근육이 딱딱하게 굳어 버
리므로 젖산이 많이 축적된다. 식초는 인체의 피로 물질을 배설시켜 주는 효
과가 있기 때문에, 식초를 먹으면 근육의 피로가 풀어지고 스트레스가 완화
된다.

또한 식초는 산소가 헤모글로빈과 잘 결합하게 도와주는 기능이 있어, 머
리를 맑게 하고 어지럼증을 해소시켜 줄 수도 있다. 매일 생수 한 잔에 식초와

수험생의 불안감 해소에 효과 좋은, 죽순죽

재료   죽순(통조림) 100g, 쌀뜨물·찹쌀·녹두 1/3컵씩, 당근 1/5개, 감자 1/3개, 양파 1/4개, 시금치 30g, 소금·참기름 조금씩.

만드는 법   ① 녹두와 찹쌀을 따로 물에 담가 불린다.
② 불린 녹두를 물에 담가 여러 번 비비면서 껍질을 벗긴다.
③ 죽순을 쌀뜨물에 삶아서 건져 식힌 후, 다시 따뜻한 쌀뜨물에 1시간 정도 담가두었다가 한 입 크기로 잘게 썰어둔다.
④ 당근·양파·감자를 잘게 썰고, 시금치도 데친 후 잘게 썰어둔다.
⑤ 냄비에 참기름을 약간 둘러 찹쌀과 녹두, 죽순을 볶다가 물을 부어 푹 퍼질 때까지 끓인다.
⑥ ⑤에 감자와 당근, 양파를 넣고 끓이다가 마지막으로 시금치를 넣어 잘 퍼지도록 끓인다. 불에서 내리기 전에 입맛에 따라 소금으로 간을 한다.

꿀 1큰술을 타서 마시면 아주 좋다. 시중에서 판매하는 감식초 음료를 마시는 것도 좋은 방법이다.

3. 불안한 마음을 진정시키는, 죽순

죽순에는 티로신이라는 단백질이 많이 들어 있는데, 이 티로신은 신경세포를 활성화시키고 스트레스를 견뎌낼 힘을 길러준다. 따라서 마음이 불안하고, 스트레스로 괜한 짜증을 내는 수험생들은 죽순을 즐겨먹는 것이 좋다.

말린 죽순을 쌀뜨물에 삶아서 건져 식힌 후 다시 미지근한 쌀뜨물에 1시간 정도 담갔다 꺼내 흐르는 물에 잘 씻어둔다. 죽순 12g을 물 800cc로 끓여 반으로 줄면 하루 동안 수시로 나누어 마신다. 뇌의 열을 식혀주는 녹두와 함께 죽을 쑤어 먹으면 영양가도 좋아 수험생 간식으로 그만이다.

4. 칼슘이 많이 든, 뼈째 먹는 생선·해조류

칼슘은 신경의 흥분과 초조함을 진정시키는 효과가 있다. 그래서 스트레스, 불안·초조, 불면증 등에 칼슘이 함유된 식품을 먹는 것이 좋다. 멸치나 다시마로 국물을 낸 된장찌개나 된장국을 먹거나 멸치, 뱅어포와 같은 뼈째 먹는 생선을 많이 먹도록 한다. 잠자리에 들기 전, 우유를 따뜻하게 데워 마시면 진정이 되어서 잠도 잘 오게 된다.

스트레스 해소를 돕는 약차

1. 대추차

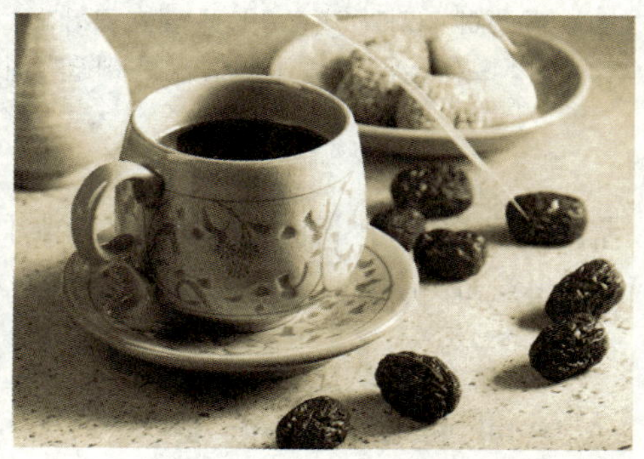

대추 추출물은 중추신경 억제 작용이 있어서 정신적인 긴장을 풀어주는 데 큰 효험이 있다. 또한 대추에 함유된 사포닌은 체력을 보강하는 작용이 있어, 공부에 지친 수험생들의 체력회복을 도와줄 수 있다.

대추를 반으로 썰어서 씨를 발라낸 다음 꿀이나 흑설탕을 켜켜로 재어둔 후 한 달 정도 지나 뜨거운 물에 타서 하루 2~3잔 정도 마신다.

2. 녹차

녹차에 함유된 카페인은 뇌신경을 활성화시켜서 머리를 맑게 하여 집중력과 기억력을 증진시켜 준다. 특히 녹차에는 비타민 C가 레몬보다 5배 이상이나 함유되어 있어 면역력과 스트레스에 대한 저항력을 높여주며 피로회복에 도움이 된다.

연하게 우려낸 녹차 500cc 정도를 물병에 넣어 학교에 가져가서 물 대신 수시로 마시면 스트레스 해소에도 좋다.

스트레스 해소에 효과적인 지압요법

스트레스로 인해 몸과 마음이 지치고 머리가 아플 때 아래의 혈자리를 아플 정도로 5초 동안 꾹 눌러주고 풀어주기를 5번 정도 반복한다.

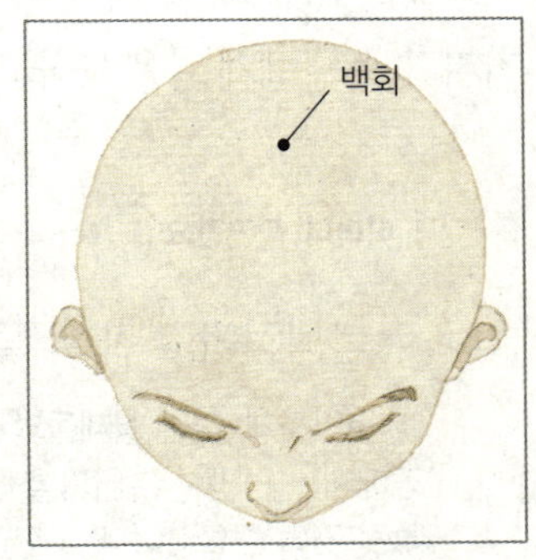

1. 백회

백회란, '백 가지 경맥(經脈)이 모두 집합되는 곳'이라는 뜻이다. 백회는 인체 에너지의 최고점으로서, 정신력 강화와 신경 안정의 효능이 뛰어나다. 양쪽 귀에서 머리로 올라가면 만나는 정중점이 백회이다.

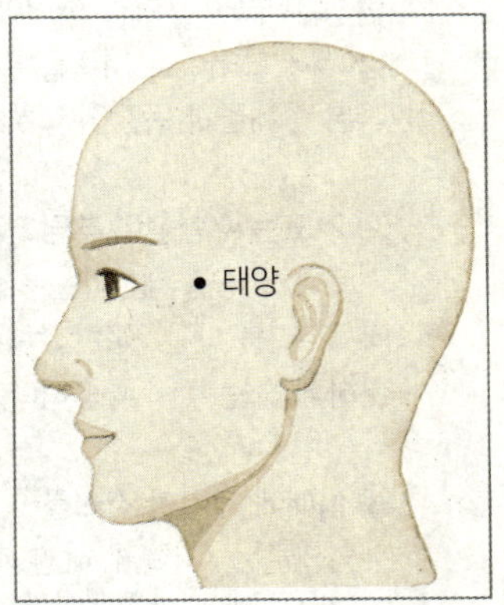

2. 태양

태양이란, '인체의 큰 양기(太陽)가 모여 있다'는 뜻으로, 스트레스로 편두통이 심하거나 어지럼증이 있을 때 지압을 하면 증세 완화에 도움이 된다. 태양은 눈꼬리에서 귀쪽으로 눌러나가 보면 움푹 들어가는 관자놀이 부근에 있다.

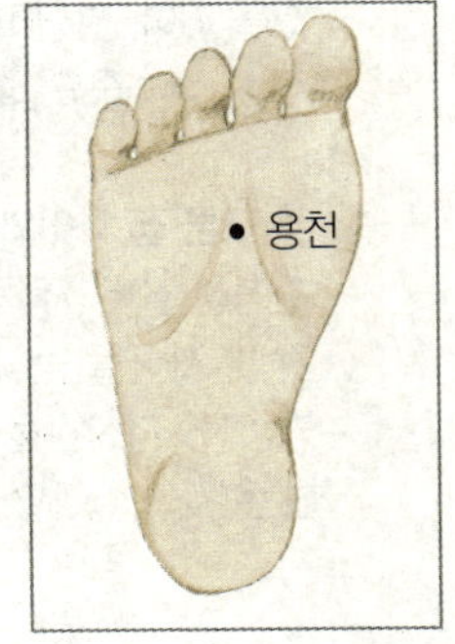

3. 용천

용천이란, '인체에서 물이 솟아나는 샘'이라는 뜻을 지닌 경혈이다. 이 경혈을 지압하면 인체 곳곳에 수분이 스며들어, 스트레스로 지쳐 있는 수험생들에게 새로운 욕구와 생기를 샘솟게 도와준다.

발바닥을 오므려 'ㅅ'자가 생길 때 두 선이 만나는 점이다.

스트레스를 해소하는 처방

 똑같은 입시 스트레스를 받았을 때, 학생들에 따라서 나타나는 증세로 두 가지 타입이 있다.

 첫째는 '허증(虛證) 타입'으로 시험에 대한 걱정과 두려움으로 심장이 두근거리고, 누구에게 말은 못하고 혼자서 끙끙거리며 고민만 하게 되고, 걱정으

수험생이라고 해서 특별하게 생각지 말아주세요!

① 편안하게, 다른 형제들과 똑같이……

집에서는 편안한 분위기를 만들어 주면서, 수험생이 부담감을 갖지 않도록 하는 것이 중요합니다. 모든 가족들의 관심이 자신에게 집중되어 있으면 수험생은 부담이 커질 수밖에 없고, 그로 인한 자신만의 스트레스를 만들어 갑니다. 그러므로 가족들은 평소 하는 대로 일상생활을 해나가고, 수험생을 다른 형제들과 똑같이 대하도록 합니다.

② 기도는 수험생이 부담되지 않도록 차분하게……

기도하러 다닐 때 '나는 사랑하는 너를 위해 이렇게 매일 기도드리러 다닌다'고 티를 내는 것보다는 수험생이 알더라도 크게 부담이 가지 않도록 차분하게 하는 것이 좋습니다.

③ 실패에 대비한 격려를……

수험생들은 '어떻게 하면 대학을 갈 수 있을까' 라는 문제보다, '이번에 떨어지면 어떡하지?' 라는 실패에 대한 두려움으로 스트레스를 많이 받습니다. 그러므로 수험생이 실패에 대해 두려워하지 않도록 '걱정 마, 합격할 수 있을 거야, 열심히 했는데도 안 되면 다시 시도하면 되잖아.' 라고 격려를 해주는 것이 중요합니다.

④ 다른 집 아이와 비교하지 마세요!

수험생들이 가장 듣기 싫은 말이 다른 아이들과 비교하는 것입니다. 비교를 하면, 자극을 받아서 더 열심히 하는 것이 아니라 오히려 반항심만 부추기게 되고 자신감을 떨어뜨리게 되므로, 다른 수험생이나 형제들과 비교하지 않는 것이 좋아요.

로 잠도 편히 이룰 수 없으며, 잠이 들어도 시험에 대한 꿈을 꾸게 되고, 소화가 되지 않고, 입이 깔깔해져 통 밥을 먹지 못한다. 이러한 허증(虛證) 타입에는 『귀비탕(歸脾湯)』을 복용하면, 스트레스로 약해진 심장을 보강해 주는 효과가 있다.

둘째는, '실증(實證) 타입'으로 스트레스를 받으면 아무에게나 짜증을 부리며 화를 내고, 툭 하면 신경질을 부리고, 얼굴이 붉어지고, 입이 바싹바싹 마른다. 이러한 실증(實證) 타입에는 『가미온담탕(加味溫膽湯)』이 좋다. 가미온담탕은 스트레스로 인해 위로 치밀어오른 화를 내려주고 진정시키는 효과가 있다.

귀비탕(歸脾湯)

당귀 · 용안육 · 산조인 · 원지 · 인삼 · 황기 · 백출 · 백복령 각 4g, 목향 · 감초 각 2g, 생강 3쪽, 대추 2개.

가미온담탕(加味溫膽湯)

향부자 10g, 진피 5g, 반하 · 지실 · 죽여 각 4g, 인삼 · 백복령 · 시호 · 맥문동 · 길경 각 3g, 감초 2g, 생강 3쪽, 대추 2개.

시험불안증후군

　시험이 다가올수록 수험생들의 마음은 두
근 반, 세 근 반 조마조마해지기 시작한다. 적당한 긴장
과 불안감은 나태해진 수험생활에 좋은 활력소
가 될 수 있다. 하지만 지나치면 오히려 병이 되기도 한
다. 긴장감이 고조되어 시험지만 보면 눈앞이 캄캄해
지거나 까무러쳐 버린다면 문제
가 심각하다. 이처럼 시험을 앞두
고 생기는 불안·초조한 증세들을
'시험불안증후군' 이라고 한다.

'시험불안증후군' 이란?

수험생들 중에는 시험이 다가올수록 불안·초조 증세를 호소하는 경우가

많다. 사실 시험을 앞두고는, 정도의 차이는 있겠지만 누구나 불안 · 초조함을 느낀다. 그러나 정도가 지나쳐서 사소한 문제에 대해서도 긴장감과 불안감을 느끼고, 그로 인해 학습과 일상생활에 지장을 받을 정도로 심각한 '시험불안증후군'의 경우에는 적절한 관리가 필요하다.

왜 시험불안증후군이 생기는가?

수험생의 불안 · 초조함은 높은 기대와 이상에 미치지 못할까 봐 두려워하는 마음으로 인해 발생하는 경우가 대부분이다. 우리 나라의 입시제도는 수능시험 한 번으로 인생이 결정되는 것이나 다름없기 때문에, 수험생들은 수능시험에 목숨을 건다고 해도 과언이 아닐 만큼 성적에 대한 강박관념이 아주 강하다.

특히 재수생의 경우에는 이번 시험이 '마지막 기회'라는 절박한 상황에 처해 있으므로 불안 · 초조함이 더욱 심할 수밖에 없다.

그런데 의외로 성적이 우수한 학생일수록 이러한 '시험불안증후군'을 더 많이 느낀다. 그리고 성격적으로는 완벽주의적이면서 한편으론 마음이 세심하고 여린 학생들에게서 많이 볼 수 있다. 완벽을 추구하는 학생들은 잠재의식 속에 부모님께 실망을 안겨줄까 봐, 또는 남들에게 실패한 모습을 보이게 될까 봐 두려워하는 마음이 크게 자리잡고 있기 때문에, 성적이 우수함에도 불구하고 '시험을 못 본다면……'이라는 부정적인 생각을 하여 남들보다 불안감이 훨씬 더 커지게 되는 것이다.

시험불안증후군으로 나타나는 증세

불안한 마음이 생기기 시작하면 자율신경이 자극을 받아서 여러 가지 증세를 동반하는데, 크게 '흥분'과 '억제'의 두 가지 형태로 나타난다.

　흥분의 상태는 자율신경 중에서 교감신경이 흥분을 하여 나타나는 증세로 주로 시험 직전 초긴장 상황에서 많이 보여진다. 교감신경이 흥분하면 가슴이 두근거리고 심장 박동이 빨라진다. 그리고 동공이 커지며, 호흡이 가빠지고 혈압이 상승하면서 진땀이 난다. 그것이 지나치다 보면 눈앞이 캄캄해져 기절을 하기도 한다.

　억제의 상태는 교감신경이 억제되고 부교감신경이 항진되어 나타나는 증세로 시험에 대한 과도한 스트레스와 걱정이 잠재된 상황에서 나타난다. 교감신경이 억제되고 부교감신경이 항진되면 심장이 점점 약해지고 기운이 소진되며, 식욕이 떨어지고 소화가 안 되며 잠이 오지 않고, 악몽을 자주 꾼다. 또한 집중력도 떨어지고, 표정이 항상 밝지 못하고, 피곤하고 무기력해진다.

시험불안증후군을 극복하는 방법

1. 불안증 자체에 너무 연연하지 않도록 한다

　시험불안증후군이 처음에는 단순한 시험에 대한 긴장감으로 시작되다가, 점차 시험 자체에 대한 긴장감보다는 불안증이 나타날 것에 대한 불안감이 커져 증세가 악화되는 것을 볼 수 있다. 따라서 불안과 긴장감은 시험을 앞둔 모든 학생들에게 나타날 수 있는 정상적인 반응의 한 가지일 뿐 심각한 문제가 아니라는 것을 인식하고, 느긋한 마음을 갖도록 한다.

2. 피할 수 없는 상황이라면 마음을 편히 갖는다

　수험생에게 불안감을 주는 원인은 바로 수

시험불안증후군에 아로마가 좋은 효과를 발휘해요!

신경 안정 효과가 있는 대표적인 아로마로는 라벤더, 베르가못, 일랑일랑 등이 있다. 라벤더 2방울, 베르가못 1방울, 일랑일랑 1방울을 40℃ 물 1/2컵에 떨어뜨린 후 20분 동안 증기를 흡입하거나, 이것을 책상 위에 두고 공부를 해도 마음이 많이 편안해지는 효과가 있다. 잠자기 전에는 라벤더나 베르가못 1방울을 베갯잇이나 티슈에 떨어뜨리고 잠을 자도 좋다.

능시험 그 자체이다. 입시제도가 없다면 이런 증후군도 없을 것이지만 어차피 시험은 피할 수 없으므로, 자신의 상황을 최대로 만족하고 받아들이는 것이 상책이다. 시험문제에 집중을 하면서 처음부터 차근차근 풀어나가다 보면 긴장감이나 불안감 따위는 잊을 수 있게 된다. 이렇게 한두 번 극복해가다 보면 시험문제를 풀면서 생기는 긴장감과 불안감이 만족감으로 승화되어 가는 것을 느끼게 될 것이며, 자신감 또한 찾을 수 있을 것이다.

3. 가장 가까운 사람으로부터 조언과 도움을 얻는다

긴장과 불안감을 풀기 위해서는 무엇보다 마음을 느긋하게 가져야 한다. 하지만 마음을 느긋하게 먹는다는 것이 말처럼 그리 쉽지만은 않다. 그렇다면 가장 가까운 어머니나 친구, 형제에게 이 사실을 털어놓고 도움을 얻는 것이 좋다. 이야기를 들은 주위 사람들은 불안해하는 수험생에게 더욱더 따뜻하게 대해주면서 '걱정 마, 너는 잘 될 거야'라며 자신감과 강한 믿음을 심어주는 것이 좋다.

4. 명상 · 요가 · 단전호흡 등 긴장해소법을 이용한다

실질적으로는 평소 명상이나 단전호흡 등 간단한 긴장해소법을 몸에 익혀 시험에 대비하는 것이 아주 중요하다. 수험생에게 있어서 자신의 마음을 스

수험생들을 위한 긴장이완요법

1. 복식호흡

쉬는 틈틈이 한번에 5분 정도를 할애하여 복식호흡을
연습하면, 스트레스 해소와 함께 긴장이완 효과를
볼 수 있다.

① 허리와 가슴을 곧게 펴고, 몸 전체 근육의 긴장을 푼다.

② 의식적으로 배가 앞으로 나오도록 3∼4초 동안 천천히
숨을 들이마신다.

③ 배가 쑥 들어가도록 4∼5초에 걸쳐 천천히 숨을 내쉰
다. 이 때 긴장과 몸의 독소가 함께 빠져나간다는 상상을
한다.

④ 숨을 들이마실 때는 코로 들이마시되, 내쉴 때는 입을 약
간 벌리고 조금씩 공기가 빠져나가게 한다.

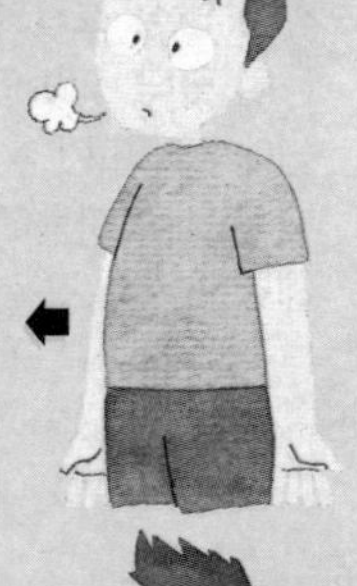

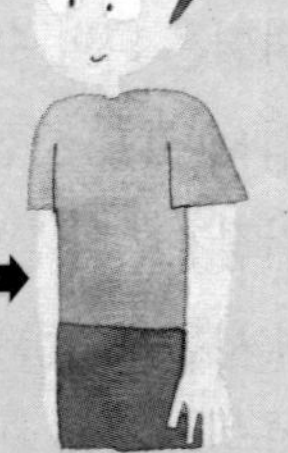

2. 명상훈련

좀더 효과적인 긴장이완을 위해서는 명상훈련을 하는 것이
좋다. 수험생들이 명상훈련에 단련이 되면 감정을 빨리 가라
앉힐 수 있게 되고 집중력을 강화시킬 수 있어, 수험생 스스
로 불안 · 초조감을 컨트롤할 수 있을 뿐만 아니라 성적 향상의 효과도 볼
수 있다. 명상훈련은 공복 상태를 피하고, 몸을 죄는 옷이나 장신구 등을 풀
어놓고 편안한 복장으로 실시한다.

① 조용한 곳의 바닥에 편히 눕거나 머리를 받칠 수 있는 의자에 앉는다. 다
리는 약간 벌리고 손은 옆구리에서 자연스럽게 떼어놓는다.

② 심호흡을 하면서 조용히 눈을 감는다. 지금 자신은 가장 편안한 곳, 예를
들어 푸른 잔디에 누워 있다든지 파도소리가 아련히 들려오는 곳에 있다는
상상을 한다.

③ '편안하게 숨쉬고 있다', '팔 · 다리가 따뜻하다', '심장이
규칙적으로 뛰고 있다', '배가 따뜻하다', '이
마가 서늘하게 느껴진다' 중 하나를 선택하여
집중적으로 명상을 한다.

④ 마음이 편안해지면 자신이 원하는 것을 다
시 선택하여 실시하든지, 자신이 원하는 한 가
지만 몇 차례 반복해도 좋다.

⑤ 훈련은 하루 1회 이상, 매회 약 5분 정도가 적당하다.

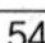

스로 제어할 수 있는 능력을 가지고 있다는 것은 어떤 수험 전략보다 중요하다. 시험 직전의 긴장을 단시간에 풀기 위해서는, 최소한 2개월 이상 꾸준한 훈련으로 몸에 익혀야 한다.

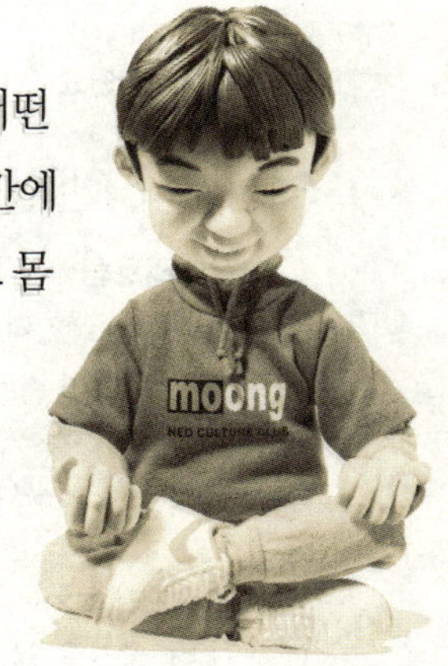

시험불안증후군을 다스리는 식품

1. 양파

양파에는 유화알릴이라는 성분이 있어서 심신을 안정시키는 역할을 한다. 이 성분은 비타민 B_1과 강하게 결합하여 비타민 B_1이 체내에서 충분히 이용되도록 도와주므로, 유화알릴과 비타민 B_1 결합체는 '활성지속성 비타민 B_1'이라는 별명이 붙을 정도이다. 만약에 비타민 B_1이 부족하면 불안·초조·불면증·집중력 저하 등의 증세가 생기므로, 양파를 자주 먹어서 비타민 B_1이 충분히 활용되도록 한다면 불안·초조 증세가 많이 개선될 수 있다. 양파를 원형으로 썰어 책상맡에 두고 있기만 해도 불안감이 많이 안정될 수 있다. 양파는 익히면 약효를 내는 성분이 파괴되므로, 가급적 생으로 조리하는 것이 좋다. 양파에 식초를 조금 떨어뜨려 조리하면 매운 맛이 덜해진다.

2. 백합

한방에서는 백합뿌리를 신경과민증이나 노이로제, 불안·초조증의 치료제로 많이 쓰고 있다. 긴장과 스트레스가 심하면 심장의 박동이 빨라지고, 자주 놀라고, 감정의 기복이 크며, 손·발이 떨리기도 한다. 잠도 잘 안 오고, 쫓기거나 시험에 관련된 꿈을 많이 꾸며, 잘 때 식은땀을 흘리기도 한다. 이 때 심장과 담력을 강화하고 신경과민을 안정시키는 백합뿌리를 달여 차처럼 마시면 아주 효과적이다. 백합은 꽃이 피어 있는 뿌리가 약효가 좋다.

백합뿌리, 이렇게 이용해 보세요!

1. 백합뿌리조림
① 백합뿌리 1개를 깨끗이 씻어 작은 비늘조각들을 떼낸다.
② 백합뿌리에 꿀 2큰술과 물 1/2컵을 넣어 센 불로 끓이다가, 거품이 생기면서 끓어오르면 약한 불로 낮춰 백합뿌리가 부드러워질 때까지 졸인다.
③ 졸여진 것을 그릇에 담아두고 1회 1큰술씩, 하루 세 번 먹는다.

2. 백합뿌리대추차
대추 또한 신경을 안정시키는 효능이 있으므로 신경이 예민하고 불면증이 있을 때 백합뿌리와 함께 달여 마시면 효과적이다.
① 백합뿌리 1개를 깨끗이 씻어 비늘조각들을 떼낸다.
② 주전자에 백합뿌리와 대추 5개, 꿀 3큰술을 넣고 물 800cc와 함께 센 불에서 달이다 끓어오르면 약한 불로 낮춰 물이 반으로 줄 때까지 달인다.
③ 이것을 하루 분량으로 하여 두세 번에 나누어 마시되, 시험 치기 전이나 스트레스를 많이 받을 때는 한 번에 3일 분량을 달여두고 물병에 넣어 학교에 갖고 다니면서 마시도록 한다.

시험불안증후군을 다스리는 지압요법

1. 전중

전중은 양쪽 젖가슴 사이의 정중점으로, 심장의 이상을 반영하면서 동시에 심장이나 신경과 관련된 증세를 다스리는 치료혈이 된다. 만약 전중 부위를 눌렀을 때 심한 통증이 생기는 학생은 평소 스트레스가 심하며 그로 인해 심장이 많이 약해졌다고 볼 수 있다. 긴장하면 가슴이 두근거리고 답

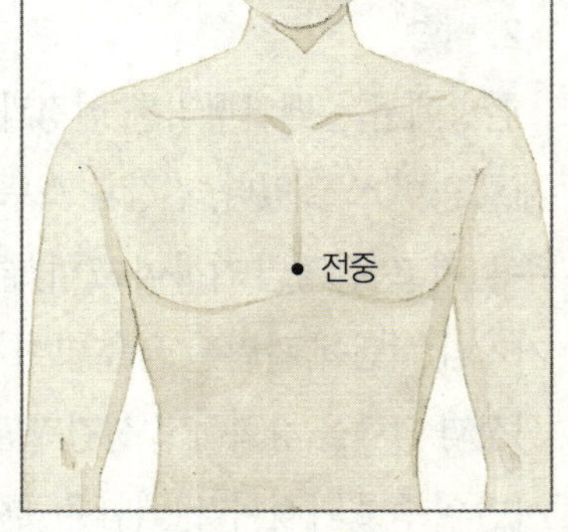

답할 때, 엄지손가락의 지문 부위로 이 점을 지긋이 지압해 주면 가슴에 뭉쳐진 기운이 풀어지면서 긴장감이 많이 해소될 것이다.

2. 내관, 외관

불안감을 다스려 주는 응급지압법으로, 팔의 안쪽에 위치한 내관과 바깥쪽에 서로 마주보면서 위치한 외관을 지압해 주면 아주 효과적이다.

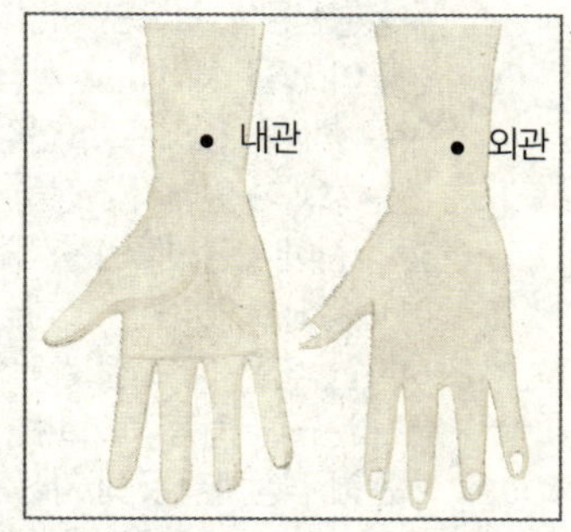

한방의 여러 침법(鍼法) 중에는, 서로 마주보고 있는 경혈을 관통시켜 침을 놓는 '투자법' 이라는 것이 있다. 한 번의 침으로 두 가지 경혈을 동시에 다스릴 수 있으므로, 엄청난 치료 효과가 있다.

내관은 손목 안쪽 중점에서 위로 손가락 두 마디만큼 올라간 점이며, 팔의 바깥쪽에 내관과 대응되는 점이 바로 외관이다. 내관과 외관을 동시에 지압해 주면 불안·초조감을 효과적으로 다스릴 수 있다.

시험불안증후군을 극복하는 처방

가슴이 두근거리고, 불안, 불면증 등의 증세가 나타나면 교감신경과 부교감신경이 균형을 이루게 하여 마음을 안정시켜 주는 『교감단(交感丹)』을 처방한다. 시험을 앞두고 하루에 두세 잔씩 차처럼 마시면 큰 도움이 된다.

교감단(交感丹)

향부자 600g, 백복신 150g을 곱게 가루내어 꿀을 섞은 다음 잘 버무려 녹두알 크기의 환으로 만들어 1회 20알, 1일 3회 먹거나 향부자 60g, 백복령 15g을 물 1,500cc로 달여서 반으로 줄면 하루 세 번 마신다.

수능시험을 보는 날, 우황청심원과 소화제 먹는 방법

수능시험을 보는 날, 마음의 안정을 위해 우황청심원을 먹으면 어떨까 고민인 학생들이 많을 것이다. 우황청심원은 막혀 있는 기운을 뚫어주고, 신경을 안정시켜 주는 효과가 있어서 긴장을 많이 하는 시험 직전이나 정신적인 충격을 받을 때 많이 애용되고 있다.

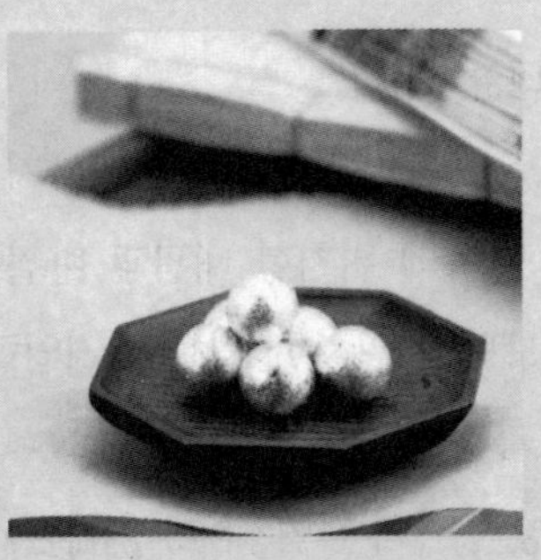

하지만, 좋은 약도 잘못 먹으면 독이 되는 것. 난생 처음 먹어보는 학생들은 약 기운에 적응하지 못해 자신의 페이스를 잃어버릴 수도 있다. 따라서 긴장을 많이 하는 학생이라면 수능시험 전 두 번의 모의고사 때 예행연습(수능 6개월·3개월 전)을 하여 몸의 반응을 살펴보고 잘 모르겠다거나 자신에게 잘 맞는 것 같으면 수능시험 당일에 복용하도록 한다. 그러나 예행연습 때 우황청심원을 먹고 불편한 느낌이 있었다면 먹지 않는 것이 좋다.

시험 당일 날 과도한 긴장으로 급체하는 학생들도 많기 때문에, 이를 예방하기 위해 우황청심원과 시중에서 판매되는 드링크 소화제를 함께 먹는 것이 좋다.

우황청심원과 드링크제 먹는 방법은 다음과 같다.
(모의고사 때도 동일하게 연습한다.)

수능시험 2일 전

아침 : 우황청심원 1/2알 + 마시는 소화제
점심 : 우황청심원 1/2알 + 마시는 소화제

수능시험 1일 전

아침 : 우황청심원 1알 + 마시는 소화제
점심 : 우황청심원 1알 + 마시는 소화제

수능시험 당일

아침 : 우황청심원 1알 + 마시는 소화제
점심 : 우황청심원 1알 + 마시는 소화제

두 통

「고3증후군」 중 심각한 골칫거리, 두통! '책만 보면 머리가 지끈지끈하다' 부터 시작해서 '머리가 터질 것처럼 아파서 공부를 할 수가 없다' 며 괴로워할 정도로 수험생에게 있어서 두통은 공부와 직결되는 문제이다. 푹 쉬면 괜찮을까 싶어 자리에 누워 보면 그 때뿐, 공부를 시작하면 또 머리가 아프고 멍해지면서 집중이 되지 않는다. 발등에 불이 떨어진 수험생들은 도대체 어떻게 해야 하는 것인지……. '공부를 해야 해? 말아야 해?'

왜 수험생에게 특히 두통이 많을까?

BC 4년, 히포크라테스는 '뇌에 공급되는 혈액의 독소로 두통이 발생한다.' 고 했다. 두통은 스트레스가 많고 복잡한 사회에 사는 현대인들만의 전유물이라 여겨졌지만, 사실 인류 문명이 시작될 때부터 두통은 사람들을 계속 괴롭혀 왔다는 증거이다. 아무리 단순한 농경시대에 살았던 사람이라도, 끊임

없이 생각을 하는 머리가 있는 한, 두통이 생기지 않을 리 없다. 그럴진대, 수십 과목의 공부를 해치워야 하는 수험생들이야 오죽하겠는가?

히포크라테스가 말한 대로라면, 수험생에게 두통을 일으키는 독소는 무엇일까? 물론 두통을 일으키는 원인은 수없이 많지만, 수험생들에게 있어서는 '입시 스트레스' 가 가장 큰 독소이다.

특히 늘 과도하게 긴장된 자세로 앉아 공부를 하다 보니 어깨와 뒷목의 근육이 뻣뻣하게 경직되기 일쑤이다. 문제는 어깨와 뒷목을 지나는 많은 근육들과 뒤통수는 연결이 되어 있어, 뒷머리까지 근육의 경직이 이어지고 심하면 두피 전체를 긴장하게 만들어 두통을 유발할 수 있다는 점이다. 또한 긴장된 근육이 머리로 가는 혈관을 압박해 머리에 신선한 혈액이 공급되지 못하므로, 머리가 무겁고 어지럽게 된다. 이처럼 과도한 정신적 스트레스와 긴장에 의해 발생하는 두통을 '긴장성 두통' 이라 하며, 이 긴장성 두통이 수험생 두통의 90%를 차지한다.

수험생에게 많은 '긴장성 두통' 의 증세는?

긴장성 두통은 주로 하루의 피로가 누적된 늦은 오후나 저녁 무렵에 통증이 시작되며, 밴드로 머리를 조이는 듯하거나 목 뒷덜미가 뻣뻣하고 뒤통수가 아픈 것이 특징이다. 두통이 자주 반복되는 경향이 있으며 특히 시험을 본 날, 오랫동안 고개를 숙이고 공부를 한 날, 스트레스를 많이 받는 날이면 두통이 아주 심하다. '뇌에 무슨 문제가 생긴 건 아닐까?' 하는 생각이 들 정도로 강도가 아주 심하게 매일 반복되는 경우도 있다. 혹시나 하여 큰맘 먹고 병원에서 검사를 해보아도, CT나 MRI 사진에는 아무 이상도 발견되지 않는다. 스트레스로 생긴 두통이니, 당연히 뇌의 조직에는 아무 변화가 없을 수밖에…… . 의사선생님들은 '스트레스를 피하고 푹 쉬면 낫는다' 고 한결같이 입을 모아 이야기하지만, 수험생들이 맘 놓고 편히 쉬기는 어려운 형편이다.

긴장성 두통의 예방을 위해 가장 중요한 것은 자기 컨디션을 요령껏 조절하는 능력이다. 자신의 체력을 생각지 않고 무조건 돌진하는 수험생은 길고 험난한 수험생활에 금방 지치기 마련이다. 1주일 단위로 학습계획을 짤 때 일요일 오전 또는 오후 반 나절 정도는 완전한 휴식 시간으로 잡고, 일일계획을 짤 때에도 적정한 휴식 시간을 안배하는 센스가 필요하다. 긴장성 두통은 이완을 통해서만 해결이 가능하기 때문이다. 게다가 일상생활에서 긴장을 풀어주는 요령을 알고 이를 실천한다면, 지끈지끈 골치 아픈 문제쯤이야 가볍게 날려 버릴 수 있을 것이다.

두통을 해소하는 생활요법

1. 두통이 매우 극심할 때는, 머리에 차가운 찜질을 한다

머리에 열이 오르고 터질 듯이 아플 때는 차가운 찜질이 효과적이다. 두통이 심한 것은 두통에 예민한 혈관이 확장되었다는 증거이므로, 차가운 찜질로 혈관을 수축시켜 주는 것이 적절한 응급처치법이다.

옆머리가 박동이 뛰는 것처럼 욱씬거리면서 아플 때는, 찬물에 수건을 적셔서 꼭 짠 후 가로로 길게 접어 이마에서 관자놀이까지 덮은 다음, 어두운 방에 조용히 누워 있도록 한다. 머리 전체가 후끈후끈 열이 오를 때는 물수건을 넓게 펴서 머리 전체를 감싸주도록 한다.

그러나 얼음찜질은 피하도록 한다. 갑자기 너무 차가운 얼음을 대주면 혈관이 급격히 수축되는데, 혈관수축으로 갑자기 혈액공급이 줄어들면 그것을 보상하기 위한 반작용으로 혈관이 크게 확장되어 두통이 훨씬 더 심해질 수 있기 때문이다.

여학생에게 많은 편두통

여학생들은 월경 전후에 머리가 욱씬거리는 박동성 두통을 종종 경험한다. 보통 한쪽 머리에 발생하여 '편두통'이라고 하지만, 사람에 따라서 머리 전체가 욱씬거리는 경우도 있다. 편두통은 혈관이 긴장으로 심하게 수축된 후, 그 반동으로 심하게 확장되어 박동성 두통이 발생하는 것이다.

두통이 돌발적으로 발생해 아주 격심한 통증으로 사람을 힘들게 하고는 수 시간이 지나면 씻은 듯이 사라지기 때문에 '두통 발작'이라는 표현을 한다. 편두통 발작이 일어나기 전에는 특별한 전조가 나타나기도 하는데, 눈앞에 번쩍이는 빛이나 밝은 선이 보이기도 하고 한쪽 시야가 검게 보이기도 하며 메스꺼움과 구토가 생긴다.

이러한 전조 뒤 두통 발작이 이어지는데, 머릿속의 혈관이 욱씬거리면서 맥박이 빨라지는 느낌과 함께 눈이 빠질 듯한 격심한 통증이 발생된다. 밝은 빛이나 소음에 노출되거나 재채기를 할 때, 몸을 움직일 때 통증이 더 심해지는 경향이 있다. 두통 발작은 보통 몇 시간에서 길면 3일까지 지속되었다가 사라진다. 보통 10대에 시작하여 수십 년간 지속되다가 나이가 들면서 사라지며, 남학생보다는 여학생에게 3배 정도 많이 나타난다.

편두통은 유전적인 영향이 강한데, 특히 엄마가 편두통이 있었던 경우 그 딸도 편두통이 있는 경우가 많다. 편두통은 주로 여학생들이 생리 전후나, 스트레스를 받거나, 잠을 잘 못 자거나 또는 너무 많이 자도 발생할 수 있다. 혈관의 운동을 촉진하는 커피, 초콜릿, 치즈, 햄, 핫도그, 조미료(인스턴트 식품) 등을 많이 먹으면 편두통이 악화될 수 있다.

두통이 심할 때는 주변 환경이 조용하고 약간 어두운 곳에서 한숨 푹 자는 것이 좋다. 그리고 여학생들은 편두통을 예방하기 위해 생리 전후로 커피, 초콜릿, 치즈, 햄, 핫도그, 인스턴트 식품 등 두통을 유발하는 식품을 먹지 않도록 한다.

2. 뒷목 근육의 긴장은, 따뜻한 찜질로 풀어준다

수험생 두통의 90%가 긴장성 두통. 따라서 매일 따뜻한 샤워나 미온욕으로 그 날의 긴장을 풀어주면 두통을 예방할 수 있다. 날씨가 추워지는 가을이 되면 근육이 잘 굳어질 뿐만 아니라 시험날짜가 다가와 정신적 긴장도 고조되므로, 매일 가벼운 미온욕으로 긴장을 풀어주는 것도 정말 중요한 순간의 컨

디션 조절을 위해 현명한 방법 중 하나이
다. 특히 샤워 중 뜨거운 물에 적신 수
건을 목 주위에 감아 찜질을 해주면 두
통 예방에 효과적이다.

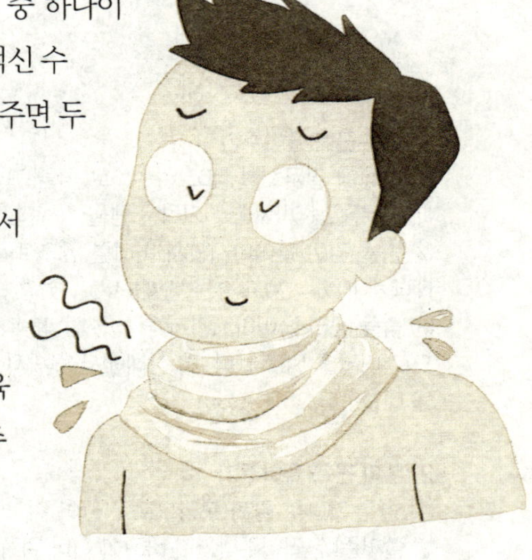

　샤워를 하지 않더라도 뒷목에서
어깨에 걸쳐 따뜻한 찜질팩을
대고 누워 있는 방법도 좋다.
찜질 후에는 어깨와 목덜미 근육
을 마사지하거나, 지압을 해주
면 더욱 효과적이다.

3. 휴식시간에는 두통 예방 체조와 스트레칭을 한다

　같은 자세로 한 시간 이상 앉아 있지 말고, 휴식시간에는 목을 돌려주거나
두통 예방 체조를 해서 긴장을 풀어주도록 한다.

　두통 예방 체조는 뒷목 근육의 이완과 두피의 긴장을 풀어주는 동작으로 구
성되어, 머리를 시원하게 하면서 뇌로 맑은 혈액이 흘러들어갈 수 있도록 도
와준다.

4. 규칙적인 수면 습관과 숙면을 취한다

　수면이 모자라거나 또는 너무 지나쳐도 두통이 유발될 수 있으므로 규칙적
인 수면 습관을 유지하도록 한다. 충분한 휴식 또한 필수이므로 잠잘 때는 숙
면을 취할 수 있도록 한다. 우유 한 잔을 따뜻하게 데워 마시고 자면 숙면을
취할 수 있다.

　베개의 선택도 중요하다. 베갯속으로는 시원한 메밀이나 녹두가 좋으며,
높이는 10cm 정도가 적당하다. 베개를 목의 오목한 곳에 고여야 두통을 예방
할 수 있다.

두통을 예방하는 체조

1. 뒷목 근육 풀어주기

① 책상에 팔꿈치를 대고 양손으로 턱을 고인다. 이
때 손목은 턱 아래에, 손가락은 뺨을 감싼다.
② 숨을 깊이 들이마시면서 머리를 앞으로 쭉 뺀 상
태에서 10까지 세고 숨을 내뱉는다.
③ 숨을 깊이 들이마시면서 턱을 밀어넣는다는 느낌
으로 머리를 뒤로 뺀다. 이 상태에서 10까지 세고 숨
을 내뱉는다.

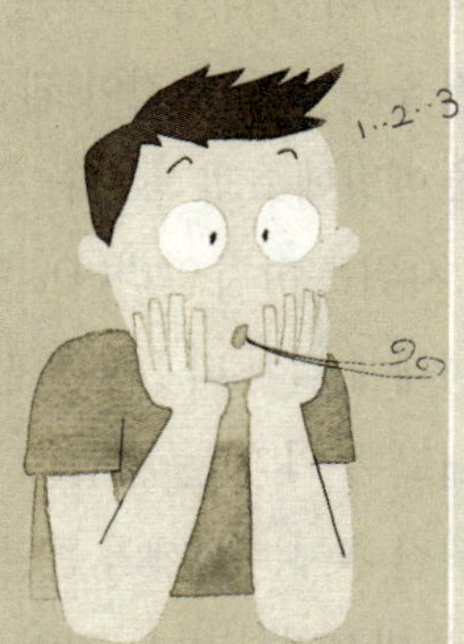

2. 두피 근육 풀어주기

① 열 손가락을 갈퀴 모양으로 만들어 이마에서 머리 뒤로 빗질하듯 여러
번 쓸어준다. 밀어주다가 손바닥이 이마 위쪽에 닿으면 멈춘다.
② 양 손바닥을 이마 윗부분에 두고, 손가락을 최대한 갈퀴 모양으로 펼쳐
손가락 지문 부분을 두피에 댄다. 손끝에 힘을 주어 두피를 앞으로 당겼다
가 뒤로 밀어주기를 10회 반복한다.

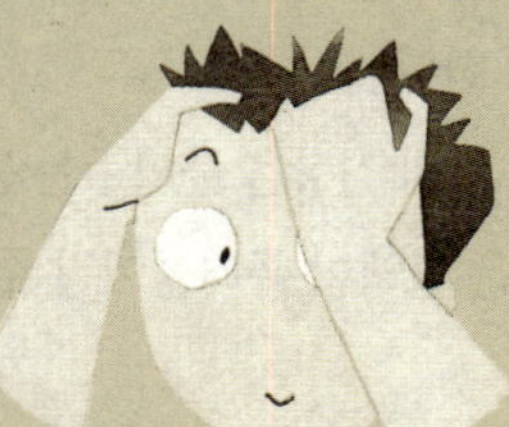

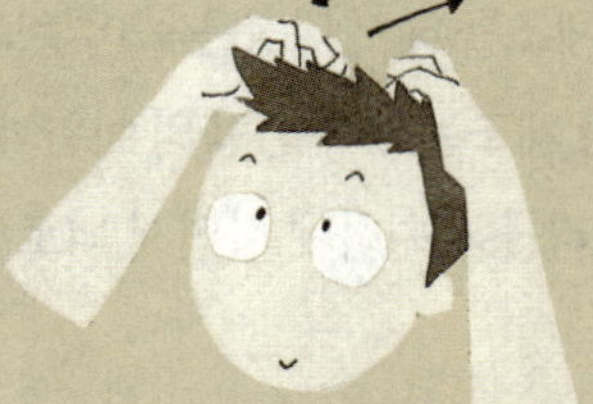

5. 두통을 일으키는 음식은 삼가도록 한다

갑자기 원인을 알 수 없이 머리가 아플 때는 공복인 경우가 많다. 너무 바빠
서 식사를 거르면 머리가 멍해지는 일이 있기도 하다. 이럴 때는 뭔가를 먹는
것이 좋다. 공복 상태에서는 혈액 속의 당의 농도가 떨어져 두통이 생길 수 있
다. 또한 두통을 일으키는 음식을 먹지 않는 것도 중요하다. 커피, 초콜릿, 햄,
핫도그, 베이컨, 소시지, 치즈, 화학조미료나 식품첨가제 등이 가장 많이 알
려진 두통 유발 식품이다.

증세별 두통을 가라앉히는 식품

- 빈혈로 머리가 어지럽고, 둔한 통증이 있을 때는 간, 굴, 달걀 노른자, 모시조개, 바지락, 참깨, 포도 등을 먹으면 좋다.
- 성격이 예민하고, 머리에 화끈화끈 열이 오르며 깨질 듯한 통증이 있을 때는 녹차, 셀러리, 토마토, 목이버섯, 다시마, 메밀, 해파리, 국화, 박하 등을 먹으면 좋다.
- 뒷목이 뻣뻣하면서 뒷머리에 심한 통증이 있을 때는 칡, 갈분, 천궁, 당귀, 양파 등을 먹으면 좋다.
- 옆머리가 욱씬거리는 편두통이 있을 때는 배, 무, 오이, 수박, 미나리, 파슬리, 녹차 등을 먹으면 좋다.
- 감기로 머리에 열이 나면서 아플 때는 구릿대, 생강, 파뿌리 등을 먹으면 좋다.
- 감기로 콧물이 나고, 코가 막히면서 머리가 아플 때는 백목련 꽃봉오리, 백목련 꽃잎 등을 먹는다.
- 찬바람을 맞거나 찬 음식을 먹으면 머리가 아플 때는 계피, 생강, 대추, 마늘, 쑥, 레몬 등을 먹으면 좋다.
- 여학생들이 생리 때가 되면 머리가 아플 때는 콩, 두부, 참깨, 호박, 꽁치, 참치, 돼지고기, 동물의 간 등을 먹으면 좋다.

두통을 예방·치료하는 약차

1. 모든 두통, 생리통으로 인한 두통에는 – 천궁차

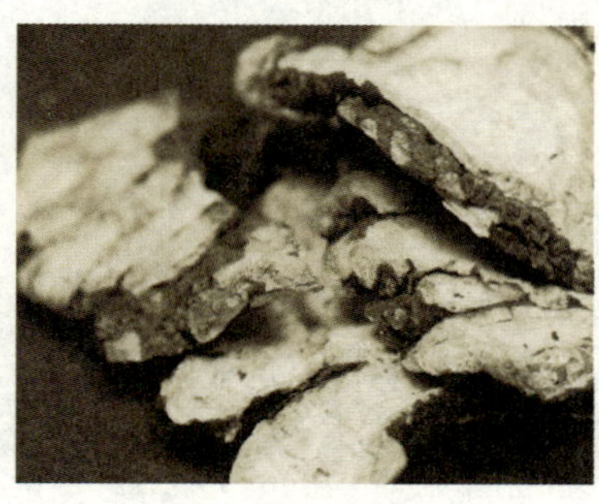

《동의보감》에서 '천궁은 두통을 치료하는 데 없어서는 안 된다. 그러므로 정수리와 뇌가 아플 때는 모름지기 천궁을 써야 한다.'고 하였다. 그래서 한의원에서 두통 환자에게 약을 처방할 때는 대부분 천궁을 빼지 않고 쓴다.

천궁은 약리학적으로 긴장된 뇌혈관을 확장시키고 혈액순환을 정상화함으로써 두통을 예방해 주는 효과가 있기 때문이다. 또한 천궁은 자궁으로 들어가 혈액이 뭉쳐 있는 것을 풀어주며 혈액을 보(補)하는 작용이 있어 여학생들의 생리중 두통에 아주 효과적이다.

➜ 복용법

천궁의 정유 성분이 부작용을 일으킬 수 있으므로, 정유를 제거하기 위해 뜨거운 물이나 쌀뜨물에 4~5시간 정도 담가두었다가 다시 말린다. 천궁을 가루낸 후, 천궁가루와 꿀을 4:6의 비율로 재워두고 1주일쯤 지나면 1일 3회, 1회 1큰술씩 따뜻한 물에 타서 복용한다. 또는 천궁 12g, 감초 4g을 물 800cc로 달여 반으로 줄면 하루 동안 여러 번에 나누어 차처럼 마신다.

2. 어지럼증과 구역질이 동반되는 두통에는 – 천마차

《동의보감》에서는 '천마 외에는 어지럼증을 고칠 수 있는 약이 없다.' 라고 했을 정도로 어지럼증이 있는 두통에는 천마가 좋다. 신경이 예민하여 머리에 열이 잘 오르고, 갑자기 눈앞이 캄캄할 정도로 핑 돌기도 하며, 두통과 함께 메스꺼운 증세가 나타나기도 할 때 천마차를 마시면 좋다. 특히 뒷목이 뻣뻣해지면서 어지럼증이 심한 사람들에게 아주 효과가 좋다.

➜ 복용법

말린 천마 12g을 물 800cc로 달여 반으로 줄면 하루 동안 여러 번으로 나누어 따뜻하게 차처럼 마신다.

3. 스트레스로 인한 두통에는 – 국화차

국화는 성질이 서늘하여 머리의 열을 내려주고, 눈의 피로를 풀어주는 효과가 크다. 특히 스트레스로 뭉쳐진 기운을 풀어주는 효과가 있어, 수험생의 긴장성 두통에 효과적이다. 두통, 현기증, 귀에서 소리나는 것, 눈의 충혈과 시력감퇴 등에 국화차를 달여 마시면 좋다.

'감국(甘菊)'을 흐르는 물에 깨끗이 씻어 물기를 빼고 끓는 물에 넣어 한 번 데쳐낸 후 그늘에 말린다. 말린 국화를 뚜껑이 있는 유리병에 담아 뚜껑을 닫은 뒤 시원한 곳에 보관한다. 말린 국화 6g을 망이 있는 찻잔에 담고 뜨거운 물을 부어 노랗게 우러나면 마신다. 생화를 쓸 때에는 20g 정도를 한 잔 분량으로 우려서 마신다.

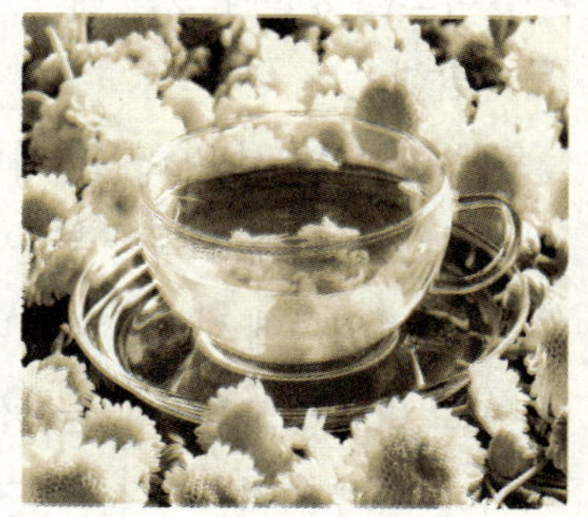

두통을 다스리는 지압요법

1. 정수리 통증 – 백회, 사신총

머리가 깨질 듯이 아플 때 지압해 주면 통증을 많이 가라앉힐 수 있다. 양쪽 귀에서 머리 꼭대기로 똑바로 올라간 선과 미간 중심에서 올라간 선이 교차하는 점이 백회이며, 백회의 전후좌우로 손가락 한 마디 나간 4개의 점이 사신총이다.

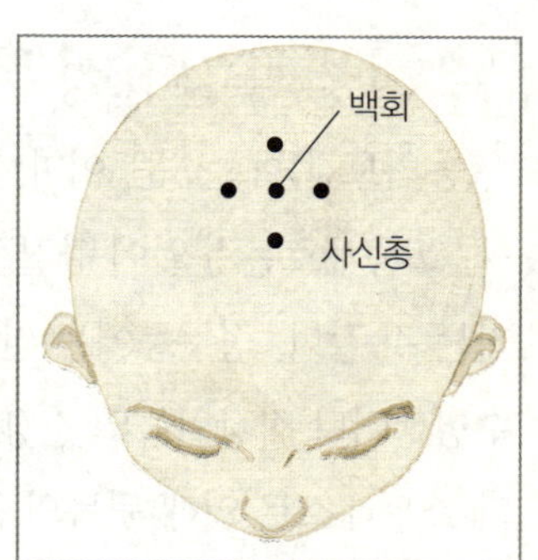

2. 편두통 – 태양

편두통일 때 태양을 지압하면 효과가 있다. 태양은 눈꼬리에서 귀쪽으로 약간 물러나가다 보면 움푹 들어가는 관자놀이 부근의 지압점이다.

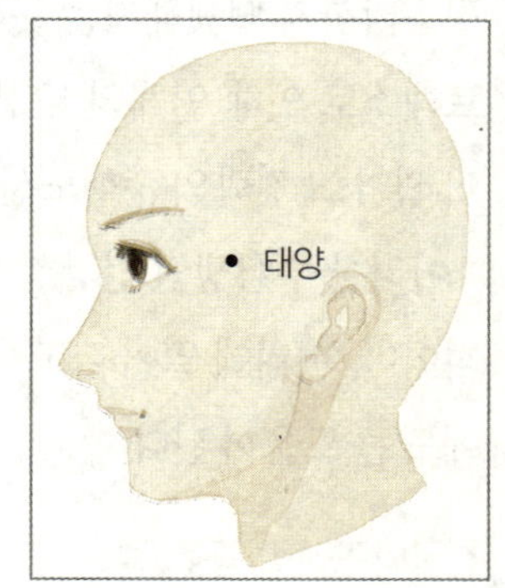

3. 뒷머리의 긴장성 두통 – 풍부, 풍지

긴장과 스트레스로 뒷목이 뻣뻣해지면서 뒤통수부터 머리 꼭대기까지 뻗

쳐올라오는 통증이 있을 때 풍지와 풍부를 지압해 준다.

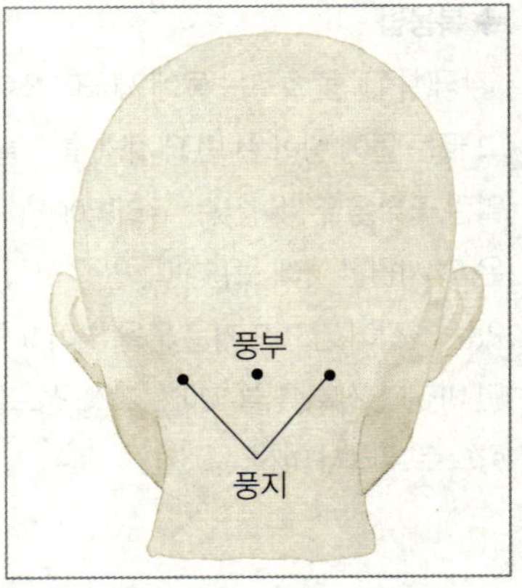

뒷목 정중선에서 위로 올라가면 걸리는 머리뼈 2cm 아래 오목한 부분이 풍부이며, 풍부의 양쪽에 세로로 굵게 나 있는 근육 바로 바깥에 오목하게 들어간 점이 풍지이다. 양쪽 엄지손가락을 풍지에 대고, 나머지 손가락을 갈퀴처럼 펼쳐 머리 전체를 꾹꾹 눌러주면 뒷머리의 긴장성 두통 해소에 아주 효과적이다.

수험생의 긴장성 두통을 다스리는 처방

《동의보감》에는 '눈, 이마, 정수리에서 뒷목까지 아픈 것을 정두통이라 한다. 그 증세로는 눈알이 빠질 것 같으며, 뒷목이 뻣뻣하고 마치 근육을 잡아당기는 것 같다. 정두통에는 천궁다조산을 쓴다.' 고 하였다. 정두통의 증세가 수험생이나 직장인들의 긴장성 두통과 일맥상통한다고 볼 수 있다. 즉 긴장과 스트레스로 인해 뒷목의 근육이 뻣뻣해지면 그 근육을 따라 뒷머리에서 정수리까지 뻣뻣해지는 듯하고 심하면 눈알이 빠질 듯하기도 하다. 이는 스트레스로 인해 인체의 12경락 중 족태양방광경(足太陽膀胱經) 순환에 이상이 생겨 그 경락의 순행노선을 따라 통증이 나타나는 것이다.

이러한 수험생의 긴장성 두통에는 「천궁다조산(川芎茶調散)」이 아주 효과적이다. 머리에 열이 나고, 머릿속이 막힌 듯 답답하며, 공부가 되지 않을 때에도 큰 도움이 된다.

천궁다조산(川芎茶調散)

박하 · 향부자 각 8g, 천궁 · 형개 각 4g, 방풍 · 백지 · 강활 · 감초 각 2g, 세신 1g.

소화불량

거의 하루 종일을 책상에서 옴짝달싹하지 않고 앉아 있는 데다 입시 스트레스와 긴장감에 시달리다 보니, 대부분의 수험생이 소화불량 증세를 달고 산다고 해도 과언이 아니다. 마음이 편치 않으면 몸이라도 편해야 하는데, 속이 더부룩하고 가스가 차니 공부에도 지장이 생긴다. 그야말로 '속 편하게' 공부할 수 있는 방법은 없을까?

소화불량이란?

소화불량이란 상복부 또는 명치 부위의 지속적이거나 반복되는 불쾌감으로서, 흔히 식사와 연관되어서 나타나지만 식사와 무관하게 나타날 수도 있다. '조금만 먹어도 헛배가 부르다, 배에 가스가 차고 더부룩하다, 명치 부위가 답답하고 불쾌하다, 트림이 난다, 메스껍다' 등등의 증세가 모두 소화불량의 범주에 속한다.

처음에는 식후에만 이런 증세가 나타나다가 심해지면 식후 몇 시간이 지나도 배가 더부룩하고 불편하면서 점점 식욕이 떨어지고 식사량도 줄게 된다. 소화불량이 지속되면 공부에 대한 집중력이 떨어지고, 뇌로 영양 공급이 잘 되지 않아 기억력과 지구력이 떨어지므로 결국 수험생의 학습 효과를 떨어뜨릴 수 있다.

수험생은 '기능성 소화불량' 이 많다

소화불량은 원인에 따라 기질성 소화불량과 기능성 소화불량으로 나눌 수 있다.

기질성 소화불량	위염, 위궤양, 십이지장궤양, 역류성식도염, 췌장염, 담도 질환, 소화기 종양 등에 의한 소화 장애이다.
기능성 소화불량	소화기관의 구조적·생화학적 이상소견이 없이 소화불량이 나타나는 경우로, 소위 '신경성 위장병' 에 해당된다. 3개월 이상 지속되는 만성 소화불량의 60%에 해당되지만, 수험생 소화불량의 90% 정도가 기능성 소화불량이다.

기질성 소화불량은 위염이나 위궤양과 같이 소화기관에 특별한 문제가 있어서 발생하는 것이며, 기능성 소화불량은 소화기관에 특별한 문제가 없는데도 만성적으로 소화불량 증세를 호소하는 것을 말한다. 소화불량을 호소하는 수험생의 90%가 기능성 소화불량이며, 병원에서 각종 검사를 해도 위장의 별다른 이상을 발견할 수 없어 소위 '신경성 위장병' 이라고 하는 경우에 해당된다. 약을 먹으면 그 때는 좀 낫지만 끊으면 다시 재발하는 과정을 반복해서 수개월에서 심지어 수십 년 동안 지속되는 만성 소화불량으로 진행될 수 있다.

원래 위장은 자율신경의 지배를 받아 소화액이 분비되고 위장 운동이 이루어지는데, 이 자율신경은 정서 상태나 감정 등에 크게 영향을 받는다. 그래서 스트레스를 적절히 극복하지 못하거나 성격이 예민한 사람이 기능성 소화불량에 걸릴 위험이 높다. 다행히 위장에 특별한 질환이 있는 것이 아니므로, 스트레스를 잘 조절하고 식사 습관을 개선한다면 위장 기능을 정상화할 수 있을 것이다.

소화불량을 개선하는 생활요법

1. 즐거운 마음으로, 꼭꼭 씹어서 천천히 식사한다

정서 변화에 민감한 위장을 위해 식사시간만큼은 편하고 즐거운 생각을 하도록 한다. 그리고 밥 한 숟가락에 최소한 20번은 씹도록 하고, 식사는 20분 이상 여유 있게 한다. 밥을 국이나 물에 말아먹는 것은 소화에 좋지 않은 습관이다. 밥을 국물에 말아먹으면 아무래도 잘 씹지 않고 삼키게 되므로 소화가 잘 이루어질 수 없다.

2. 자극적인 음식은 피한다

너무 맵거나 자극적인 음식, 너무 뜨겁거나 찬 음식, 질긴 음식, 튀김 · 라면 · 피자와 같은 인스턴트 음식은 위에 부담이 되므로 가급적 피한다. 대신 신선한 야채, 두부나 콩, 된장, 청국장과 같은 전통발효식품이 소화에 도움이 되므로 이들 음식을 즐기도록 한다.

3. 소식한다

위장을 건강하게 하는 첫번째 방법은 소식이다. 배부른 양의 80% 정도로 조금 부족하다 싶을 때 수저를 놓는다. 과식은 소화불량뿐만 아니라 집중력 저하의 중요한 원인이다.

4. 간식은 줄이고, 야식을 피한다

간식은 소화불량과 식욕감퇴의 주범이다. 왜냐하면 간식을 먹으면 하루 세 번 소화액이 분비되도록 맞춰진 생체시간에 혼선이 초래되기 때문이다. 특히 야식은 더욱 해롭다. 야식 후 바로 잠자리에 누우면 위의 음식물이 거슬러 올라와서 식도를 자극하여 '역류성식도염'을 일으킨다.

역류성식도염이 생기면 속이 쓰리고 가슴 부위의 타는 듯한 통증이 발생한다. 따라서 잠자기 2시간 전에는 되도록 야식을 피하고, 배고픔을 참을 수 없다면 부드러운 비스킷 한두 조각으로 배고픔만 달래도록 한다.

5. 아침식사를 거르지 않는다

아침이 되면 쉬고 있던 위가 움직이면서 위산 분비가 활발해지기 때문에, 밥을 먹어서 위를 부드럽게 달래주어야 한다. 아침을 거르면 강한 위산에 위 점막이 상하여 위염이나 위궤양이 유발될 수 있으므로, 아침은 거르지 말고 꼭 챙겨먹도록 한다.

6. 매일 규칙적인 운동이나 스트레칭을 하고 편한 옷을 입는다

위장을 튼튼히 하는 데는 적당한 운동이 필수적이다. 식후 과격한 운동보다는 산보나 조깅을 10분 정도 하거나 전신 스트레칭을 해 주는 것이 좋다.

또한, 거들이나 딱 붙는 청 바지를 입으면 소화기의 기 혈(氣血) 순환이 방해되어,

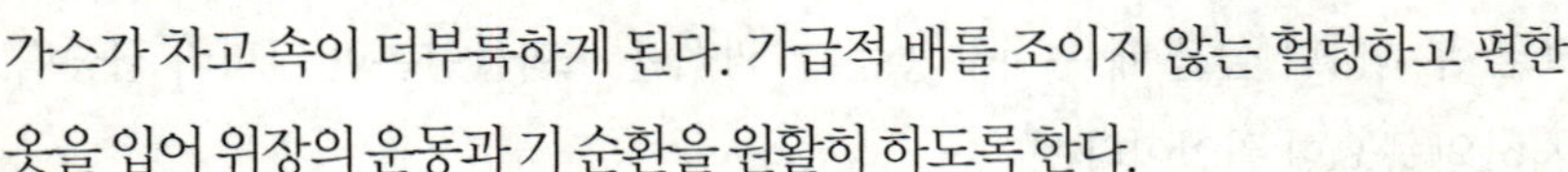

가스가 차고 속이 더부룩하게 된다. 가급적 배를 조이지 않는 헐렁하고 편한 옷을 입어 위장의 운동과 기 순환을 원활히 하도록 한다.

소화불량을 예방 · 개선하는 민간요법

1. 무, 사과, 귤

소화를 촉진시키는 대표적인 음식은 바로 무, 사과, 귤이다. 무에는 디아스타제라는 소화효소가 함유되어 있어서 소화를 돕고, 사과와 귤은 위액분비를 촉진시키는 기능이 있기 때문이다. 식후 무 · 사과 · 귤을 각각 먹어도 좋지만, 세 가지를 함께 갈아서 먹으면 더욱 좋다. 식후 소화가 안 될 때는 무 200g, 사과 1/2개, 귤 1개를 믹서기에 넣고 갈아 마시면 효과가 좋다.

2. 생강

생강은 건위 작용(위를 건강하게 하는 작용)으로 유명한 식품이다. 생강의 매운맛 성분인 '진저롤'은 위액 분비를 촉진시키고 소화효소를 활성화시키는 효능이 있기 때문이다. 소화불량, 식욕부진, 구토, 메스꺼움이 있으면 따뜻한 생강차를 식후에 꾸준히 마시도록 한다. 생강은 성질이 따뜻한 약재로 몸이 찬 사람의 소화불량과 냉증에 효과적이지만, 열이 많은 체질의 사람이 과다 복용하면 열이 더욱 심해질 수 있으므로 많이 복용하지 않도록 주의한다.

3. 매실

매실은 위장과 십이지장의 소화액 분비를 촉진하는 작용이 있어서 소화불량을 개선하며, 살균 작용과 정장 작용이 있어서 배탈로 인한 복통, 설사에도 좋다. 또한 매실에는 피로회복 효과가 있는 구연산과 비타민 C가 풍부하므로 음료수처럼 꾸준히 마시면 소화불량을 개선하고 피로회복을 도와주기 때문에 일석이조의 효과를 볼 수 있다.

밭에서 나는 소화제, 무

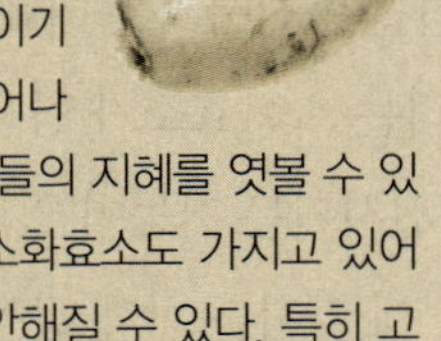

우리 나라의 웬만한 식당이라면 빠지지 않고 나오는 반
찬이 바로 깍두기이다. 워낙 김치를 좋아하는 까닭이기
도 하겠지만, 무엇보다 무가 소화를 돕는 작용이 뛰어나
'밥 먹고 속이 편안해져라' 하고 배려하는 우리 선조들의 지혜를 엿볼 수 있
다. 무는 디아스타제라는 전분 소화효소와 단백질 소화효소도 가지고 있어
서, 어지간한 소화불량에는 무즙을 먹으면 속이 편안해질 수 있다. 특히 고
기나 생선과 같은 단백질 식품을 먹을 때는 무를 항상 곁들여 먹도록 한다.
무의 이러한 약효성분은 껍질에 많이 함유되어 있으므로, 무를 껍질째 먹는
것이 더 효과적이다.

소화불량을 다스리는 지압요법

소화불량에는 우리 몸의 기운이 들고나는 네 관문인 사관(四關)을 꾹꾹 눌
러 지압해 준다. 사관(四關)이란, 양손의 합곡(合谷)과 양발의 태충(太衝)을
말하는 총 4개의 경혈이다.

우리 몸을 흐르는 기(氣)의 위아래 관문을 터주면 전신의 모든 기운이 순조
롭게 통하게 되어 위장 기운도 같이 뚫리면서 소화가 촉진된다. 그리고 배꼽
사방의 중완(中脘)·천추(天樞)·기해(氣海)를 지압해 주어도 좋고, 뜸을 뜨
면 더욱 좋다.

쑥뜸의 따뜻한 기운이 위장에 전달됨으로써 위장 기능이 강화될 수 있기 때
문이다. 뜸은 한 번에 5장씩 하루에 2~3번 떠주는 것이 적당하다.

1. 사관

합곡은 엄지손가락과 둘째 손가락의 뼈가 만나는 점이며, 태충은 엄지발가
락과 둘째 발가락 사이를 발등을 따라 올라가다 보면 뼈에 걸리는 곳이다.

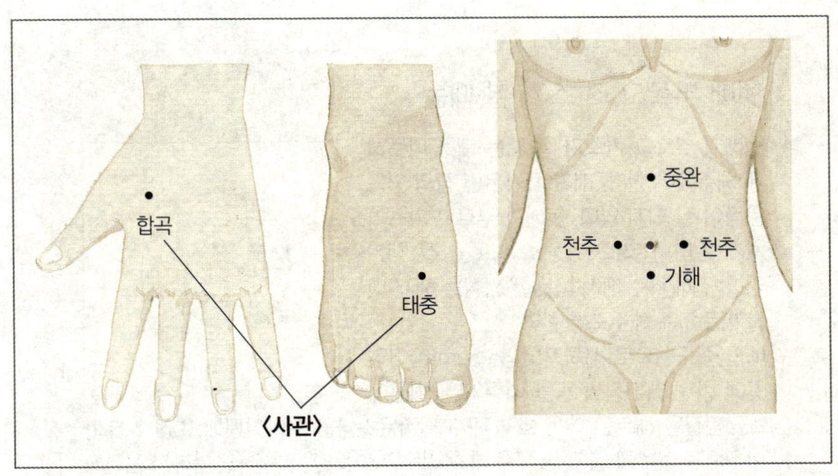

2. 중완, 기해, 천추

중완은 명치와 배꼽의 중점이고 천추는 배꼽 양쪽 옆으로 4cm, 기해는 배꼽 아래 4cm 정도 떨어진 곳에 위치해 있다.

소화불량을 개선하는 처방

한의학에는 '불통즉통(不通則痛) 통즉불통(通則不痛)'이라 하여 '기운이 통하지 못하면 아프지만, 기운이 시원하게 통하면 아프지 않다.'는 말이 있다. 특히 수험생 질병의 대부분은 스트레스와 운동부족으로 기운이 통하지 않기 때문에 발생한다고 볼 수 있다.

소화불량도 마찬가지로 기운이 정체되어 발생하는 경우가 많아, 소화기의 막힌 기운을 통하게 해주는 『향사육군자탕(香砂六君子湯)』이 도움이 된다. 『향사육군자탕』은 소화 기능의 전반적인 약화로 인해, 음식이 앞에 있어도 먹고 싶은 생각이 없고, 밥을 먹고 나면 배가 더부룩하여 내려가지 않는 증세를 다스린다.

특히 처방 중 '향부자'라는 약재는 정신적인 스트레스를 다스리는 효능이

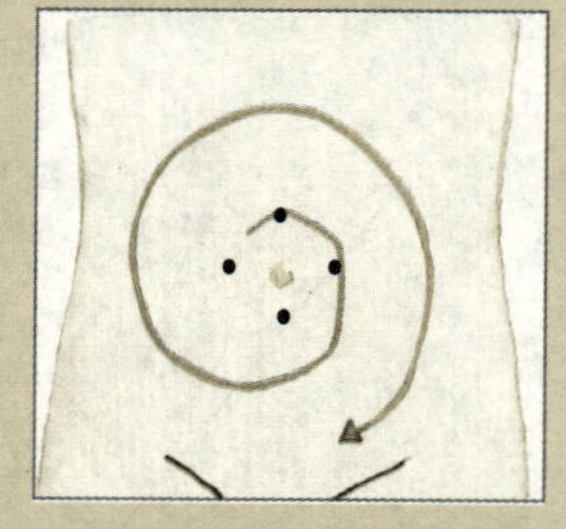

헛배 부르고, 가스가 찰 때는……

헛배가 부르고 가스가 찰 때는 배를 따뜻하게 해주어야 한다. 배가 차가우면 장의 연동운동이 잘 되지 않아, 헛배가 부르고 가스가 차게 된다. 그러므로 평소 속옷을 잘 챙겨입고, 집에서는 배에 따뜻한 찜질을 해서 배를 따뜻하게 해주도록 한다.

배꼽을 중심으로 상하좌우 4∼5cm 떨어진 곳에 한 번에 5장씩 뜸을 떠주거나, 배꼽에 소금찜질을 해주면 더욱 효과적이다. 굵은소금을 프라이팬에 뜨겁게 볶아서 광목주머니에 넣고 배꼽 위에 올려두면 따뜻한 기운이 단전까지 전달되어 몸 속에 열기가 생겨나게 될 것이다.

그리고 배를 마사지할 때는 두 손을 비벼 열이 나게 한 후 양쪽 손바닥을 겹쳐서 배꼽을 중심으로 시계 방향으로 둥글게 마사지한다. 장의 순행 방향이 시계 방향이기 때문에, 시계 방향으로 마사지를 계속해 주면 장운동이 원활해져 속이 편해질 수 있다.

있기 때문에, 신경성 소화불량으로 시달리는 수험생에게 좋은 효과가 있다.

향사육군자탕(香砂六君子湯)

향부자 · 백출 · 백복령 · 반하 · 진피 · 백두구 · 후박 각 4g, 사인 · 인삼 · 목향 · 익지인 · 감초 각 2g, 대추 2개, 생강 3쪽.

식 체(食滯)

　수험생들 중에서 30분 이상 여유 있게 식사를 하는 학생은 거의 없을 것이다. 대부분의 수험생은 '밥을 먹는다' 라기보다는 '밥을 부어 넣는다' 라고 할 정도로 시간에 쫓겨 제대로 씹지도 않고 음식을 삼켜 버린다.

　그러다 보니 '도시락 먹다가 체했어요. 손 좀 따주세요!' 라고 체기(滯氣)를 호소하면서 급하게 한의원을 찾는 학생들이 종종 있다. 느긋하게 앉아 식사할 마음의 여유나 시간의 여유가 없으니 밥을 먹고 체하는 것이 다반사이다.

식체란?

　식사 후 속에 뭔가 걸린 듯하고 답답한 느낌이 들면 흔히 '체했다' 고 하는데, 한의학에서는 소화기의 기(氣) 순환이 정상적으로 이루어지지 않아 나타나는 기(氣)가 막힌(滯) 일련의 증세들을 '식체(食滯)' 라고 한다. 식체는 급성과 만성으로 나눌 수 있다.

급성 식체는 흔히 학생들이 쉬는 시간이나 점심시간에 급하게 음식을 먹은 후 나타나는 증세이다. 급체의 경우에는 막힌 음식을 내려주는 한약과 침구요법을 병행하면 증세가 쉽게 호전된다.

만성 식체는 급성과는 달리, 평소 소화 기능이 약하여 조금만 먹어도 자주 체하는 학생들에게 나타나는 증세이다. 자주 체하는 아이의 경우에는 무조건 소화제만 먹인다고 해결되는 것이 아니므로, 비위를 보(補)해 주면서 체기를 내려주는 한약과 침구요법으로 근본적인 치료를 해야 한다.

식체가 있을 때의 대처법

① 배 전체를 따뜻하게 찜질하고, 손바닥으로 배꼽을 중심으로 시계 방향으로 10분 정도 문질러 준다.

② 십선혈(열 손가락 끝)을 사혈침이나 주사바늘로 따준다.

③ 심하게 체하여 명치와 배가 빵빵하게 불러오르고 찌르는 듯이 아프며, 토하지도 설사하지도 않을 때는 끓인 소금물을 마신 다음 입안에 손가락을 넣어 억지로 구토를 한다. 토한 뒤에는 몸을 따뜻하게 하고 보리차나 이온 음료로 수분을 보충하도록 한다.

④ 가능한 한 하루 정도는 음식을 먹지 않는 것이 좋으며, 대신 따뜻한 물이나 보리차를 조금씩 자주 마신다. 체기가 가라앉으면 따뜻한 죽으로 속을 달래준다.

⑤ 단순히 배가 더부룩하고 메스꺼우며 속이 막힌 듯한 느낌이 들 때 소화제를 먹는 것은 괜찮으나 복통과 구토, 설사 등의 증세가 나타나 탈진의 위험이 있을 때는 병원으로 가도록 한다.

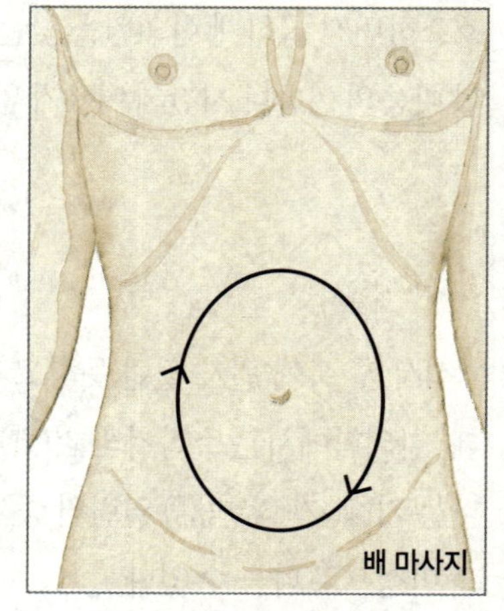

손끝 따기에 관하여……

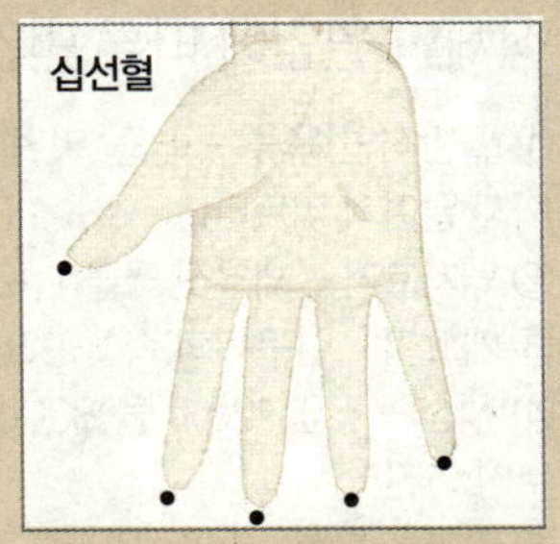

옛날 우리 어머니들은 '체했다' 하면 손끝을 바늘로 따주는 것을 공식으로 여겨 왔다. 그런데 요즘 사람들은 체했을 때 손끝을 따주는 것이 비과학적인 풍습이라 여기면서도, 반신반의하며 체하면 으레 바늘에 손가락을 맡긴다.

그러나 손끝 따기도 어느 정도 과학적이라고 할 수 있다. 급체하면 위장이 허혈 상태(피가 모자란 상태)가 되어 위장 운동이 원활하지 않다. 이 때 손끝을 따주면 정맥피가 소통이 되면서 위장에도 혈액공급이 원활해질 수 있다. 이렇게 위장에 혈액이 공급되면 둔해진 위 신경이 살아나 위장의 운동이 활발해져 체기가 내려가는 것이다.

식체를 예방하는 생활요법

① 한꺼번에 몰아서 먹거나 급하게 먹지 않도록 하고, 즐겁고 여유로운 마음으로 꼭꼭 씹으며 천천히 먹는 습관을 들인다.

② 자주 체하는 사람은 찬 음식, 기름진 음식, 딱딱한 음식, 밀가루 음식 등을 피한다. 대신 야채와 과일, 부드럽게 조리한 음식을 먹도록 한다.

③ 예민한 학생은 긴장하거나 스트레스를 받으면 체하기 쉬우므로, 긍정적인 생각을 하고 스트레스를 해소하도록 한다.

④ 식사 후에는 15분 정도 여유 있게 산책을 하고, 규칙적인 운동으로 기혈(氣血) 순환이 잘 되도록 한다.

⑤ 수능 당일 아침에는 죽을 먹고, 점심 도시락은 보온병에 따뜻한 죽이나 소화가 잘 되는 부드러운 음식을 싸간다. 그리고 마시는 소화제를 가져가서 식사 후에 마시는 것도 좋다. 보온병에 따뜻한 물을 넣어가서 쉬는 시간마다 한 모금씩 마시도록 한다.

식체를 내려주는 지압요법

체했을 때의 응급처치법으로 '사관(四關)을 터 준다'는 방법이 있는데, 이는 옛날부터 민간에서도 잘 알려진 방법이다. 사관(四關)이란 우리 몸의 기운이 들고나는 네 관문이라는 뜻으로, 양손의 합곡(合谷)과 양발의 태충(太衝)을 가리킨다. 물론 체했다는 것은 위장의 기운이 막힌 것이지만, 인체 기의 위아래 관문을 터 주기만 하면 전신의 모든 기운이 순조롭게 통하면서 위장의 기운도 뚫리게 되는 것이다.

그리고 배꼽 둘레를 시계 방향으로 마사지해 주고 나서, 배꼽 사방의 중완(中脘)·천추(天樞)·기해(氣海)를 지압해 주거나 뜸을 뜨면 더욱 좋다. 뜸의 따뜻한 기운이 위장에 전달됨으로써 위장 기능이 강화될 수 있기 때문이다.

뜸은 한 번에 5장씩 하루에 2~3번 실시한다.

1. 사관

합곡은 엄지손가락과 둘째 손가락의 뼈가 만나는 점이며, 태충은 엄지발가

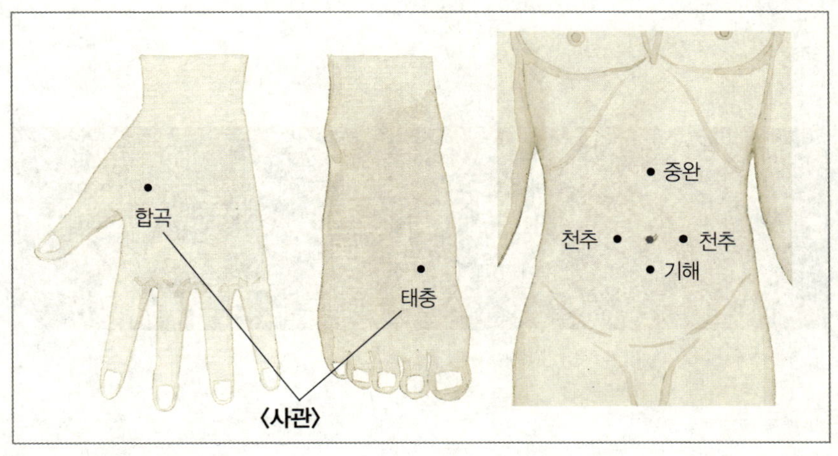

락과 둘째 발가락 사이를 발등을 따라 올라가면 뼈에 걸리는 곳이다.

2. 중완, 기해, 천추

중완은 명치와 배꼽의 중점이고, 기해는 배꼽 아래 4cm 정도에 위치해 있다. 천추는 배꼽 양쪽 옆으로 4cm에 위치한다.

식체를 내려주는 처방

『평위산(平胃散)』은 말 그대로 위를 편안하게 해주는 처방이다. 즉 음식을 먹고 체했을 경우 위장 기능을 강화하여 소화력을 높여주고, 정체된 음식을 아래로 내려 보내주는 한방 소화제이다. 한방 소화제는 약해진 위장 기능을 강화시켜서 위장이 스스로 소화할 수 있도록 근본적인 도움을 주기 때문에, 그 효능이 탁월하다고 할 수 있다.

평위산(平胃散)

창출 8g, 진피 6g, 후박 4g, 감초 2g, 대추 2개, 생강 3쪽.

불면증

수면은 피로회복, 정보의 저장, 성장 등 생명활동을 정상적으로 유지하기 위해 꼭 필요하다. 특히 수험생의 경우, 전날 밤 잠을 얼마나 잘 잤느냐에 따라 다음 날 컨디션에 크게 영향을 받기 때문에, 수험생들에게 있어서 숙면의 중요성은 몇 번을 강조해도 지나치지 않는다.

물론 수험생들은 늘 수면시간이 부족하기 마련이지만, 잠을 자려고 해도 쉽게 잠을 이루지 못해 몸은 더욱 피로하고 불안감으로 인해 공부에 집중을 할 수 없게 된다.

불면증이란?

사람들은 밤잠을 조금이라도 설치면 쉽게 '어젯밤 불면증 때문에 잠을 설쳤어!' 라고 말한다. 건강한 사람이라도 낮에 일어난 일이나 스트레스로 생긴 정신적 긴장과 불안, 외부 소음, 잠자리의 변화, 커피의 과용 등으로 인해 일시적으로 불면을 체험하는 일이 있지만, 이처럼 가끔씩 겪는 것은 엄밀하게 말하면 불면증이라고 할 수는 없다. 왜냐하면 일정 기간 동안 불면이 있었어도, 며칠 후에는 깊은 숙면을 취할 수 있기 때문이다.

증세로 알 수 있는 불면증 타입

불면은 입면 장애, 수면유지 장애, 조조각성 등 크게 세 가지 타입이 있다.

입면 장애란 잠자리에 누워 잠이 드는 데 30분 이상이 걸리는 경우이다.

수면유지 장애란 잠은 잘 오는데 자는 도중에 잘 깨거나 꿈이 많아 깊이 잠이 들 수 없는 경우이다.

조조각성이란 아침 일찍 깨어 그 후에는 다시 잠이 들지 못하는 경우로, 주로 새벽잠이 없다고 하는 노인들에게서 볼 수 있는 타입이다.

수험생의 경우에는 대개 입시에 대한 걱정과 불안 등으로 잠이 잘 오지 않는 입면 장애가 다수를 차지하지만, 이들 세 가지가 복합되어 나타나는 경우도 있다.

수험생 불면증의 원인

불안증이나 우울증, 불규칙한 수면 습관, 소음, 카페인이나 약물 복용 등 여러 가지가 모두 불면증의 원인이 될 수 있다. 그 중에서도 수험생은 무엇보다도 입시 걱정과 불안감을 불면증의 가장 큰 원인으로 꼽을 수 있다.

잠을 청할라치면 오늘 다 끝내지 못한 공부, 시험성적, 풀지 못한 문제, 지금도 열심히 공부하고 있을 것 같은 친구의 모습, 부모님의 기대에 부응하지 못해 죄스러운 마음 등 여러 가지 불안한 생각들이 머릿속을 맴돌아 쉽게 잠이 들지 못한다.

처음에는 이러한 스트레스들로 인해 일시적으로 불면 증세가 나타나지만, 점차 시간이 갈수록 불면증 자체에 대한 지나친 걱정이 오히려 정신을 또렷하게 해 만성적인 불면증으로 진행하게 된다. 즉 잠을 자려고 누웠는데 아무리 자려고 해도 잠은 안 오고 마음은 더욱 불안해져서, 뜬눈으로 밤을 지새다 학교에 가야 하는 건 아닌가 걱정이 되어 더욱 뒤척이게 된다.

이처럼 잠이 들지 못할 때 잠을 자야겠다는 강박관념을 가지게 되어 뇌는 더욱 긴장되고, 각성중추가 자극되어 오히려 정신은 더욱 또렷해지게 되는 것이다.

이렇게 밤에 숙면은커녕 토막잠도 제대로 자지 못해 낮이면 몰려오는 피로로 꾸벅꾸벅 졸기 일쑤다. 낮잠을 자면 그 날 밤에는 또 숙면을 취할 수 없게 되고, 이러한 과정이 반복되면 점차 수면·각성 주기가 바뀌어져 불면증이 고착되는 것이다.

불면증의 증세

만성적으로 불면증에 시달리는 학생들은 기나긴 밤도 고통스러울 뿐만 아니라, 다음 날 컨디션이 엉망이 되어 공부가 잘 될 리 만무하다. 머리가 멍하고 무거워서 만성 두통과 만성 피로감에 시달릴 수 있으며, 그로 인해 기억력과 집중력이 떨어지고 공부에 대한 의욕과 끈기가 약해진다. 뿐만 아니라 성장에 필수적인 숙면을 취하지 못하기 때문에 정상적인 성장에 지장이 올 수 있으며, 면역력도 약해져 감기나 장염 등 잔병치레를 자주 하게 된다. 밤마다 겪어야 하는 불면증에 대한 불안감이 고조되어 정신적으로 늘 안정되지 못하고 불안 · 초조하며, 여학생의 경우 호르몬 분비 장애로 인해 월경불순이 나타날 수도 있다.

불면증을 예방하는 생활요법

1. 잠이 올 때만 잠자리에 눕는다

잠이 오지 않을 때는 억지로 누워 있을 필요가 없다. '잠을 자야 해' 라는 강박관념이 각성제 역할을 하여 오히려 정신을 또렷하게 하므로, 잠에 대한 강박관념을 없애고 '하루쯤은 잠을 안 자도 된다' 는 편안한 마음을 가지도록 한다. 그리고 잠자리에 누워서 책이나 TV를 보거나 라디오를 들으면 뇌의 각성중추가 자극되어 오던 잠도 달아나기 마련이다. 시간이 아깝다고 또는 잠을 청하기 위해 잠자리에서 책을 보지 말고, 잠이 와서 잠자리에 누웠으면 잠만 청하도록 한다.

2. 30분 내에 잠들지 않으면 차라리 일어나서 다른 일을 한다

잠자리에 누워 정신이 말똥말똥한 채로 30분이 지났다면 뇌는 아직 잠잘 준비가 안 되었다는 증거이므로 차라리 일어나서 다른 일을 하는 편이 낫다.

예를 들어 너무 자극적이지 않은 조용한 음악을 틀어놓고 가벼운 잡지나 책을 읽도록 한다. 이렇게 해서 어느 정도 시간이 지나 몸이 노곤해졌을 즈음 다시 잠을 청해본다. 그래도 잠들 수 없으면 다시 반복하도록 한다. 이 때 너무 불안해하거나 걱정하면 오히려 오던 잠도 달아나므로, 하루쯤 밤을 새도 된다는 편안한 마음을 갖도록 한다.

3. 매일 아침 같은 시간에 일어나고, 낮잠을 자지 않도록 한다

아무리 늦게 잠들었어도 규칙적인 수면 리듬을 만들기 위해 매일 정해진 시간에 일어나도록 노력해야 한다. 주말에는 피로를 풀기 위해 늦잠을 자는 것도 좋으나, 평소보다 1시간이 넘지 않는 시간 안에서 조금 늦게 일어나도록 한다. 또 불면증이 심한 학생은 편안한 밤잠을 위해 낮잠의 유혹을 물리쳐야 한다. 아무리 낮잠이 쏟아지더라도 운동이나 산책으로 졸음을 물리치도록 한다. 낮잠을 자지 않으면 밤에는 피로가 몰려와 잠이 오기 마련이다.

4. 잠자리에 누워서는 걱정이나 생각을 접어둔다

걱정이나 고민거리가 있다면 잠자리에 들기 두세 시간 전에 끝내도록 하며, 그 날 계획한 학습 분량을 다 끝내고 나서 잠자리에 들도록 한다. 따라서 학습 계획을 세울 때에는 무리하게 욕심 내지 말고 자신의 능력을 생각해서 하루에 충분히 끝낼 수 있을 정도로 여유 있게 계획을 세우는 것이 중요하다.

만약에 누워서도 낮에 있었던 일들이나 걱정, 공부가 생각이 나면 '이건 낮에 생각할 것이니 이제 그만하자. 어차피 지금 생각해도 어쩔 수 없는 일이다. 지금은 잠잘 시간이다' 라고 스스로 위로를 해주면 마음이 편해진다.

5. 잠자기 전에는 음식을 먹지 않는다

잠자기 전에 음식을 먹으면 위장은 그것을 소화시키기 위해 열심히 일을 해야 하므로, 우리의 몸이 깊은 수면에 빠질 수가 없다. 따라서 잠자리에 들기 2

시간 전에는 음식을 먹지 않도록 하며, 정 배가 고프면 따뜻한 우유 한 잔으로 배고픔만 달래고 잠자리에 들도록 한다. 우유에 들어 있는 칼슘은 신경을 안정시켜 잠이 잘 오도록 도와줄 수 있다.

6. 저녁에는 땀이 약간 날 정도로 운동을 한다

운동을 하면 우리 몸의 근육이 피로해져서 쉽게 잠들게 되므로, 저녁에 땀이 약간 밸 정도로 운동을 하도록 한다. 빠른 걸음으로 걷기나 달리기, 가벼운 농구, 배드민턴 등이 효과적이다. 그러나 잠들기 직전에 너무 과격하게 운동을 하면 오히려 뇌가 각성되어 잠이 오지 않게 되므로 잠들기 직전에는 무리한 운동을 하지 않는다.

숙면을 위한 목욕법

숙면을 유도하는 확실한 방법 중 하나가 목욕이다. 미온욕을 하면 부교감신경을 자극하여 정신을 안정시켜 주고, 혈액순환과 근육이완 작용으로 신체적인 피로를 해소시켜 줄 수 있기 때문이다. 혈액순환을 도와주는 청주를 이용하거나, 신경안정 작용이 있는 아로마 오일을 이용한 목욕을 하면 더욱 효과적이다.

① 37~39℃ 정도의 물을 욕조에 받아서, 욕조에 청주 1.8ℓ 또는 오렌지, 라벤더, 카모마일 중 한 가지 오일을 선택하여 6~10방울 정도를 떨어뜨린다.

② 욕조에 들어가기 전 5분 정도 간단한 스트레칭을 하고, 발과 다리에 따뜻한 물을 묻힌다.

③ 욕조에 앉아서 명치 아래까지 물에 담그고, 어깨 위에 타월을 걸친다.

④ 15~30분 동안 목욕을 하고 따뜻한 물로 샤워를 한다.

7. 미온욕을 한다

우리 몸에는 교감신경과 부교감신경 두 가지 자율신경이 있는데, 교감신경은 주로 흥분이나 각성에 관련된 일을 하며 부교감신경은 안정과 수면에 관련된 일을 한다. 미온욕을 하면 부교감신경이 자극되기 때문에, 몸의 긴장이 풀어지고 정신이 안정되어 숙면에 큰 도움이 된다. 특히 청주목욕이나 진정 효과가 있는 아로마를 이용한 목욕을 하면 숙면에 더욱 효과적이다. 복숭아 뼈 위 3cm까지 따뜻한 물을 채우고 10분 정도 족탕을 해도 좋다.

불면증을 다스리는 식품

1. 칼슘 함유 식품

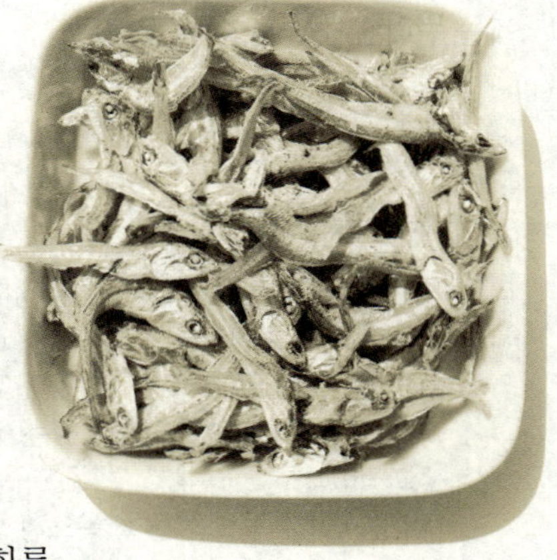

불면증이 있다면 혹시 칼슘 섭취가 부족하지 않은지 체크해 볼 필요가 있다. 칼슘은 흥분을 안정시키는 효능이 있기 때문에, 만약 칼슘 섭취가 부족하다면 마음이 불안 · 초조하기 쉽고 불면증이 잘 생기고 집중력도 약해진다. 따라서 수험생들은 불면증 예방 차원뿐만 아니라 집중력 강화를 위해서라도 칼슘이 많이 함유된 우유, 치즈, 콩, 멸치 등을 많이 먹어야 한다. 특히 잠자리에 들기 전에 우유나 두유를 따뜻하게 데워서 마시면 신경이 안정되면서 잠이 잘 오게 된다.

2. 호두

중국 청나라의 여걸 서태후가 잠 못이루는 밤이면 어김없이 찾았다고 하는

불면증을 다스리고 기억력을 높이는, 대추산조인호두죽

호두는 불면증에도 좋을 뿐만 아니라 기억력을 증진시키는 효능이 있어서 수험생 간식으로 탁월한 식품이다. 한방에서 불면증 환자에게 빼놓지 않고 쓰는 대추와 산조인은 신경을 안정시켜 주는 데 탁월한 효능이 있어, 이들을 호두와 함께 죽을 쑤어 먹으면 숙면을 취하는 데 큰 도움이 된다.

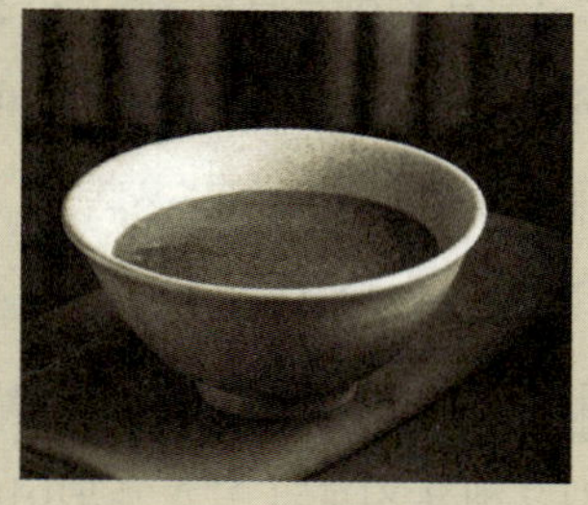

재료 볶은 산조인 · 씨를 뺀 대추 · 호두 각 15g, 불린 쌀 1/2컵.
만드는 법 ① 볶은 산조인을 물 800cc로 반으로 줄 때까지 끓인다.
② 대추, 호두, 불린 쌀을 믹서기로 갈아서 산조인 끓인 물을 붓고 저어가면서 죽을 쑨다.

호두죽. 그리고 같은 시대 이홍장이 프랑스 공사의 불면증에 호두죽을 권해서 불면을 치료했다는 일화가 있을 정도로, 호두는 불면증에 탁월한 효과가 있다. 호두에는 신경안정 효능이 있는 칼슘과 뇌의 피로 물질을 배출시켜 주는 토코페롤 즉, 비타민 E가 풍부하기 때문이다. 그뿐만 아니라 옛날에 과거 응시자들이 기억력을 높이기 위해 남몰래 호두를 먹었다는 이야기도 있을 정도로, 호두는 기억력을 증진시키는 효능도 탁월하다. 이는 호두에 뇌 세포의 구성 성분인 레시틴이 풍부하게 함유되어 있기 때문으로, 방대한 기억력을 요하는 수험생들에게 이만한 식품이 없다. 호두는 노란 속껍질에도 이러한 영양분이 풍부하므로, 속껍질째 먹는 것이 효율적이다.

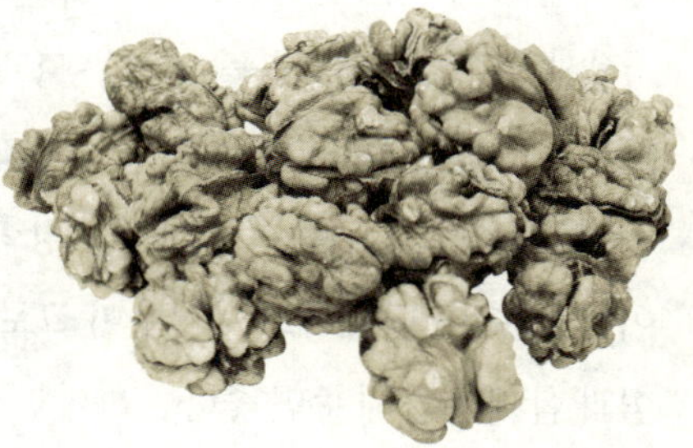

3. 상추

상추가 신경의 흥분을 진정시키고 최면 효과
가 있다는 것은 예로부터 잘 알려진 사실이다.
이는 상추줄기에서 나오는 우윳빛 즙액에 함유된
락투세린과 락투신이라는 성분이 진통과 최면
효과가 있기 때문이다.

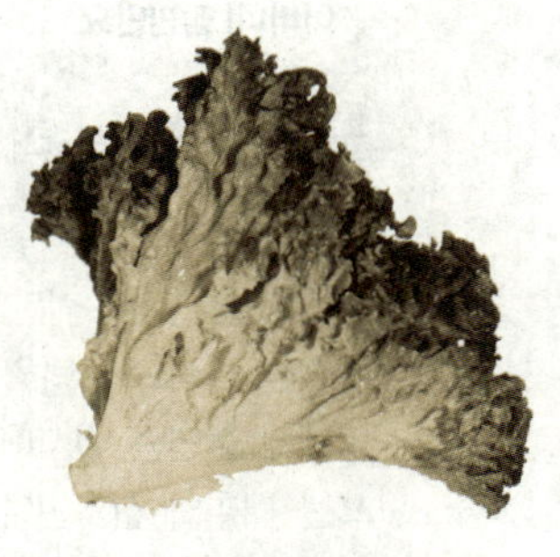

실제로 과거에는 의학계에서 상추속식물의 액즙을 채취하여 진정·최면
제로 사용했을 정도로 약효가 뛰어나다.

잠이 오지 않을 때에는 상춧잎 10장 정도를 요구르트 1병과 함께 믹서기에
갈아 즙을 내어 마신다. 또는 신경안정 효과가 있는 셀러리와 파슬리 등을 함
께 넣고 즙을 내어 마시면 더욱 좋다.

불면증을 다스리는 지압요법

잠이 오지 않을 때에는 3개의 안면(安眠)혈과 실면(失眠)혈, 내관(內關), 태
충(太衝), 백회(百會)를 지압하면 좋다. 안면(安眠)은 말 그대로 잠을 편안히
자도록 도와주는 효능이 있는 지압점으로, 머리에 3개가 있다. 특히 3개의 안
면(安眠)혈 중에서 '진정(鎭靜)'이라는 별명이 있는 안면(安眠)혈은 신경을
안정시키는 효과가 있어서 불면증 해소에 가장 큰 도움이 되므로, 이 점을 가
장 중점적으로 지압해 주도록 한다. 한편 발뒤꿈치 중심에서 손가락 한 마디
정도 앞쪽에 있는 실면혈은 숙면에 도움을 주는 혈이다.

정신적인 스트레스를 풀어주는 효과가 있는 내관(內關)과 태충(太衝)은 스
트레스로 인한 불면증, 두통, 불안·초조한 증세들을 다스려 준다. 머리 정수
리에 있는 백회(百會)는 정신력을 강화시키고 머리를 맑게 해주는 효과가 있
어, 머릿속이 답답하고 무거우며 그로 인해 잠도 잘 오지 않을 때 안면(安眠)
혈과 함께 지압해 주면 좋다.

1. 안면 3혈

  예풍과 풍지를 이은 선의 중점, 예풍과 예명을 이은 선의 중점, 그리고 풍지와 예명을 이은 중점이 3개의 안면혈이다. 그 중 풍지와 예명의 중점은 진정이라는 별명이 있는 지압점으로 불면증 해소에 아주 뛰어난 효과가 있으므로, 이 점을 신경써서 지압하도록 한다.

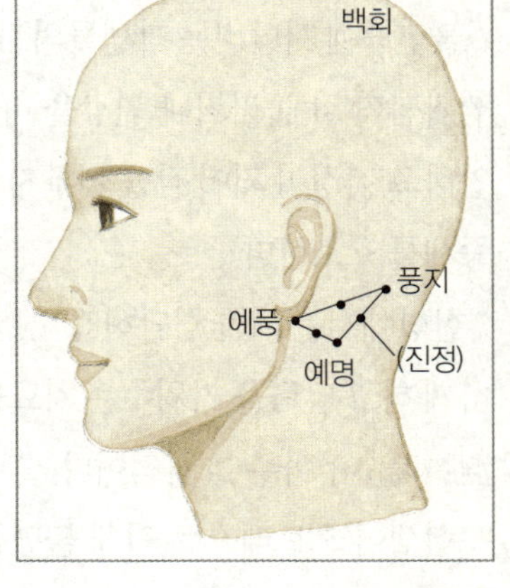

  ●예풍 : 귀 뒤쪽에 볼록하게 튀어나온 뼈(유양돌기)의 앞에 오목하게 들어간 점.

  ●풍지 : 목 뒤쪽 머리카락이 나는 부분에 승모근이라는 굵은 근육의 양쪽 바깥쪽으로 약간 오목하게 들어간 점.

  ●예명 : 예풍에서 손가락 한 마디 정도 뒤로 나간 점으로, 귀의 아래쪽 끝과 같은 높이에 위치한다.

  ●실면 : 발뒤꿈치 중심에서 2cm 정도 앞에 위치한다.

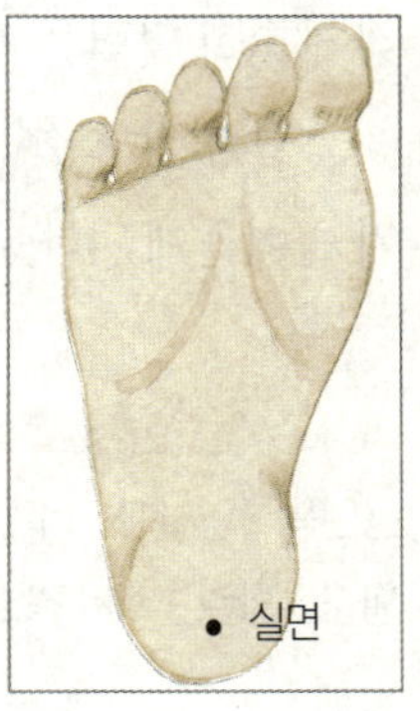

2. 백회, 내관, 태충

  백회는 양쪽 귀에서 머리 꼭대기로 똑바로 올라간 선과 안면 중심선의 연장선과 교차하는 점이며, 내관은 손목 안쪽 정 중앙에서 손가락 두마디 만큼 위로 올라간 점이고 태충은 엄지발가락과 둘째 발가락 사이를 발등을 따라 올라가다 보면 뼈에 걸리는 곳이다.

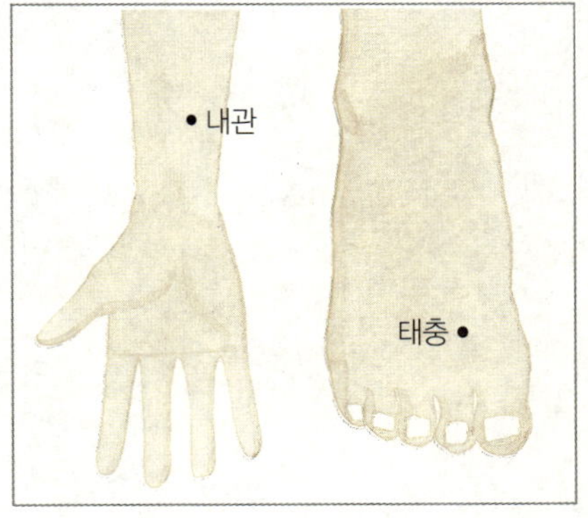

불면증을 다스리는 처방

불면증에 시달리는 학생들의 대부분은 성격이 예민하고, 평소에 겁이 많아 깜짝깜짝 잘 놀라거나 긴장을 하면 가슴이 두근거리며, 잠자리에 누우면 불안하고 걱정이 되어 잠을 이루지 못하고, 잠을 자도 쫓기는 꿈을 많이 꾼다는 증세를 호소한다.

한방에서는 이를 심담허겁(心膽虛怯)으로 인한 불면이라고 하여 심장을 강하게 하고 담력을 키워주는 치료를 하는데, 이를 위해서는 『가미온담탕(加味溫膽湯)』이 아주 효과적이다. '온담(溫膽)'이란 '담을 보호한다'는 의미로, 수험생이 스트레스로 인해 불면증을 비롯한 여러 증세를 보일 때 심장을 강하게 하고 담력을 키워 마음을 편히 가질 수 있도록 도와준다.

그 결과 잠도 잘 오게 되고, 불안·초조한 증세나 가슴이 두근거리는 증세가 줄어들게 된다.

가미온담탕(加味溫膽湯)

용안육·향부자 각 12g, 백출 8g, 반하·진피·복령·감초 각 4g, 지실·죽여 각 6g, 황금·황련·치자 각 3g, 원지·석창포 각 4g, 산조인 15g, 생강 3쪽.

과민성 대장증후군

시험 직전이면 찾아오는 반갑지 않은 불청객 '설사'. 심한 긴장과 스트레스를 받으면 설사와 복통이 찾아와 진땀나게 하는 것이 바로 '과민성 대장증후군'이다. 말 그대로 스트레스에 대장이 과민반응하여 복통, 설사 또는 변비가 일어나는 증후군이다. 이런 증세가 반복되어 병원을 찾아도 장에는 특별한 이상이 없다고 한다. 의사선생님들은 흔히 '신경성이에요'라고 하며 병의 원인을 환자의 예민함으로 돌리지만, 수험생에게는 매우 고통스럽고 짜증나는 일이 아닐 수 없다.

감정 변화에 가장 민감한 '대장'

대장은 놀랍게도 감정 변화에 제일 민감한 기관이다. 사람은 강한 스트레스나 감정의 변화가 있으면, 내장 운동을 조율하는 자율신경인 교감신경과 부교감신경의 균형이 깨지고 그로 인해 대장의 정상적인 운동 리듬이 깨져

과민성 대장증후군 자가진단표

① 찬 음료수나 찬 음식만 먹으면 설사를 한다.	
② 시험이나 중요한 일을 앞두고 긴장을 하면 설사를 한다.	
③ 특별한 음식을 먹으면 설사 또는 변비가 생긴다.	
④ 우유나 유제품을 먹으면 설사를 한다.	
⑤ 변비, 설사를 번갈아가며 한다.	
⑥ 항상 가는 변과 묽은 변만 본다.	
⑦ 배변 후에도 시원치 않고 잔변감이 남아 있다.	
⑧ 배에 가스가 차고 더부룩하며, 트림을 자주 한다.	
⑨ 자주 아랫배가 살살 아프다.	
⑩ 배에서 꾸르륵거리는 소리나 물소리가 난다.	

평가
2개 이하   양호한 편이다.
3~5개   과민성 대장증후군으로 관리와 치료가 필요하다.
6개 이상   심한 과민성 대장증후군으로 반드시 치료를 받아야 한다.

변비나 설사가 나타난다. 그러나 신경이 너무 예민한 사람은 아주 조그만 감정 변화에도 자율신경의 균형이 깨져 정상적인 대장 운동에 지장이 오기 쉽고, 그로 인해 갑자기 설사나 변비가 생기는 것이 '과민성 대장증후군'이다.

과민성 대장증후군은 세 가지 유형이 있다.

강한 감정적 자극이나 스트레스가 들어오면 대장의 운동이 빨라져 설사가 나타나는 '설사형'이 있는가 하면, 반대로 스트레스를 받으면 아예 장 운동이 둔해져서 변비가 되는 '변비형'이 있다. 보통 여학생들이 평소에는 변을 잘 보다가 수학여행을 가거나 낯선 곳에 가면 며칠 동안 변을 못 보는 경우가 여기에 속한다.

그리고 이 두 가지가 혼합된 '변비·설사 교대형'이 있는데, 이 유형은 평소에는 변비가 있는데 긴장만 하면 설사를 하는 경우로 일반적으로는 '변비·설사 교대형'이 가장 흔하다.

과민성 대장증후군이 있을 때 나타나는 증세

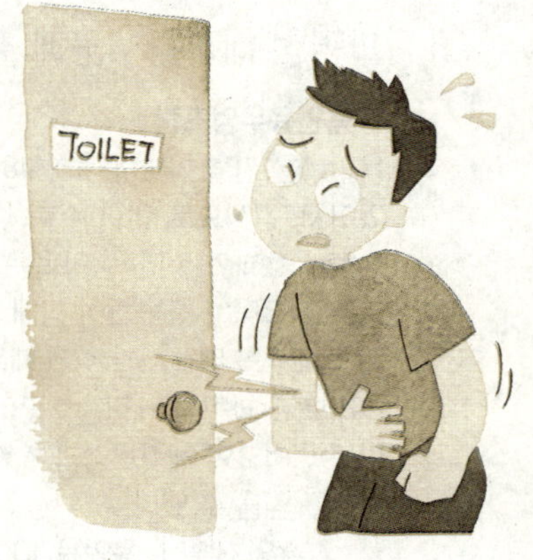

　　과민성 대장증후군이 있는 수험생들은 주로 시험 직전에 많이 나타나며, 심한 경우 식사 도중이나 식사 직후에도 나타난다. 아랫배가 사르르 아파오면서 시간이 조금 지나면 배에서 요동을 치는데, 이 때 급히 화장실로 가서 설사나 묽은 변을 보고 나면 복통은 없어진다. 그러나 볼 일을 보고 나도 뒤가 찜찜하고 개운치 않아 다시 화장실에 가야 할 것 같은 느낌이 남는다. 이런 학생들은 평소에도 늘 배가 더부룩하고 배에 가스가 찬 것 같고, 커피나 찬 우유와 같이 자극적인 음식을 먹으면 증세가 심해진다.

과민성 대장증후군의 예방법

　　과민성 대장증후군을 가진 수험생에게 있어서, 입시 당일은 긴장이 최고조가 된 순간이므로 복통과 설사는 피할 수 없는 골칫거리다. 따라서 이런 학생에게 있어서 과민성 대장증후군을 미리 예방하는 것은 공부만큼이나 중요한 입시전략이다. 과민성 대장증후군은 지나친 긴장과 음식에 대한 과민반응으로 일어나는 것이므로 마음의 긴장을 이완시키는 것이 우선이며, 식이요법과 운동요법을 병행하여 생활습관을 고치는 것이 중요하다.

1. 식이요법

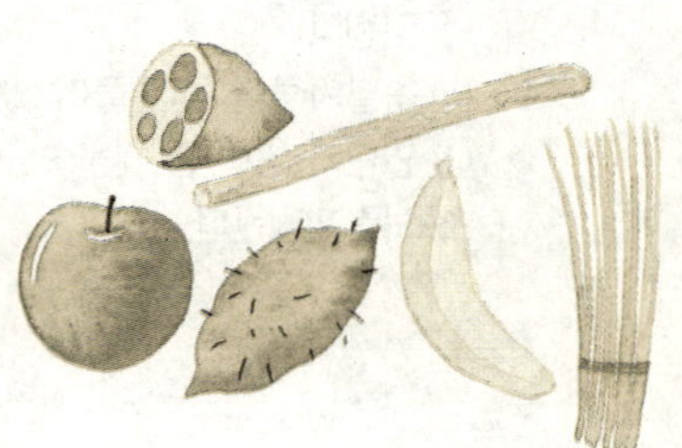

　　식이성 섬유에 들어 있는 펙틴이라는 성분은 대장에서 유산균과 같은 유익한 세균이 번식하는 것을 도와 장을 튼튼하게 해줌으로써,

과민성 대장증후군에 효과 좋은 한방요리, 2가지!

1. 용안육우엉조림

용안육은 기혈(氣血)을 보(補)하면서 정신적인 스트레스를 억제하는 효능이 있어서, 긴장으로 인한 수험생의 설사와 복통·식욕부진·불면증 등을 치료하는 효과가 있다. 용안육은 맛도 달아서 학생들이 먹기에 아주 좋다. 우엉은 섬유질이 풍부하여 장내 유익균이 잘 살 수 있는 환경을 만들어 주면서 유해균을 배설시켜 주기 때문에, 대장을 튼튼하게 만들어 준다.

그러므로 과민성 대장증후군이 있는 학생들은 용안육과 우엉으로 반찬을 만들어 먹으면 체력보강과 스트레스 완화, 대장의 과민 방지 등 일석삼조의 효과를 얻을 수 있다.

재료 우엉 3뿌리, 용안육 10g, 다진 마늘·다진 파 1큰술씩, 간장 4큰술, 설탕·물엿·식용유·참깨 조금씩, 식촛물(식초 1큰술, 물 1/2컵).

만드는 법 ① 우엉은 껍질을 벗겨 자른 후 식촛물에 20분 정도 담가둔 후 건져낸다.

② 냄비에 용안육과 물 4컵을 붓고 걸쭉하게 끓여서 체에 밭쳐 물을 뺀다.

③ 우엉과 용안육에 양념을 넣어서 물을 조금 넣고, 약한 불로 조린다.

2. 참마연근찜

참마는 위장을 튼튼히 하여 소화력을 높이며, 대장을 튼튼히 하여 설사와 변비, 둘 다 잡아줄 수 있다. 또한 탁월한 강장제로 체력과 집중력이 떨어진 수험생들이 자주 먹으면 체력을 보충해 줄 수 있다.

연근은 섬유질이 많아 정장 효과가 있으며, 비타민 C가 풍부해 스트레스를 잘 이기도록 도와준다.

재료 연근 60g, 참마 50g, 닭고기 저민 것 20g, 다시마국물 1/4컵.

만드는 법 ① 연근과 참마를 함께 갈아 그릇에 넣은 후, 증기가 오른 찜통에 넣고 약한 불로 10~15분 정도 찐다.

② 다른 냄비에 저민 닭고기, 다시마국물, 간장, 소금을 넣고 불에 올려 닭고기를 익힌다.

③ 녹말가루를 물에 풀어 ②에 붓고, 끈기를 준다.

④ 연근과 참마 찐 것을 그릇에 담고, 그 위에 ③의 소스를 끼얹는다.

도움이 되는 식품	피해야 할 식품
●섬유질이 많은 식품 : 우엉, 사과, 고구마, 양배추, 근대, 부추, 쑥갓, 연근 등. ●설사를 할 때 먹으면 도움이 되는 식품 : 밤, 밤 껍질 달인 물, 연근, 감, 곶감, 매실 등. ●변비가 있을 때 먹으면 도움이 되는 식품 : 사과, 매실, 호두, 참깨, 참기름, 참마, 고구마, 우엉, 근대 등.	●대장에서 발효되기 쉬운 식품 : 호박, 탄산 음료, 육류(특히 닭 껍질), 크림, 치즈, 버터, 마가린, 식용유 등. ●대장에 자극적인 식품 : 커피, 홍차, 고추, 아이스크림, 초콜릿, 찬 우유 등. ●소화가 잘 안 되는 식품 : 밀가루 식품, 미역이나 다시마 등의 해조류. ●신경을 흥분시키는 식품 : 껌, 커피.

설사나 변비를 둘 다 예방할 수 있다. 따라서 야채나 과일, 고구마, 사과, 현미와 같은 섬유질이 많은 음식을 먹어서 장을 튼튼히 할 필요가 있다. 다만 과식이나 폭식을 피하며, 긴장을 하면 설사를 하는 유형이라면 시험 전에 물을 많이 먹지 않도록 한다. 또한 특정 음식, 예를 들어 우유나 커피 등을 먹었더니 설사나 복통이 심해진 경험이 있다면 그런 음식을 피하도록 한다.

2. 규칙적인 생활 리듬

우리가 규칙적으로 잠을 자고 일어나서 활동하는 것처럼, 대장에도 규칙적인 리듬이 있다. 예를 들어 아침식사는 잠들어 있던 대장을 자극하여 배변을 촉진하고, 그러면 하루 종일 배가 편안해진다.

따라서 하루 세 끼 정량의 규칙적인 식사와 배변 습관을 기르는 것이 아주 중요하다. 규칙적인 수면 또한 중요하다. 밤이 되면 우리 몸의 모든 기관도 휴식을 취해야 하는데, 그렇지 않고 밤을 새면 위장도 쉬지 못하고 위산을 분비하여 위궤양과 위염, 그리고 잦은 설사를 유발한다.

3. 활기찬 동작

우리의 몸은 따로 움직이는 것이 아니라 팔·다리가 움직이면 장도 같이 움직이기 때문에, 장을 튼튼하게 하려면 운동도 필요하다. 수험생들의 경우 가

뜩이나 신경이 예민한 데다 심한 운동부족으로 장이 스스로 운동하는 힘이
약해져 있으므로, 감정 변화에 민감하게 반응을 할 수밖에 없다.

　공부할 시간도 부족한 수험생이 일부러 운동할 시간을 내는 것은 현실적으
로 어려운 일이다. 등·하교 때 팔을 크게 흔
들면서 빠른 걸음으로 걷는 것도 좋고,
평상시 간단한 복식호흡으로 장 운동
을 해주면 더욱 좋다. 복식호흡은 의식
적으로 아랫배를 부풀리면서 천천
히 숨을 크게 들이쉬었다가, 천천
히 아랫배를 끝까지 밀어넣으면서 숨
을 내쉬는 식으로 하면 된다. 수
험생들은 이처럼 간단한 복식
호흡으로 집중력도 향
상시키는 효과를 볼
수 있다.

수험생을 위한 명상 & 복식호흡법

① 등을 곧게 펴고 양반다리로 편안하게 앉는다.
② 양손은 무릎 위에 편하게 올려놓는다.
③ 의식적으로 아랫배가 불룩하게 나오도록 깊이 숨을 들이쉬고, 천천히 몸
속의 나쁜 기운을 모두 몰아낸다는 생각으로 아랫배가 쑥 들어가도록 길게
내쉰다. 이 때 호흡은 반드시 코로 하며, 잡념을 버리고 오로지 호흡에만 집
중을 한다.
④ 똑같은 자세로 5~10분 정도 명상을 한 후, 크게 심호흡을 하고 나면 긴
장이 풀리고 대장의 과민반응도 줄어들 것이다.

4. 심리적 안정

수험생이 스트레스가 많은 것은 어쩔 수 없는 현실이다. 따라서 똑같이 받는 스트레스를 어떻게 관리하느냐에 따라 성패가 좌우되는 것이다. 명상법과 복식호흡법을 반복하여 스트레스나 긴장감을 스스로 극복한다면 수험 기간을 알차게 보낼 수 있을 것이다.

과민성 대장증후군을 다스리는 지압요법

1. 내관, 신문

내관과 신문은 정신과 신경을 안정시켜 주는 효과가 있어, 스트레스를 많이 받는 시험 기간에 지압을 해주면 시험 직전 복통이나 설사가 생기는 것을 예방하는 데 도움이 된다. 내관은 손목 안쪽을 가로지르는 선의 중점에서 주관절 안쪽의 중점을 연결한 선을 6등분했을 때 손목에서 1/6 올라간 점이다. 손목 안쪽을 가로지르는 선에서 새끼손가락 쪽으로 옴폭하게 들어간 점이 신문이다.

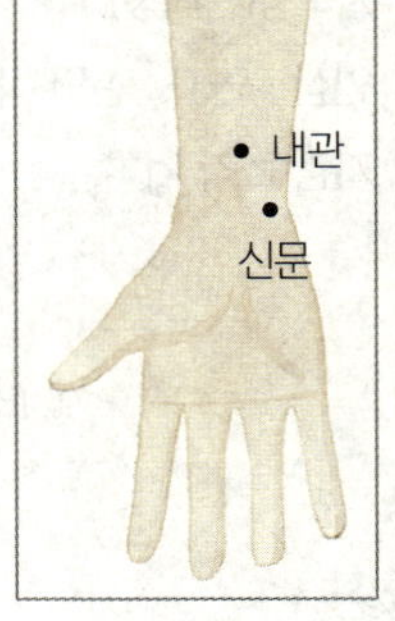

2. 대횡

대횡은 배꼽 양쪽으로 7cm 정도에 위치한 점으로 소화 장애, 식욕부진, 스트레스성 복부 팽만, 변비와 설사 등 과민성 대장증후군의 증세를 가라앉히는 효과가 있는 지압점이다.

지압을 하거나 또는 한 번에 5장씩 뜸을 떠주면 좋고, 평소 복부 전체를 따뜻하게 찜질하는 것도 도움이 된다.

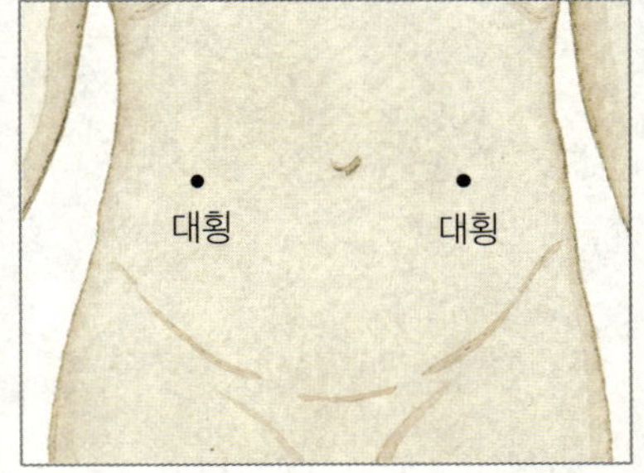

과민성 대장증후군을 다스리는 처방

　긴장하면 사르르 배가 아파오면서 화장실에서 설사를 한번 하고 나야 진정이 되는 수험생들에게 『계비탕(啓脾湯)』이 아주 효과적이다. 계비탕은 대장의 경련을 진정시켜 주면서, 대장의 점막이 수분을 정상적으로 흡수하도록 도와주는 효능이 있어 설사를 멎게 하는 데 도움이 된다.

　처방 약재 중의 백복령과 연자는 과민해진 신경을 안정시켜 주는 효능이 있어, 신경이 예민한 수험생들에게 적합하다. 식사 후에 소화되지 않은 묽은 변을 보고, 배에서 꾸르륵거리는 물 흘러가는 소리가 나며 아랫배가 싸늘한 수험생에게 더욱 좋다.

계비탕(啓脾湯)

인삼 · 연자 · 산약 각 3g, 백출 · 백복령 각 4g, 산사자 · 진피 · 택사 각 2g, 생강 · 대추 · 자감초 각 1g.

과민성 방광

수험생들 중에는 소변이 너무 자주 마려워 괴롭다는 경우가 종종 있다. 금방 소변을 보고 왔는데도 금세 또 소변이 마려워 공부에 집중이 안 되고, 자다가도 소변 때문에 두세 번은 깨기 때문에 늘 잠이 부족하고 피곤하다. 피곤하거나 신경을 많이 쓴 날에는 더 심해지니, 혹시 시험을 보다가 소변이 마려우면 어떡하나 하고 미리부터 불안하고 초조해진다. 이는 전형적인 '과민성 방광'으로, 수험생들에게서 심심찮게 볼 수 있는 증세 중 하나이다.

'과민성 방광' 이란?

과민성 방광이란, 말 그대로 방광이 너무 예민해서 방광에 소변이 조금만 차도 소변이 마려워지는 것을 말한다. 심하면 화장실에 가다가 소변이 흘러 민망한 상황이 발생되는 경우도 있다. 소변이 아주 긴박하게 마려워지는 것이 특징이기 때문에 '절박성 요실금' 또는 '긴박성 요실금' 이라고도 한다.

왜 이런 현상이 발생하는 것일까?

정상적으로는 방광에 소변이 약 250㎖ 정도 모이면 그 사실이 뇌로 전달되어 소변이 마렵다는 걸 느끼게 되고 소변을 본다. 하지만 과민성 방광 환자는 방광에 소변이 다 차지 않았는데도 본인의 의사와는 상관없이 방광근육이 수축해 버려 대뇌가 소변이 찼다고 인식하게 되고, 그래서 갑자기 소변이 마려워지고 소변을 자주 보게 되는 것이다.

이런 과민성 방광 증세는 과거에는 주로 갱년기 이후의 아주머니나 노인들에게서 볼 수 있었는데, 최근에는 스트레스를 많이 받는 수험생들과 20~30대 젊은이들에게서도 많이 볼 수 있다. 아무래도 정신적인 긴장이나 스트레스가 과민성 방광의 발병에 큰 영향을 미치기 때문이다.

수험생이 다음의 〈과민성 방광 자가진단표〉의 질문 중 하나라도 해당이 된다면 과민성 방광을 의심할 수 있다.

☑ 과민성 방광의 자가진단표

- 소변을 하루 8회 이상 본다.
- 2시간을 참지 못하고 화장실에 간다.
- 밤에 자다가 소변을 보기 위해 2회 이상 일어난다.
- 갑자기 급히 소변이 마려워지는 일이 자주 있다.
- 소변이 마려우면 참을 수 없고, 때로는 소변이 흘러 속옷을 적신다.
- 외출이나 차를 탈 때 소변이 걱정되어 물이나 음료수 마시는 것을 자제한다.
- 낯선 장소에 가면 화장실이 어딘지부터 먼저 확인한다.
- 화장실이 없을 것 같은 곳에는 가지 않으려 한다.
- 화장실을 자주 들락거려 공부하는 데 방해를 받는다.
- 소변이 샐까 봐 패드를 사용한다.

'과민성 방광' 과 '방광염' 을 혼동하지 않아야 한다

소변을 자주 보러다니는 사람을 보고, 옛날 어르신들은 '오줌소태' 에 걸렸다고 했다. 오줌소태는 방광염을 지칭하는 말로, 정확히 말하면 방광염에 걸려 소변을 자주 보러다니는 것을 묘사한 말이다. 물론 방광염에 걸리면 소변이 잦은 것은 사실이지만, 소변이 잦다고 해서 무조건 방광염은 아니다.

방광염이란, 요도를 통해 방광에 들어온 세균이 방광의 안쪽 벽에 염증을 일으킨 병으로, 참을 수 없이 소변이 자주 마렵고 소변을 보고 나서도 시원치 않아, 조금 있으면 또 소변이 마려운 것이 가장 특징적인 증세이다. 여기에 소변을 볼 때 요도가 찌릿하게 아프거나, 소변에 피나 고름이 섞여나오는 등 염증에 의한 증세가 동반되면 방광염이라 할 수 있다. 방광염은 세균에 감염된 질환이므로 항생제를 먹으면 치료가 가능하지만, 과민성 방광은 아무리 항생제를 먹어도 효과가 없다.

실제로 과민성 방광 환자가 방광염이라고 자가진단하여 항생제를 오랫동안 복용하다가 호전이 안 되고 악화되는 경우를 많이 볼 수 있다. 따라서, 정확한 치료를 위해서는 자신의 증세에 대해 주의 깊게 관찰할 필요가 있다.

과민성 방광을 이겨내는 행동요법

과민성 방광은 약물에 의존해서 나을 수 있는 병이 아니다. 최소한 3~6개월의 방광훈련, 골반근육강화운동과 식이요법을 통해 방광 기능을 회복시키고, 나쁜 배뇨 습관을 고쳐야 서서히 좋아질 수 있다.

1. 방광훈련

평소보다 소변을 보는 시간 간격을 조금씩 늘려가면서 방광의 과민성을 줄여나가야 한다. 우선 자신이 평소에 소변을 보러 가는 시간을 적어둔 후, 처음 1주일 동안은 소변을 보는 시간 간격을 조금씩 연장하여 최종적으로는 3시간까지 연장한다. 방광훈련중에는 소변이 마렵더라도 예정된 배뇨시간까지 의도적으로 참도록 한다.

2. 골반근육강화운동

과민성 방광 환자는 골반근육강화운동을 꾸준히 하면 방광과 요도의 기능이 정상으로 돌아와, 증세가 상당히 많이 호전될 수 있다.

아래의 동작 중 한 가지를 선택해서 어디서든 자유롭게 하면 되고, 학교나 차 안에서는 항문을 조였다가 푸는 동작만 반복해도 아주 좋다. 한 번 할 때마다 10회 이상 반복하며 하루 3번 이상, 그리고 3개월 이상 꾸준히 실시해야 효과가 있다. 특히 갑자기 소변이 마려울 때 실시하면 더욱 효과적이다.

기본적인 운동 방법은 다음과 같다.

방귀를 참을 때처럼 항문과 요도를 힘껏 수축하여 1에서 5까지 천천히 세고 나서, 서서히 힘을 뺀다. 이 때 숨은 자연스럽게 쉬도록 하며 골반근육 외에 아랫배와 엉덩이, 다리에는 힘이 들어가지 않도록 한다.

① 바닥에 누워 다리를 어깨너비만큼 벌리고 아랫배와 엉덩이는 긴장을 풀고 5초 정도 골반근육을 수축한 다음 천천히 풀어준다.

② 무릎을 세우고 누워, 숨을 들이마시며 엉덩이를 서서히 들면서 항문을 5초 정도 수축한다. 이어서 어깨→등→엉덩이 순서로 바닥에 내리면서 힘을 뺀다.

③ 다리를 가부좌하고 앉은 상태에서 항문을 서서히 조여준다.

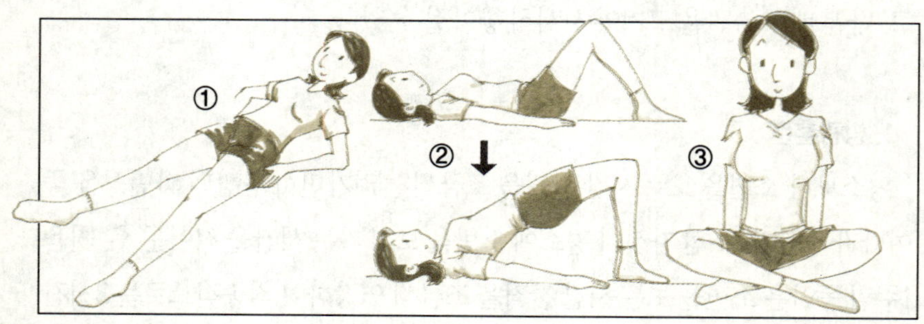

④ 선 채로 양발뒤꿈치를 붙이고 의자나 탁자를 이용해 몸의 균형을 잡는다. 이 상태에서 양발뒤꿈치를 들면서 항문을 조여주고, 내려오면서 항문을 풀어준다.

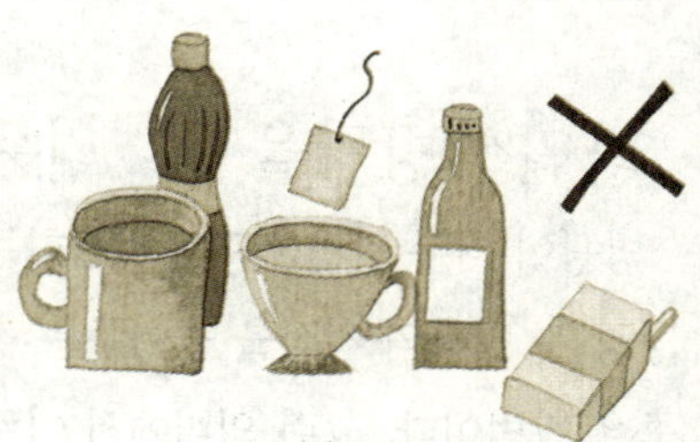

과민성 방광을 치료하는 식이요법

1. 방광을 자극하는 식품을 삼간다

커피, 홍차, 탄산 음료, 술, 담배 등은 방광을 자극하여 증세를 악화시킬 수 있으므로 삼가도록 한다.

2. 하루 8잔 정도의 물을 마신다

과민성 방광 환자는 화장실 가는 것이 번거로워 물 마시는 것조차 꺼리는 경향이 있는데, 이는 별로 좋은 방법이 아니다. 물을 마시지 않으면 변비가 생겨 대장이 방광을 자극하기 때문에 소변을 더욱 자주

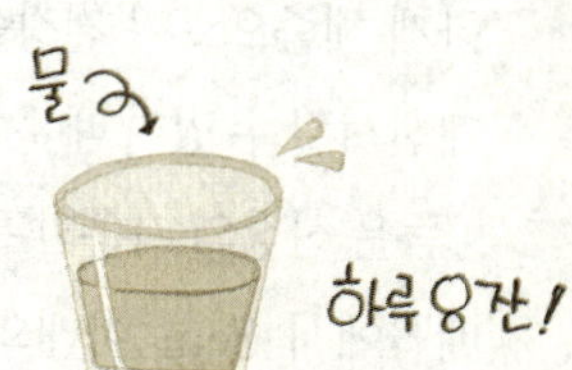

> **| 어머니! 잠깐만요 |**
>
> ## 과민성 방광에 효과 좋은, 은행
>
> 은행은 신장과 방광을 튼튼하게 하여 소변이 자주 마려운 것을 억제하는 효능이 있어, 예로부터 요실금이나 야뇨증에 민간요법으로 많이 쓰여왔다. 특히 은행은 기침을 가라앉히는 효능이 있어, 기침이나 재채기를 할 때 소변을 지리는 학생에게도 아주 효과적이다.
> 은행을 프라이팬에 파랗게 될 때까지 볶아 속껍질을 비벼 벗긴 뒤 뜨거울 때 8알씩 씹어 먹는다. 단, 은행에는 청산이라는 독성 물질이 함유되어 있기 때문에 반드시 익혀서 먹고, 하루 20알 이상은 먹지 않도록 주의한다.

보게 하므로 물을 적당히 마시는 것이 좋다. 하루 8잔 정도의 물이 적당하다.

3. 차가운 음식을 먹지 않는다

날씨가 추운 날이나 또는 차가운 음식을 먹을 때는 근육이 수축하여 소변이 자주 마렵게 된다. 따라서 짧은치마나 배꼽티를 입지 말고, 속옷을 따뜻하게 챙겨 입고 음식도 따뜻한 것을 먹도록 한다.

과민성 방광을 다스리는 뜸요법

방광이 너무 과민해져서 발생하는 과민성 방광은, 방광의 긴장을 풀어주는 것이 가장 좋은 방법이다. 그런 의미에서 아랫배에 뜸을 떠주면 아주 효과적이다. 아랫배를 따뜻하게 해줌으로써 긴장을 풀고, 방광 기능을 개선시킬 수 있기 때문이다.

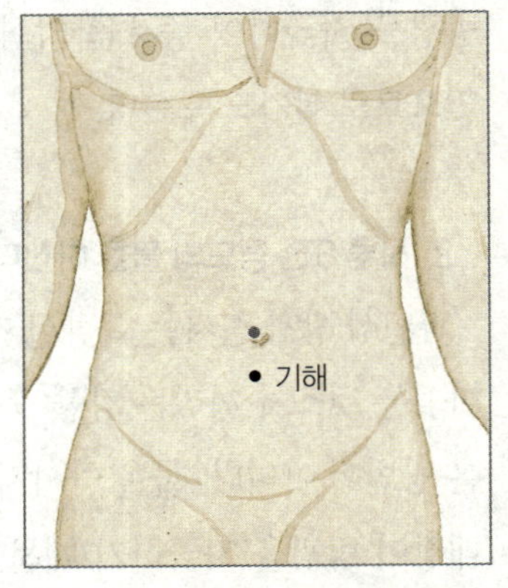

뜸은 신장의 기운과 통하는 배꼽(신궐혈)과 배꼽에서 3cm 아래의 기해(氣海)에 뜬다. '기(氣)의 바다(海)' 라는 뜻인 기해(氣海)는 우리 몸의 에너지가 충만되어 있는 곳으로, 해부학적으로 방광의 위치와 가까이 있어서 방광 기운을 회복시키기는 탁월한 효능이 있다. 의료기판매소에서 구멍이 여러 개 난 뜸관과 거기에 맞는 뜸을 사서, 한 번에 3~4회씩 뜸을 뜨도록 한다.

과민성 방광을 다스리는 처방

소변을 자주 보는 학생들을 보면 엉덩이와 손발이 찬 경우가 많다. 이를 한방에서는 신장과 방광의 양기가 약하여 남들보다 소변이 잘 생성되고, 또 소변 배출 조절이 잘 안 되기 때문에 소변이 잦다고 본다. 이 때는 신장과 방광 기능을 강화하는 오약, 익지인 각 10g을 물 800cc로 끓여 반으로 줄면 하루 동안 세 번으로 나누어 마시는 것이 좋다.

이는 『축천환(縮泉丸)』이라는 《동의보감》 처방으로 축(縮)은 '수축시킨다', 천(泉)은 '소변이 흐른다'는 의미로, 말 그대로 방광 기능을 강화하여 소변을 자주 보거나, 새지 않도록 꽉 조여주는 역할을 한다. 그래서 아이들의 야뇨증이나 성인들의 과민성 방광과 요실금 등 소변을 자주 봐서 고생을 하는 모든 병에 두루 좋다.

축천환(縮泉丸)

오약 · 익지인 각 10g.

집중력 저하

수험생들은 똑같이 주어진 시간에 얼마나 집중력 있게 공부했느냐에 따라 3년 공부의 결과가 좌우된다고 할 수 있다. 한 연구결과에 의하면, 집중하지 않고 10시간을 공부한 것보다 집중하여 3시간을 공부하는 것이 훨씬 더 효과적이라고 한다. 왜냐하면 정신을 집중하지 않고 공부를 하면 50~60%밖에 기억할 수 없으나, 집중하여 공부를 하면 80~90%까지도 기억을 되살릴 수 있기 때문이다.

집중이 잘 되어야, 공부가 잘 되는 곳이다

인체공학적으로 설계된 책·걸상에, 눈부심 방지 삼파장 스탠드까지……. 부모들은 수험생 자녀를 위해 큰 맘 먹고 완벽한 공부방을 만들어 주지만, 웬걸? 이 좋은 공부방을 두고 아이들은 딱딱한 의자와 불편한 책상이 있는 도서관으로 공부하러 간다고 한다.

왜일까? 그 이유는 바로 집중력 때문이다.

물론 자기 관리가 철저하고 집중력이 높은 학생은 어디서도 공부를 잘 한다. 하지만 대부분의 학생들은 밖에서 들려오는 TV 소리, 이야기 소리, 심지어는 시계 초침 돌아가는 소리도 방해되어 공부에 집중할 수 없다고 한다. 그리고 한번 다른 생각이 나기 시작하면 꼬리에 꼬리를 물고 떠오르는 잡념 때문에 눈은 책을 보려고 애를 쓰지만 도저히 공부가 되지 않는다.

집중력을 떨어뜨리는 요인들

물론 집중력 있게 공부를 해야 성과가 좋다는 것을 모르는 학생들은 없다. 그런 사실을 알면서도 집중이 잘 안 되는 이유가 무엇일까?

1. 잡념 때문이다

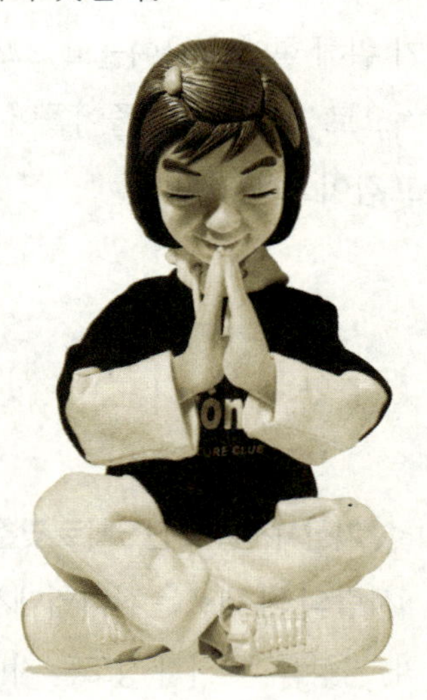

잡념은 집중력을 떨어뜨리는 가장 큰 원인이다. 가뜩이나 시험에 대한 스트레스나 강박감으로 불안·초조한데, 친구와의 갈등, 가정의 불화 등으로 마음의 안정은 잃어가고 잡념이 자꾸 많아진다. 집중력을 키우기 위해서는 최대한 잡념을 없애야 한다.

2. 체력 부족 때문이다

원래 허약체질이거나 힘든 수험생활로 기초체력이 바닥나면 공부든 운동이든 의욕이 떨어져 집중을 하기가 쉽지 않다. 아무리 의지가 강한 학생이라도 체력이 떨어지면 눈꺼풀은 천근만근이고, 자꾸만 몸이 가라앉고, 잠만 자고 싶어진다. 그러므로 집중력을 기르기 위해서는 규칙적으로 먹고, 자는 것이 가장 기본이 된다.

3. 잘못된 식생활 때문이다

한 통계기관의 조사결과에 의하면, 아침을 챙겨먹는 수험생은 아침을 거르는 수험생보다 평균적으로 수능시험 성적이 더 잘 나왔다고 한다. 잠자는 동안에는 음식을 먹지 않아 아침이면 뇌에 보충해 두었던 에너지가 고갈되기 쉽다. 따라서 아침에는 뇌의 에너지원인 포도당을 섭취해 주어야 집중력이 높아지고 두뇌 활동이 활발해진다. 만약 아침을 거르면 뇌에 에너지가 부족해져 아무리 공부를 하려고 해도 오전 내내 졸립기만 하고, 수업에 집중이 되지 않는다.

그리고 과식이나 폭식도 집중력의 방해꾼이다. 배불리 밥을 먹고 나면 솔솔 잠이 오기 마련이다. 왜냐하면 과식이나 폭식을 하면 위장에서는 이것을 소화하기 위해 혈액이 모여들고, 그로 인해 일시적으로 뇌의 혈액이 줄어들어 집중이 안 되고 잠이 오는 것이다.

집중력을 기르는 생활요법

1. 기상시간을 오전 6시로 맞춘다

사람의 뇌 세포는 잠자리에서 일어나자마자 열심히 활동을 하는 것이 아니라, 기상 후 두 시간 정도는 지나야 가장 활발하게 움직인다. 따라서 수업시작 2시간 전에 잠자리에서 일어나도록 한다. 보통 수능시험은 8시에 시작하므로, 수험생은 평소에 6시 전후로 일어나는 습관을 들이도록 한다.

2. 쉬는 시간이나 점심식사 후 10~20분 정도 낮잠을 잔다

어떤 나라에서는 낮잠시간을 제도화하여 범국민적으로 낮잠을 권장하고 있다. 10~20분 정도 낮잠을 자면 기억력과 집중력을 증진시킬 수 있으며, 피로회복과 정서적 안정에도 도움이 되기 때문이다. 그렇다고 오지 않는 잠을 억지로 잘 필요는 없으며, 다리를 조금 올린 상태에서 눈을 감고 편하게 휴식을 취해도 좋고, 눈을 감고 1분 이상 명상을 하는 것도 좋다. 그러나 20분 이상 낮잠을 자면 머리가 무겁고 피로감이 생길 수 있으며 무엇보다 야간 숙면에 방해가 되므로, 낮잠은 20분을 넘지 않도록 한다.

3. 충분한 숙면을 취한다

집중력과 기억력 증진에 가장 중요한 것은 숙면이다. 낮에 공부한 것은 잠자는 동안 모두 정리되어 기억력으로 저장이 되고, 필요 없는 정보는 폐기하여 내일의 공부를 위한 두뇌 공간이 마련된다. 숙면을 위해서는 자기 전에 따뜻한 물로 샤워를 하거나 따뜻한 우유 1컵을 마시도록 한다. 그리고 오후 3시 이후에는 커피, 콜라 등 카페인이 함유된 음료를 마시지 않도록 한다.

4. 아침식사를 꼬박꼬박 챙겨먹는다

아침에는 밤새 허기져 있던 뇌에 에너지를 보충해 주어야 머리가 잘 돌아가고 집중력이 생긴다. 뇌의 에너지원인 포도당을 섭취하기 위해 현미밥 위주로 아침식사를 챙겨먹도록 한다.

5. 등푸른 생선과 견과류를 섭취한다

고등어나 정어리와 같은 등푸른 생선에는 뇌의 성분인 DHA가 풍부하여 두뇌를 강화하고 집중력을 길러줄 수 있다. 콩, 호두, 잣, 땅콩, 달걀 노른자 등에도 DHA가 풍부하다. 참깨, 호두, 땅콩, 잣 등의 견과류에는 뇌세포의 30%를 차지하는 레시틴이 풍부히 함유되어 있어 기억력과 지구력 강화에 도움이 된다.

　그러나 인스턴트 식품이나 가공 식품에 함유된 방부제는 집중력을 떨어뜨
릴 수 있으므로 가급적 자연식품을 먹도록 한다.

집중력을 높이는 공부법

1. 공부를 위한 준비자세를 갖춘다

　공부하다가 들락거리지 않기 위해, 공부를 시작하기 전에 필요한 준비물을
완전히 챙기고 화장실까지 다녀오도록 한다. 그리고 공부를 할 때는 의자에
엉덩이를 바싹 대고 허리를 반듯하게 펴고 앉는다.

2. 자신에게 맞는 공부 목표를 세운다

　우선 한 달이나, 한 주간의 큰 목표를 정하고, 무슨 과목을 얼마만큼 할 것인
지 분배하여 계획을 세운다. 그리고 매일의 공부를 시작할 때도 그 날 공부에
대한 계획을 세운다.

　일반적으로 자기가 좋아하는 과목부터 시작해서 흥미를 키우고 나서, 취약
한 과목을 공부하는 것이 효율적이다.
그리고 각 과목별 공부 시간을 정하고,
그 시간을 나누어 계획을 잡는다.

　예) **1시간 동안 수학 공부** : 50분까지
한 단원 문제 풀기, 10분간 채점과 틀
린 문제 확인.

　이렇게 상세하게 계획을 짜두면, 언
제까지 마쳐야 한다는 마음에 훨씬 더
집중이 잘 된다. 이 때 중요한 것은 자

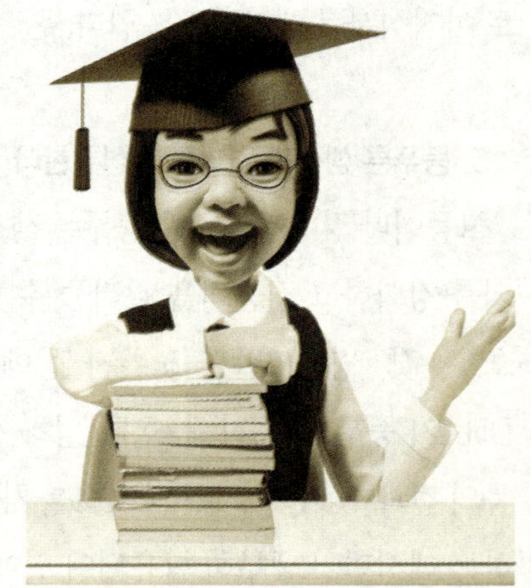

신의 능력에 맞춰서 계획을 세워야 한다는 점이다. 무리하게 계획을 세우면 다 보지도 못하고 넘어가는 버릇이 생길 수 있다.

3. 집중력 훈련

집중력도 훈련으로 길러질 수 있다. 우리 나라 양궁선수들이 세계를 석권할 수 있는 것은 훈련 전 명상과 기공체조를 하여 집중력 강화 훈련을 했기 때문이다.

수험생들도 공부를 시작하기 전이나 공부중에 집중력이 떨어질 때에 집중력을 기르는 훈련을 꾸준히 해주면 큰 효과를 기대할 수 있을 것이다.

①의자에 편한 마음으로 앉아서 눈을 감고, 긴장과 흥분을 가라앉힌다.

②머리→이마→눈→코→입→혀→목→어깨→팔→손→가슴→배→옆구리, 허리→엉덩이→다리→발까지 마음속으로 그 부위를 생각하면서 힘을 뺀다.

③모든 생각들을 다 버리고, '나는 집중할 수 있다. 원하는 대학에 갈 수 있다' 라는 생각을 속으로 되뇌인다.

④마음이 편안해지고 상쾌해지면 힘을 뺐던 반대의 순서대로 다시 서서히 기운을 불어넣는다.

⑤온몸에 기운이 생기면, 심호흡을 크게 세 번 하고 나서 공부를 시작한다.

4. '마감 효과' 를 이용한다

'마감 효과' 란 마감 직전이 되면 집중력이 높아진다는 원리이다. 예를 들어 영어 책의 1과를 1시간 안에 끝낸다고 마음먹고 공부를 시작하고, 시계를 가끔씩 본다. 마음이 해이해져서 건성으로 문제를 풀다가도 시간이 10분밖에 남지 않았을 때는 '내가 1시간 안에 이것도 못 끝내다니, 빨리 풀어야지.' 하는 마음에 대단한 집중력이 발휘된다.

5. 문제를 풀 때는 지금의 문제에만 집중한다

어떤 학생들은 문제를 풀면서 성급한 마음에 다음 문제를 같이 보기도 한다. 그러다가는 두 마리 토끼를 다 놓치게 되므로 다른 문제에 시선을 뺏기지 않도록 한다. 한 문제에만 집중하기 위해서 다른 문제들을 가리고 푸는 것도 좋은 방법이다.

6. 의욕이 사라질 때는 미래의 모습을 떠올려본다

수험생활을 시작한 지 몇 개월이 지나면 처음에 했던 결심이 해이해지기 마련이다. 그 때는 소망하는 대학에서 가방을 메고, 캠퍼스를 활보하는 자신을 그려본다. 분명 새로운 의욕이 생길 것이다.

7. 아무리 해도 집중이 안 될 때는 과감히 자기만의 기분전환을 한다

아무리 해도 집중이 안 되고 온갖 잡념이 떠오르는 날은 과감히 책상을 박차고 자기만의 기분전환을 하는 것이 좋다.

걱정이나 고민거리가 있다면 부모님이나 선생님, 친구와 터놓고 이야기해서 해결하는 것이 급선무이다. 장소를 옮겨서 공부를 하거나, 잠시 일어나 주위를 정리하거나 방 배치를 바꾸는 것도 좋으며, 공부 과목이나 순서를 바꿔보기도 한다. 그러나 매일 이런 식이라면 곤란하다.

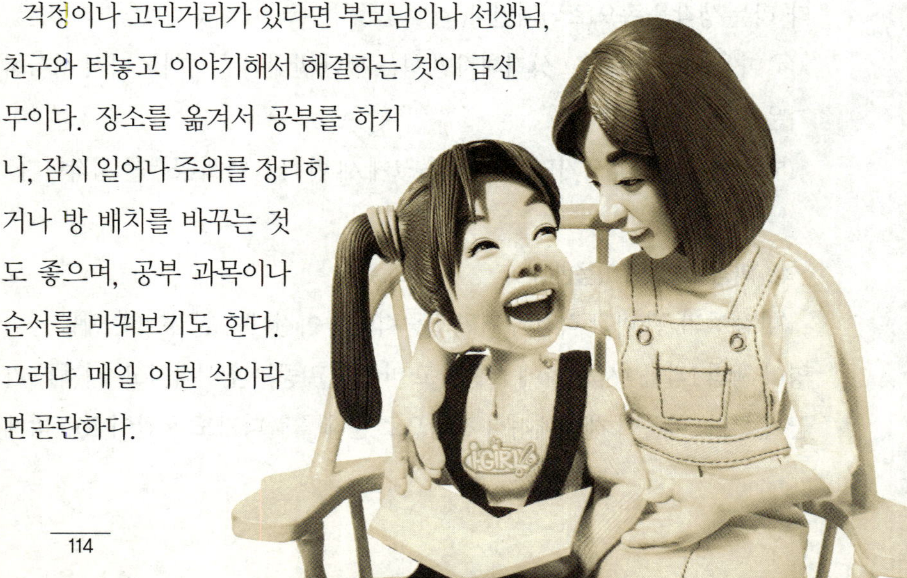

8. 자신이 집중하기 쉬운 환경을 스스로 알아야 한다

자기는 종달새형인지 올빼미형인지 집중하기 좋은 시간대를 알아두고, 집중이 잘 되는 시간대에 어려운 공부를 하도록 한다. 또한 한 곳에서만 공부를 하는 타입인지, 장소를 바꾸어야 잘 되는지 알아두고 집중력이 필요할 때 적극 활용할 수 있도록 한다.

집중력을 높이는 지압요법

장시간의 공부로 머리가 멍하며 집중력이 떨어질 때 다음의 경혈을 지압하면 머리가 맑아지면서 공부에 대한 새로운 의욕이 생길 것이다.

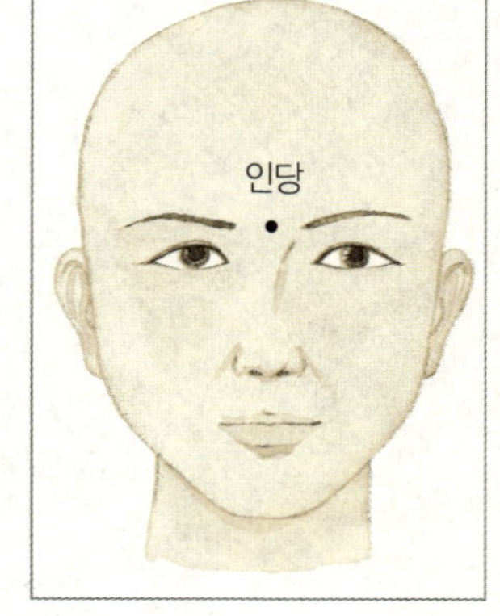

1. 백회

양쪽 귀에서 머리로 올라가면 만나는 정중점이다.

2. 태양

눈썹 끝과 눈꼬리의 중앙에서 후방으로 손가락 한 마디 움푹 들어간 곳으로, 머리가 멍하고 두통이 있을 때 5초 정도 강하게 눌렀다가 떼면 시원해질 것이다.

3. 인당

양쪽 눈썹 사이로, 강하게 누르면서 시계 방향과 시계 반대 방향으로 각각 5번씩 돌리면서 마사지해 주면 눈의 피로와 두통이 줄어들고, 집중력도 강화된다.

집중력을 높여주는 처방

《동의보감》에서는 '집중력과 기억력이 떨어지는 것은 생각을 주관하는 장기인 심장과 비장이 약해졌기 때문'이라고 하였다. 즉 수험생은 생각을 너무 많이 하다 보니 심장과 비장의 기운이 떨어져 제 기능을 하지 못하므로 공부를 하려 해도 집중이 안 되고 공부한 것을 잘 잊어버리는 것이다. 그러므로 심장과 비장을 강화시키는 처방인 『귀비탕(歸脾湯)』을 먹으면 수험생들의 집중력 향상에 도움이 될 것이다.

귀비탕(歸脾湯)

당귀·용안육·산조인·원지·인삼·황기·백출·백복신 각 4g, 목향 2g, 감초 1g, 생강·대추 각 4g.

잘못된 생활습관으로 나타나는 증세들

눈의 피로

 우리 나라 청소년 중 대부분이 중·고교 시절에 안경이나 콘택트 렌즈를 착용한다. 어릴 때는 건강한 시력을 가졌다가도 청소년기를 거치면서 눈이 피로하고, 시력이 급격하게 떨어지는 이유는 무엇일까? 이는 공부에 대한 부담과 긴장, 과로 그리고 책이나 컴퓨터 등을 접할 때 잘못된 습관으로 인해 생기는 경우가 대부분이다. 눈이 건강하지 못하면 쉽게 피로하고 대개 두통 등을 동반하게 되어 학습능률이 떨어질 수밖에 없다.

한번 떨어진 시력은 되찾기가 어렵다

 '몸이 열 냥이라면 눈은 아홉 냥'이라는 속담이 있다. 인체 장기 중 어느 것이라도 귀하지 않은 장기가 있을까마는, 눈은 그야말로 혹사를 당한다고 해도 과언이 아니다. 특히 문장의 한 글자라도 잘못 읽으면 문제의 답이 완전히 달라질 수도 있는 수능시험에 대비해서, 수험생들은 늘 신경을 곤두세워 문제를 정확히 읽는 훈련을 해야 하므로 눈의 피로가 심할 수밖에 없다. 그러다 보니 수험생들이 일반인보다 시력이 빨리 떨어진다.

눈이 피로해지는 원인

눈의 피로는 여러 가지 원인으로 나타날 수 있다.

크게 눈이나 신체의 질병에 의한 병적인 눈의 피로, 연속적으로 집중된 공부나 작업으로 인해 나타나는 생리적인 눈의 피로, 그리고 주위 환경에 의한 눈의 피로로 나눌 수 있다. 그 외에도 신경성 눈 피로가 있다. 눈에 병이 있어 나타나는 병적인 눈 피로의 원인 중 가장 많은 것은 역시 근시, 원시, 난시 등 굴절 이상으로 인한 것이다. 특히 가벼운 난시와 근시 등이 있을 때는 시력이 비교적 좋은 경우에도 눈의 피로가 잘 나타난다.

이런 경우 안과적 검사를 통해 근시, 원시, 난시 등의 굴절 이상은 적당한 안경 사용으로 해결하며, 사시는 특수 안경이나 수술로 교정이 가능하다. 짝눈인 경우 콘텍트 렌즈 사용이나 시력교정 수술로 치료가 가능하다. 간혹 신체적인 문제, 즉 전신쇠약 · 저혈압 · 빈혈 · 자율신경 기능 이상이 있는 경우에도 눈의 피로를 동반할 수 있으므로 안과적 이상 없이 눈의 피로가 지속된다면 내과적 검사가 필요하다.

생리적인 눈의 피로는 연속적인 집중 작업으로 인해 나타난다. 우리의 눈은 물체의 원근을 볼 때 조절을 통해 정확한 초점을 맺게 되는데, 이러한 조절 작용은 가까이 볼 때 더 필요하다. 그러나 계속된 눈의 작업으로 조절 작용이 과도하게 되면 피로가 오며, 또한 나이가 들면서 조절 능력이 떨어져 눈의 피로가 오기도 한다.

이러한 경우에는 눈의 피로를 덜기 위해 1시간 정도 공부한 후에는 10분 정도 눈을 쉬어주어야 하며, 먼 곳을 바라보거나, 눈을 감거나 또는 손가락으로 가볍게 눈 주위를 눌러주는 것도 눈의 피로 해소에 효과가 있다.

눈이 피로할 때 흔히 나타나는 증세

1. 초점을 잡기가 힘들어요

눈이 피로할 때 가장 흔하게 나타나는 증세이다.

2. 물체가 두 개로 보여요

아주 가까운 곳의 물체나 모니터를 주시하면 눈을 모아주는 근육에 무리가 따른다. 이 때문에 머리가 아프거나, 피로감을 느낄 수가 있고 결국은 물체가 두 개로 보일 수 있다.

3. 머리가 아파요

컴퓨터 모니터나 텔레비전을 장시간 보고 나서 나타나는 두통은 처음에는 목과 머리에 있는 근육에 긴장이 증가하는 것으로 시작하는 경우가 많다.

시력 보호와 눈 건강을 위한 생활요법

1. 올바른 자세를 유지한다

고개를 숙이거나, 상체를 숙이고 공부를 하면 책에 그림자가 생겨 시력 저하의 원인이 된다. 책상과 의자는 몸에 맞는 것을 사용하여 상체가 앞으로 숙여지지 않도록 하고, 팔꿈치 · 엉덩이 · 무릎 · 발목이 모두 90°를 이루도록 한다. 그리고 턱을 당겨서 고개가 너무 숙여지지 않도록 한다.

2. 눈과 책 사이는 30cm 정도의 거리를 유지한다

눈과 책 사이의 거리는 30cm 정도를 유지하도록 노력하고, 독서대를 사용하면 머리를 숙이지 않게 되어 시력 보호에 더욱 도움이 된다.

3. 공부할 때는 방의 전체조명과 스탠드를 모두 켠다

공부할 때 책상 위의 스탠드만 켜고 방의 전체조명을 꺼 버리는 학생들이 있는데, 이런 습관은 시력 저하의 원인이 된다. 오른손잡이라면 스탠드의 조명을 책상 왼쪽 위에서 비추게 하여 글씨를 쓸 때 그림자가 생기지 않도록 해야 한다. 만약 왼손으로 글씨를 쓴다면 스탠드를 오른쪽 위에서 비추게 한다.

4. 텔레비전은 가급적 멀리서 보는 것이 좋다

텔레비전의 화려한 조명과 전자파는 시력 저하의 큰 원인이 된다. 전자파의 피해를 줄이기 위해 적어도 3m 이상 떨어져서 보도록 하며, 화면은 눈높이보다 약간 아래에 두는 것이 좋다. 방의 전체조명을 끄고 텔레비전을 시청하는 것도 시력을 떨어뜨리는 큰 원인이 될 수 있으므로, 텔레비전을 볼 때도 반드시 방의 전체조명을 켜도록 한다.

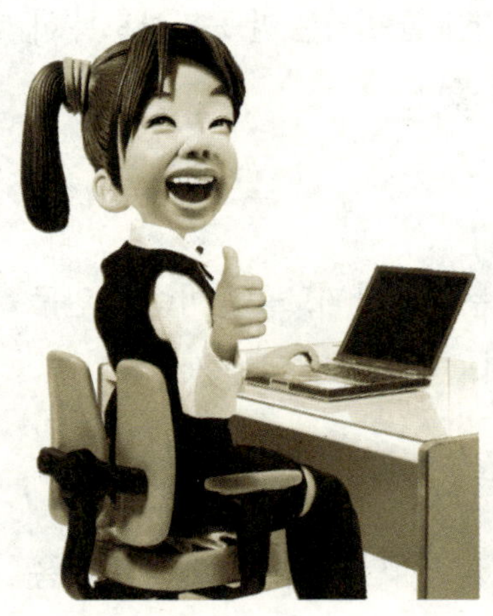

5. 컴퓨터 모니터의 위치를 조정한다

컴퓨터 모니터는 어른거림과 빛 반사가 적은 것을 선택하고 모니터에 보안경을 설치하면 눈의 피로가 훨씬 줄어들 것이다. 모니터는 눈높이보다 약간 아래로 10~20° 정도 뒤로 기울이며, 거리는 얼굴로부터 60~80cm 정도에 배치하여 몸의 중앙에 오도록 조절한다.

6. 눈을 자주 깜빡여 준다

책이나 텔레비전, 컴퓨터 화면을 볼 때 눈을 자주 깜빡이도록 한다. 무엇을 볼 때 너무 집중하다 보면 눈을 깜빡이지 않고 뚫어져라 바라보는 경향이 있는데, 눈을 깜빡이지 않으면 눈물이 분비되지 않아 안구건조증과 시력 저하의 결정적인 원인이 된다. 따라서 의식적으로 눈을 자주 깜빡이도록 노력해야 한다. 가끔씩 일부러 기지개를 켜고 하품을 하면 저절로 눈물이 나와 눈이 촉촉해질 수 있다.

7. 한 시간에 한 번씩은 눈을 쉬어준다

시력은 설탕주머니처럼 사용하면 없어지는 것이 아니다. 건강하기만 하면 시자극을 뇌에 전달하며, 그와 같은 작업을 항상 할 수 있고 결코 지치는 일이 없다. 그러나 눈의 위치를 조절하는 안근육은 지칠 수도 있다.

책을 많이 보는 아이가 시력이 떨어지는 이유는, 항상 가까운 곳에 있는 글씨만 보다 보니 원근을 조절하는 근육의 기능이 약해지기 때문이다. 즉 원근 조절 근육이 수정체 근육의 두께를 탄력 있게 자유자재로 조절이 가능해야 하는데, 늘 가까운 것을 보는 데만 익숙해져 있으므로 멀리 있는 것을 보려면 두께 조절이 정상적으로 되지 않아 잘 보이지 않는 것이다. 따라서 의식적으로 먼 곳을 봐주는 것이 좋다. 적어도 한 시간에 한 번씩은 먼 곳을 보도록 하며, 이 때 녹색을 띤 산이나 숲을 보면 더더욱 좋다.

8. 마사지나 지압으로 눈의 피로를 풀어준다

적어도 한 시간에 한 번씩은, 열심히 일한 눈을 위해 피로를 풀어준다. 안구 마사지, 안구 주변 지압, 안구운동 중 어느 것도 좋다.

1) 안구 마사지 · 지압요법
① 고개를 약간 숙이고 눈을 감은 상태에서, 손바닥을 비벼서 열을 낸 다음

손바닥의 볼록한 부분으로 눈꺼풀과 관자놀이,
눈썹 사이를 꾹꾹 눌러준다.

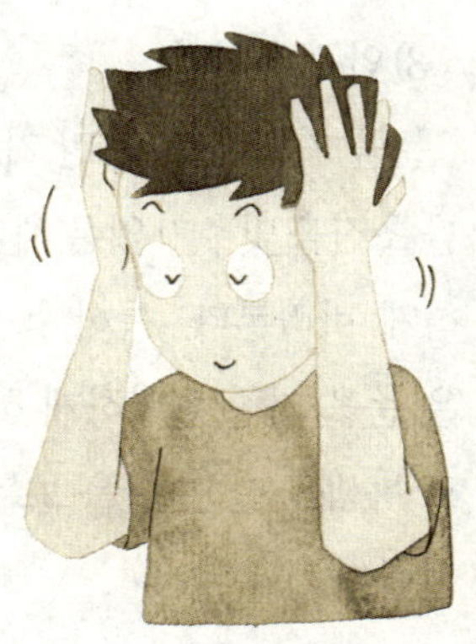

② 양쪽 가운뎃손가락으로 눈 주위의 경혈을
원을 그리듯 지압해 준다.

지압의 순서는 다음과 같다.

눈썹머리 찬죽(攢竹)→눈썹 중간 어요(魚腰)→
눈꼬리에서 1cm 떨어진 태양(太陽)→눈꼬리 동
자료(瞳子髎)→눈동자 아
래 승읍(承泣)→눈머리 정
명(精明) 순서로 2~3회 정
도 반복해 주면, 눈이 맑아
지고 시원해진다.

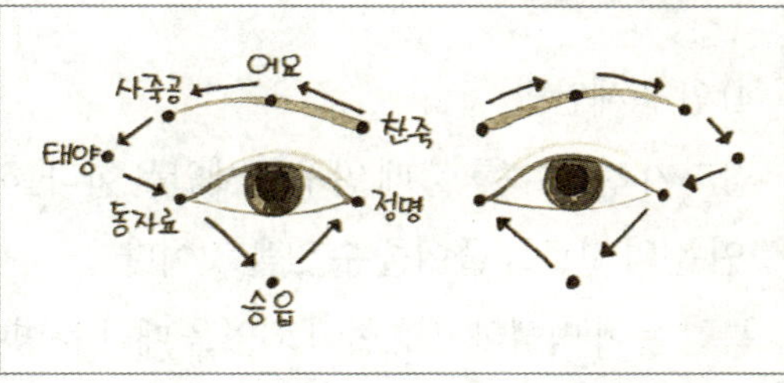

2) 안구 운동

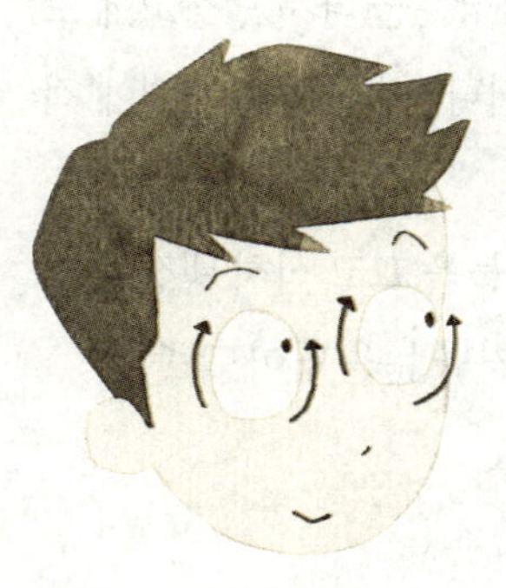

① 눈을 꼭 감은 채로 셋까지 숫자를 센다.

② 눈을 최대한 크게 뜨고 3초 동안 그대로 있다
가 감는다.

③ 눈을 떠서 오른쪽을 보고 3초 동안 유지한 후
다시 눈을 감는다.

④ ③과 같은 요령으로 오른쪽→왼쪽, 위쪽→아
래쪽, 오른쪽 위→왼쪽 아래, 왼쪽 위→오른쪽 아래 순
서로 시행한다.

⑤ 이제 눈동자를 시계 방향으로 세 번, 시계 반대 방향으로 세 번 돌린다.

⑥ 둘째 손가락을 눈앞 10cm 거리에 두고, 창 밖의 아주 먼 거리에 있는 한
물체를 정한다. 그리고 손가락과 먼 거리의 물체를 다섯 번 정도 번갈아서 바
라본다.

3) 안구 휴식법

눈을 가볍게 뜨고 먼 거리
를 초점을 맞추지 않은 채 멍
하게 바라본다. 특히 녹색
은 눈을 가장 편안하게 하므
로 녹색을 띤 먼 산을 보는 것
이 좋다.

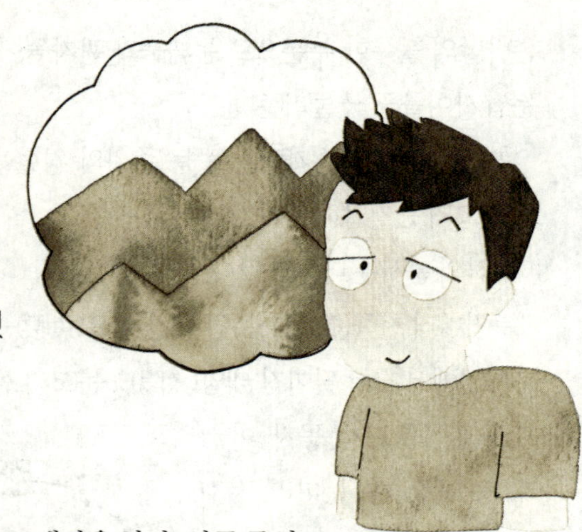

4) 안구 세안법

잠자기 전 세수를 할 때 안구도 세안을 한다. 하루 종일
쌓인 눈의 피로를 풀어줄 수 있을 것이다.

특히 눈이 뻑뻑하고 충혈이 되었을 때나 눈병이 유행할 때는 안구세안을 반
드시 하도록 한다.

① 물 1컵을 끓여서 녹차 티백 1개와 구운 소금을 1작은술 타서 냉장고에 보
관한다. 이 즙에 눈을 대고 눈을 깜빡여 세안을 하거나, 이 즙을 탈지면에 적
셔서 눈을 감고 눈 주위를 톡톡 두드려 주어도 좋다.

② 결명자 20g과 물 2컵을 끓여 갈색이 우러나면 불을 끄고 식혀 냉장 보관
한다. 결명자 끓인 물로 ①과 같은 방법으로 세안하거나 눈을 닦아도 좋다.

눈을 보호하는 생야채 주스

비타민 A, B₁, B₂, C가 풍부한 야채나 과일로 주스를 만들어 먹이면 시력
보호에 큰 도움이 된다. 녹즙이나 주스는 한 가지보다는 세 가지 정도를 섞어
서 만드는 것이 여러 가지 영양분을 섭취할 수 있어서 좋다. 녹즙은 짜고 나서
5분 내에 마셔야 영양 손실이 적으며, 처음에는 적은 양으로 시작해 점차 양
을 늘리는 것이 좋다.

1. 셀러리주스

셀러리는 글루타민산과 글리
신, 메티오닌이 많아서 간
의 기능을 도와주기 때문에, 눈에 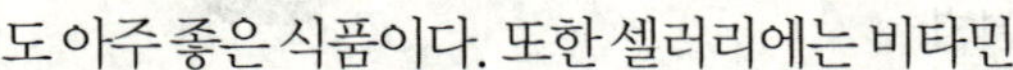
도 아주 좋은 식품이다. 또한 셀러리에는 비타민
$B_1 \cdot B_2$가 다른 채소에 비해 10배 이상이나 들어 있고, 비타민 C도 풍부하여
피로회복에 큰 도움이 된다. 그리고 다른 채소에는 부족한 칼슘·철분 등 무
기질도 골고루 들어 있어 빈혈 예방의 효과도 있으며, 집중력에도 도움이 되
므로 수험생들에게는 그만이다. 그런데 셀러리는 맛이 강하므로, 처음에는
조금만 넣고 맛에 익숙해지면 차차 늘리도록 한다.

> 재료 셀러리 1/2개, 요구르트 1병, 꿀 1큰술.
> 만드는 법 준비한 재료를 주서기에 모두 넣고 갈아 하루에 한 잔씩 마신다.

2. 당근주스

당근에는 비타민 A의 모체인 카로틴이 대단히 많아서, 눈 건강에 매우 우수
한 식품이다. 그런데 당근에는 비타민 C를 파괴하는 효소가 있어서, 가급적
비타민 C가 함유된 다른 과일이나 야채와 함께 요리하지 않는 것이 좋다. 그
러나 이 효소는 산에 약하기 때문에 당근을 식초와 함께 버무린 후, 다른 야채
와 섞어 요리를 하면 비타민 C의 파괴를 어느 정도 줄일 수 있다.

> 재료 당근 1/2개, 꿀 1큰술.
> 만드는 법 껍질째 씻은 당근을 주서기에 갈아서 꿀 1큰술을 타서 마신다.

3. 케일주스

케일에는 비타민 A가 양배추보다 100배 정도 많아 눈을 보호하는 효과가

크다. 케일 어린잎을 드레싱에 버무려 먹어도 좋지만,
녹즙으로 다량 섭취하면 눈의 피로를 푸는 데 큰 도움
을 줄 수 있다.

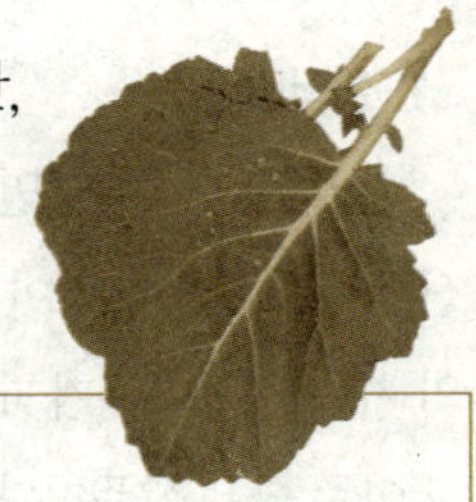

> **재료** 케일 300g, 요구르트 1병.
>
> **만드는 법** 케일을 흐르는 물에 잘 씻어 물기를 뺀 다음, 줄기 부분을 10cm 길이로 자르고 잎사귀 부분을 돌돌 말아 믹서기에 넣어, 요구르트 1병을 부어 함께 간다. 케일 300g이 1일 분량으로 1회에 다 마시는 것이 좋다. 그러나 처음 먹으면 설사를 할 수 있으므로 처음에는 150g으로 시작해서 점차 늘리도록 한다.

4. 쑥갓주스

쑥갓에는 비타민 A, C의 함량이 풍부해서 눈과 간장의 건강에 매
우 좋다. 특히 눈의 압력을 내려주는 효과가 있어
서 눈이 터질 듯이 아프거나 빨갛게 충혈되었을
때 먹으면 도움이 된다.

> **재료** 쑥갓 3줄기, 귤 1개(또는 요구르트 1병).
>
> **만드는 법** 쑥갓은 다듬어 씻은 다음 물기를 뺀다. 귤은 껍질을 벗긴다. 준비한 쑥갓과 귤(또는 요구르트)을 주서기에 넣고 즙을 내어 마신다.

5. 미나리즙

미나리에는 비타민 A, B_1, B_2, C와 함께 단백질은 물론 철분과 칼슘 등의 무기질이 풍부하다. 특히 비타민 A는 눈의 건강에 도움이 되고 철분은 깨끗한 피를 만들 수 있도록 도와주기 때문에, 미나리는 몸을 맑게 해주는 식품으로 유명하다. 미나리즙은 강력한 인체 정화제이므로 단독으로 사용하는 것보다는 다른 과즙이나 음료수와 혼합해서 섭취하는 것이 좋다.

재료 미나리 50g, 사과 1/2개, 요구르트 1병.

만드는 법 미나리는 깨끗이 씻어 사과 1/2개와 요구르트 1병과 함께 주서기에 갈아 마신다.

눈의 피로를 다스리는 처방

한의학에서는 간과 눈이 아주 밀접한 관계가 있다고 여기고, 간이 튼튼하면 눈이 건강하지만 간이 허약해지면 눈이 피로하고 시력이 떨어진다고 본다. 따라서 눈의 피로를 풀거나 시력 보호를 위해서는 간장을 보(補)하거나 간의 피로를 풀어주는 한약을 처방한다.

피의 생성을 돕고 간장을 보(補)하는 『사물탕(四物湯)』에 간의 피로를 풀어주는 구기자 · 결명자 · 감국을 가미한 『가미사물탕(加味四物湯)』을 먹으면, 눈의 피로를 덜어주는 동시에 더 이상의 시력감퇴를 예방할 수도 있다. 영양소 공급이 잘 되지 않아 빈혈과 어지럼증이 심한 수험생들에게 더없이 좋은 처방이다.

사물탕(四物湯)

숙지황 · 백작약 · 천궁 · 당귀 각 5g.

가미사물탕(加味四物湯)

숙지황 · 백작약 · 천궁 · 당귀 각 5g, 구기자 · 결명자 · 감국 각 4g.

항강증과 일(1)자목

공부벌레 수험생에게 가장 많이 나타나는, 항강증!

항강증이란 뒷목이 뻣뻣해지는 증세로, 하루종일 책상에 앉아 고개를 숙이고 공부를 하다 보면 처음에는 뒷목이 뻣뻣해지다가 뒷머리가 땅기고 심지어 어깨에서 팔·손까지 뻐근해지기도 한다. 몇 시간 동안 똑같은 자세로 공부를 하는 것은 몸에 무리가 가게 마련이다. 1시간 정도 공부를 한 후에는 목, 어깨, 허리, 다리를 풀어주는 가벼운 스트레칭을 하는 것이 좋다.

항강증과 일자목, 경추 디스크

정상적인 사람의 목뼈는 앞으로 튀어나온 C자형 만곡을 이루고 있다. 이러한 목의 구조는 4~5kg에 달하는 머리의 무게를 여러 방향으로 분산시켜 주는 역할을 하므로, 하루 종일 고개를 꼿꼿이 들고 있어도 별로 힘이 들지 않는다. 그런데 수험생처럼 오랫동안 고개를 숙이고 있으면 시간이 갈수록 목뼈

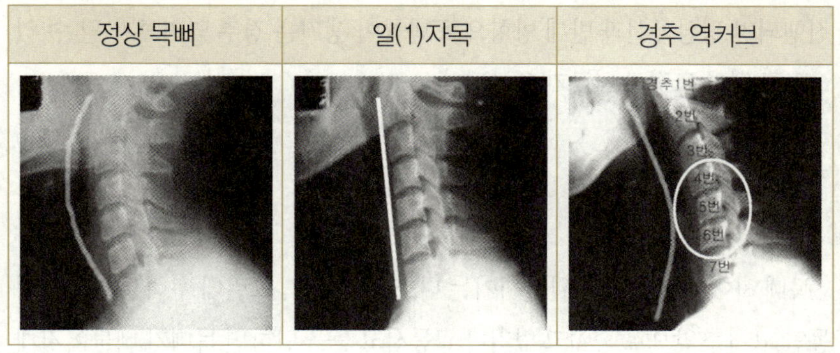

의 정상적인 곡선은 사라지고, 목뼈는 점점 일직선화 되어간다.

목뼈가 직선이 되면 머리의 무게를 분산시키지 못하므로, 목뼈와 목뼈를 둘러싼 근육이 그 부담을 안게 되고, 그로 인해 목 주위의 근육이 긴장하여 뒷목이 뻣뻣해지며, 심해지면 경추 디스크로 이어지게 된다. 또한 경추 디스크가 생기면 목 근육의 균형이 깨져서 근육이 손상되고, 근육이 손상되면 그로 인해 경추가 손상을 입는 악순환이 반복되어 만성적인 항강증에 시달리게 되는 것이다.

일(1)자목이란?

건강한 목뼈는 C자형의 곡선을 유지함으로써 머리의 무게를 분산시켜 주는 역할을 한다. 그러나 목의 근육을 긴장시킨 채 장시간 고개를 숙이고 공부 또는 컴퓨터를 하거나, 눈이 나빠 목을 빼고 사물을 보거나, 높은 베개를 사용하거나, 체중 과다로 등이 앞으로 굽어진 사람은 목의 곡선이 감소하여 점점 일자형으로 변형이 된다.

일자목이 되면 목 주위 근육이 긴장하여 목과 어깨의 통증, 두통과 손저림이 나타날 수 있다. 더구나 수험생들의 경우 뒷목의 통증으로 집중력과 기억력이 저하될 수 있으므로 소홀히 할 문제가 아니다. 일자목이 교정되지 않고 진행되면 정상곡선과 반대 방향으로 만곡이 생기는 경추 역커브가 될 수 있으므로 빠른 교정과 치료가 요구된다.

경추 디스크란?

목뼈 사이에는 충격을 완화시키는 디스크가 있다. 그런데 수험생처럼 오랫동안 고개를 앞으로 숙이고 있거나 교통사고 등을 당하면 목뼈가 삐뚤어지게 되고, 삐뚤어진 목뼈에 디스크가 눌려 한쪽으로 밀려나오게 된다. 이렇게 밀려나온 디스크는 목뼈 주위의 신경을 자극하여 목, 어깨, 팔, 손의 통증을 일으키는데, 이것이 흔히 말하는 경추 디스크이다. 경추 신경은 1번에서 8번까지 8개가 있는데 대부분 5번~6번 사이와 6~7번 사이에서 삐져나온 디스크가 신경을 눌러 통증이 생기게 되며, 눌리는 신경에 따른 증세는 다음과 같다.

삐뚤어진 목뼈에 눌리는 신경		증 세
경추 5번 신경		뒷목에서부터 어깨까지 저리고 아프다.
경추 6번 신경		어깨에서부터 팔을 지나 엄지손가락까지 저리고 아프다.
경추 7번 신경		어깨에부터 팔 가운데를 지나 가운데 손가락까지 저리고 아프다.
경추 8번 신경		어깨에서부터 팔꿈치를 타고 내려오면서 새끼손가락까지 저리고 아프다.

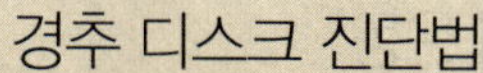

경추 디스크 진단법

고개를 뒤로 젖혔을 때 목과 팔이 심하게 아프거나 저려온다면 경추 디스크를 의심할 수 있다.
또 다른 방법으로는 머리를 위에서 아래로 눌렀을 때 증세가 심하고, 반대로 머리를 위로 들어올렸을 때 증세가 줄어들면 경추 디스크를 의심할 수 있다.
이처럼 경추 디스크 증세가 의심되면 병원에 가서 검사를 받아보도록 한다.

그런데 청소년 항강증 환자의 경우 대부분은 목의 근육 긴장이나 일자목에 의한 것이다. 간혹 일자목이 진행하여 경추 디스크가 된 경우도 발견되기는 하지만 아주 드문 경우이므로, 경추 디스크가 될지도 모른다는 불안감은 크게 걱정할 필요 없다.

일자목과 항강증을 예방·교정하는 생활요법

수험생 항강증은 스트레스와 긴장을 해소하는 것이 최우선이고, 무엇보다도 올바른 자세가 일자목과 항강증 예방의 필수조건이다. 가벼운 일자목과 항강증인 경우에는 2~3개월 정도 꾸준하게 자세 교정과 스트레칭을 해준다면 정상으로 회복될 수 있다.

1. 앉을 때는……

의자에 엉덩이를 바싹 당겨앉고, 등과 허리를 의자의 등받이에 붙여 귀-어깨-엉덩이가 일직선이 되도록 한다. 그리고 팔꿈치, 고관절, 무릎, 발목이 모

일자목과 항강증을 예방하는 스트레칭 운동

아래 운동을 순서대로 하루 1회 이상 실시한다.

① 턱 당기기 시선은 정면을 보고, 이마와 턱을 당겨서 머리를 최대한 뒤로 밀어낸다. 양손으로 턱을 밀어주면 더욱 효과적이다. 이 자세에서 10까지 센다.

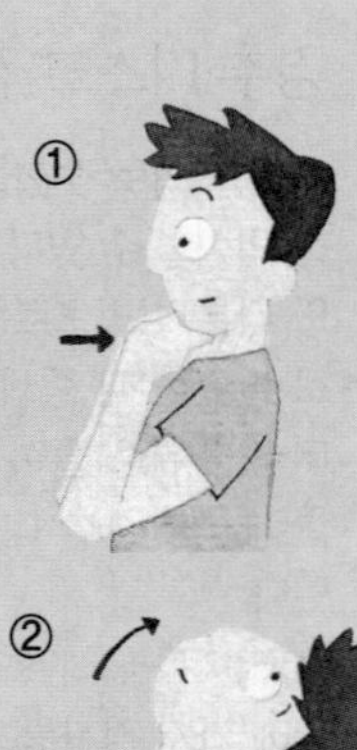

② 머리 뒤로 젖히기 ①과 같이 턱을 당겨준 후, 가슴을 들어올리는 동시에 머리를 뒤로 젖히고 이 자세에서 10까지 센다.

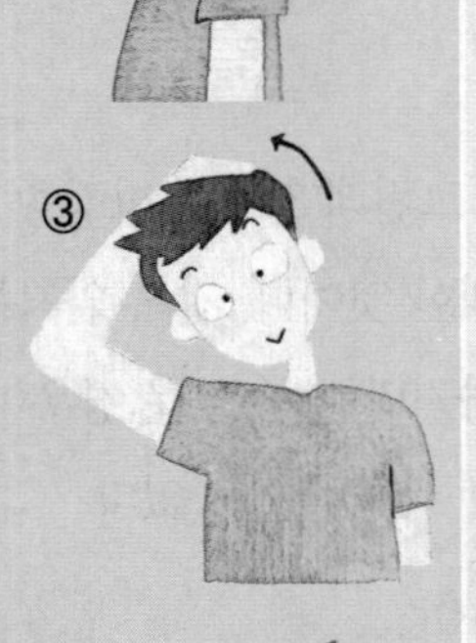

③ 머리 옆으로 굽히기 ①과 같이 턱을 당겨준 후, 머리를 오른쪽으로 기울여 가능한 한 귀가 어깨로 향하게 하고, 이 자세에서 5까지 센다.
무리가 되지 않는다면 오른팔로 머리의 왼쪽에 갖다 대고 부드럽게 눌러주어도 좋다. 왼쪽도 똑같이 시행한다.

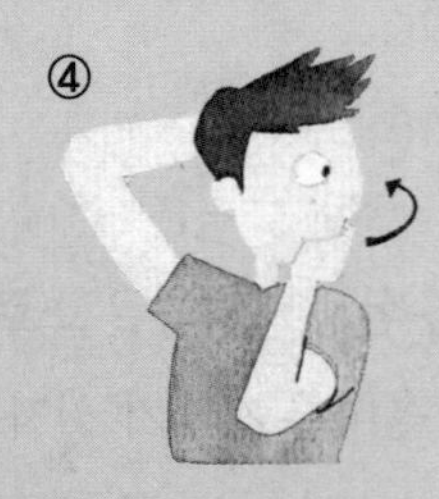

④ 머리 좌우로 돌리기 ①과 같이 턱을 당겨준 후, 머리를 오른쪽으로 돌려 뒤를 바라보고, 이 자세에서 5까지 센다.
무리가 되지 않는다면 오른손으로 턱을 잡고, 왼손을 머리 뒤로 돌려 오른쪽 머리를 잡고 돌려도 좋다. 왼쪽도 똑같이 시행한다.

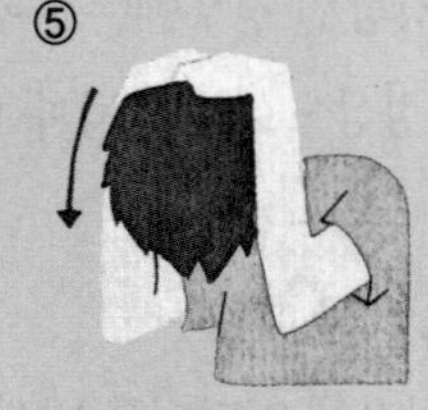

⑤ 머리 앞으로 숙이기 양손을 머리(목이 아님) 뒤에서 깍지를 끼고 부드럽게 그러나 최대한 머리를 가슴으로 끌어당긴다. 이 자세에서 10까지 센다.

⑥ 머리 회전하기 목에 힘을 빼고 뒤로 떨군 후, 천천히 목을 돌린다. 이 때 머리가 어깨, 가슴, 등에 닿는다는 기분으로 가능한 한 크게 돌려준다. 이렇게 좌우 3바퀴씩 돌려준다.

두 직각을 이루도록 의자와 책상을 조정한다.

2. 서 있을 때는……

귀－어깨 중앙－고관절－무릎－발목뼈가 일직선이 되도록 한다.

3. 걸어다닐 때는……

턱을 자연스럽게 당기고, 시선은 정면 약간 위를 향하도록 한다.

4. 책을 볼 때는……

독서대에 책을 얹어서 시선이 15~20° 정도 아래로 향하도록 한다. 컴퓨터
모니터도 15~20° 정도 뒤로 기울여 시선을 아래로 향하도록 한다.

5. 일상의 자세는……

항상 턱을 자연스럽게 당겨 고개를 곧추 세우도록 한다.

공부 50분/휴식 10분을 기본으로, 휴식시간에는 목과 팔을 돌리며 스트레
칭하는 것을 습관화한다.

6. 베개는……

낮은 것이 좋고, 뒤통수가 아니라 목뒤에 고여 목에 곡선이 생기도록 한다.
경추베개를 사용하거나, 수건을 3~4번 접은 뒤 목 아래에 베고 자는 것도 좋
다. 엎드려 자는 것도 목에 해롭다.

한의학에서 보는 뒷목이 뻣뻣한 항강증

항강증은 인체에서 발생한 '병목 현상' 이라고 할 수 있다. 병목 현상이란
폭이 넓은 도로에서 좁은 도로로 진입시에 교통 흐름이 정체되는 현상으로,

건강을 위한 신침베개

쾌적한 수면뿐만 아니라 목 건강을 위해서도 베개의 선택은 중요하다. 베개
는 잠자는 동안 머리를 편안하게 지탱해 주면서 목 근육의 긴장을 풀어주어
낮 동안의 피로를 풀어주는 역할을 하기 때문이다.

우리 조상들도 베개로 건강을 지키려는 노력을 한 기록이 있는데, 《동의보
감》에서 '신침이라는 베개를 100일 동안 사용하면 얼굴빛이 광택이 나고, 1
년을 쓰면 온갖 질병이 치료되어 전신이 향기로워지고, 4년을 쓰면 백발이
검어지고 빠진 이가 다시 나며 귀와 눈이 밝아진다.'고 했다. 이것은 오늘날
의 아로마 요법과 같은 원리로, 우리 조상들은 잠자는 동안 베개로부터 새
어나오는 약초의 기운을 얻어 건강을 유지할 수 있다는 사실을 이미 예전부
터 알고 있었던 것이다.

신침이라는 베개는 120개의 구멍을 낸 잣나무 속에 8가지 독초를 밑에 깔
고 그 위에 24가지 약재를 알맞게 섞은 베갯속을 넣어 만든 것이다.

▶ **24가지 약재** 천궁, 당귀, 백지, 신이, 두충, 백출, 고복, 목단, 천초, 계피,
건강, 방풍, 인삼, 길경, 백복령, 형실, 육종용, 비렴, 백실, 의이인, 관동화, 백
미, 진초, 미무.

▶ **8가지 독초** 오두, 부자, 여로, 조협, 회초, 반석, 반하, 세신.

많은 자동차들이 좁은 도로에 멈춰 옴짝달싹하지 못하고 답답한 운전자들은
클랙선을 울려대 아주 혼잡스럽다.

사람도 마찬가지다. 수험생들은 많은 과목을 공부하기 위해 인체 기혈(氣
血)의 흐름이 온통 몸통에서 머리로 집중되어 있다. 그런데 머리로 가는 입구
인 목으로 갈수록 점차 길이 좁아져 기혈(氣血)의 정체가 일어나게 되고, 일
자목인 경우에는 근육의 긴장으로 인해 통로가 더욱 막힐 수밖에 없다.

이처럼 목 주위의 기혈(氣血) 정체로 발생하는 것이 바로 항강증이다. 뒷목
이 뻣뻣해지는 것은 물론이고, 머리로 맑은 기운이 공급되지 못해 두통 · 어
지럼증 · 귀울림 · 안구 충혈 · 불면증에서 심지어는 집중력 저하로 인한 성
적 부진의 결과가 발생할 수 있다.

항강증을 다스리는 지압요법

뒷목이 뻣뻣할 때는 우선 목과 어깨에 뜨거운 찜질을 해서 근육의 긴장을 풀어준 후, 뒷목에서 어깨까지 뭉쳐진 근육을 마사지하듯 주물러 주면서 아래 경혈들을 지압해 준다. 그러면 목 주위에 정체된 기혈이 소통되면서 목과 어깨가 가볍고 시원해지며, 또한 머리로 맑은 기운이 공급되어 집중력과 기억력이 증진되어 공부의 효율이 오르게 된다.

1. 풍부, 풍지

뒷머리 정중선에서 위로 올라가면 걸리는 머리뼈 2cm 아래 오목한 부분이 풍부이며, 풍부에서 양옆으로 4cm 정도 나가면 움푹 들어가는 점이 풍지이다.

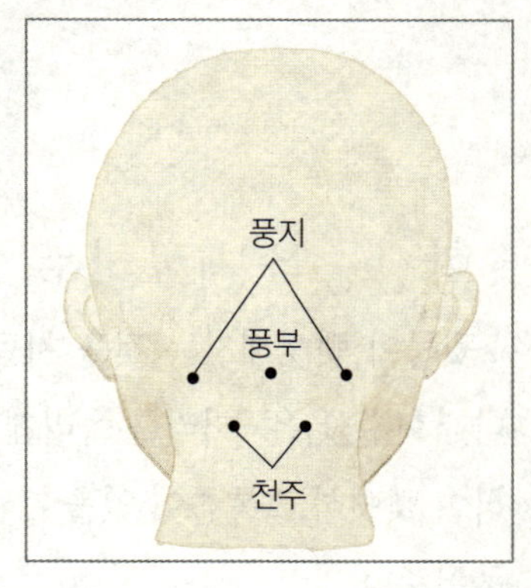

2. 천주

뒷머리 정중선의 머리카락이 나기 시작하는 부위에서부터 양옆으로 2cm 정도 나가 오목한 곳이다.

3. 대추

고개를 앞으로 숙였을 때 가장 튀어나오는 뒷목의 뼈 바로 아래에 위치하는 점이다.

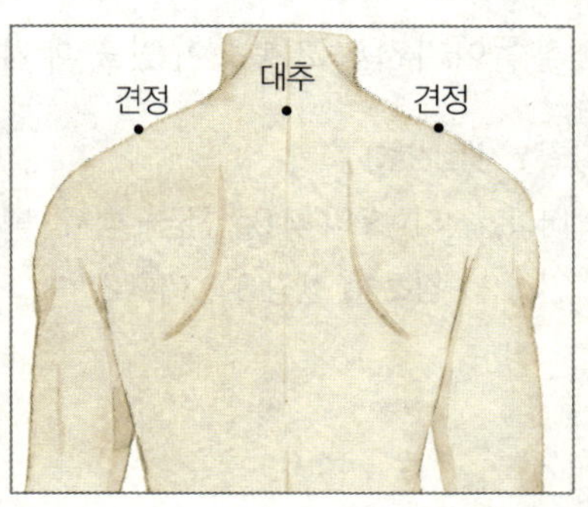

4. 견정

대추혈과 어깨 관절까지를 이었을 때 중간 지점에 위치한다.

항강증을 치료하는 처방

뒷목이 뻣뻣해지는 것을 치료하는 좋은 처방으로 『회수산(回首散)』이 있다. 『회수산』은 '머리를 돌리게 한다'는 의미를 지닌 처방으로, 뒷목이 긴장하여 뻣뻣하고 통증이 있을 때 목 주위의 경락을 소통시켜 근육을 부드럽게 풀어준다.

그 결과 머리로는 기혈이 잘 돌게 되어 두통이 없어지고 머리가 맑아진다. 일자목이나 경추 디스크로 인한 항강증 뿐만 아니라 잠을 잘 못자서 고개가 잘 돌아가지 않고 통증이 있을 때 써도 좋은 효과를 볼 수 있다.

회수산(回首散)

마황 · 진피 · 오약 각 6g, 천궁 · 백지 · 백강잠 · 지각 · 길경 · 강활 · 독활 · 모과 각 4g, 건강 2g, 감초 1g, 생강 3쪽, 대추 2개.

수험생 어깨결림 · 어깨통증

　자신에 대한 부모님의 기대로 어깨가 무거운 수험생들은 심적 부담감뿐 아니라, 어깨가 짓눌리듯 아프고 무거운 증세를 겪는다. 흔히 엄마들이 오십견으로 어깨가 아프다고 하면 이해가 되나, 가만히 앉아 공부하는 학생이 어깨가 아플 일이 뭐가 있겠는가 의아해 할 수도 있다. 허나 실제로 수험생들이 물에 젖은 담요를 짊어지고 있는 것처럼, 어깨 꼭대기 부위가 만질 수도 없을 만큼 심하게 무겁고 아프다고 호소하는 경우가 종종 있다.

수험생이 어깨가 결리고 아픈 이유

　수험생의 어깨통증은 나쁜 공부 자세와 운동부족이 가장 큰 원인이다. 오랫동안 고정된 자세로 책상에 앉아서 글씨를 쓰거나 책을 보면 목과 어깨 주위의 근육이 뭉치거나 단단하게 굳어 버리기 쉽다.

　어깨 주위의 근육 중에서도 뒷목에서 어깨, 등까지 넓게 연결되어 있는 승모근이라는 근육이 잘 굳는다. 그러면 근육에 피로 물질이 쌓여 통증이 나타나고, 또한 굳어진 근육으로 인해 머리로 가는 혈관의 혈액순환이 차단되어 두통과 집중력·기억력 저하를 초래하기도 한다. 특히 시험때문에 심하게 긴장을 하는 날에는 이러한 증세가 심해진다.

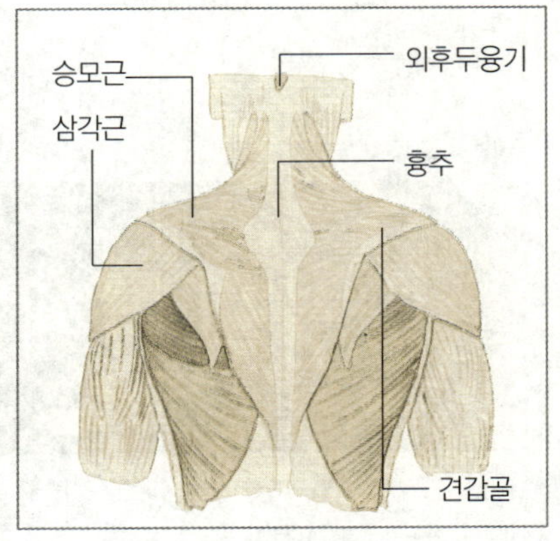

　이럴 때는 어깨 운동이나 스트레칭으로 근육을 풀어주어야 하는데, 운동은 커녕 무거운 책가방을 매일 메고 다녀야 하니 어깨가 과부하되어 통증이 심해질 수밖에 없다. 따라서 어깨통증의 예방을 위해서는 수시로 어깨를 스트레칭하거나 어깨 주변의 근육을 풀어주는 운동을 해줄 필요가 있다. 어깨통증이 줄어드는 동시에 스트레스도 함께 해소될 것이다.

어깨결림을 예방하는 운동법

1. 아령 체조 (1~2분)

　다리미나 아령 등 묵직한 물건을 들고, 상체를 앞으로 기울인다. 팔에 힘을 빼고 축 늘어뜨린 뒤 전후좌우로 움직이고, 둥글게 원을 그리며 돌린다.

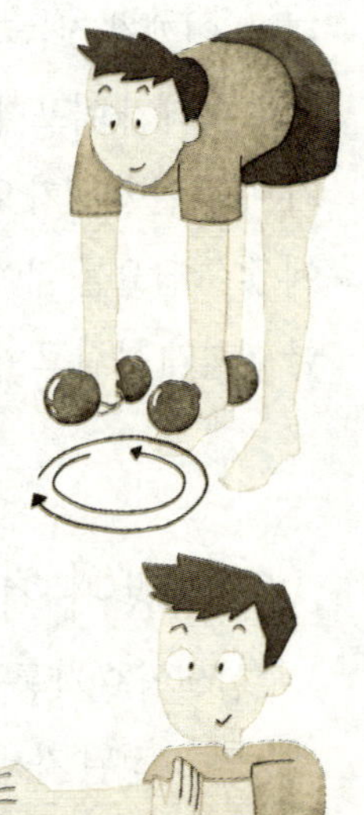

2. 가슴 가로지르기

　한쪽 팔로 다른 쪽 팔꿈치를 감싸면서 가슴을 가로질러 팔을 천천히 당겨준다. 팔이 당길 때까지 당겨주고 10초 동안 그 자세를 유지한다.

3. 수건 당기기

　수건 한쪽 끝을 잡고 손을 올려 등뒤로 수건을 넘긴
다. 다른 손을 등뒤로 돌려 수건 아래쪽 끝을 잡
는다. 아프지 않을 정도로 수건을 위로 잡아당
겨서 10초 동안 유지하고, 또 아래로 잡아당기기
를 10초 동안 유지한다. 팔을 바꾸어 실시하며, 동작이 익
숙해지면 수건을 점점 짧게 잡아서 강도를 높인다.

4. 양손 깍지끼어 스트레칭하기

　양손을 깍지끼어 손바닥을 바깥으로 향하게 한 후, 머
리 위로 쭉쭉 늘려주고 머리 뒤까지 밀어준다. 깍지낀 팔
을 가슴 앞에서 쭉쭉 늘려준 후, 팔꿈치를 구부렸다
펴기를 반복한다.

수험생 어깨결림이 있을 때 효과 좋은, 모과차!

모과는 근육과 뼈를 튼튼하게 해주며, 뭉친 근육을 풀어주고 경락의 운행을
활발하게 해주는 효능이 있는 약재로 어깨결림과 통증, 다리의 근육 뭉침이
나 관절염에도 아주 좋다.

만드는 법

① 노랗게 잘 익은 모과를 깨끗하게 씻어 물기를 말린 후, 크게 4등분하여
씨를 파내고 납작하게 썬다.
② 유리병을 씻어서 열탕 소독한 후 마른행주 위에 엎어 물기를 깨끗이 없
앤다.
③ 유리병에 모과-설탕-모과-설탕을 켜켜이 쌓는다. 설탕은 황설탕이 좋
고, 여유가 있다면 꿀도 좋다.
④ 랩으로 밀봉해서 서늘한 곳에서 열흘 정도 보관한다. 완성된 모과청 1큰
술을 따뜻한 물에 타서 마시면 된다.

등뒤에서 양손을 깍지끼어(손등이 바깥을 향함) 위로 올렸다가 내리기를 반복하다가 최대한 위로 밀어올려준다.

어깨결림을 다스리는 지압요법

짝꿍과 서로 어깨를 주물러 주면서, 다음 경혈을 10초 정도 강하게 눌러주도록 한다. 가정에서는 따뜻한 찜질을 10분 정도 하거나 따뜻한 물로 샤워를 한 후 지압을 해주면 뭉친 근육이 훨씬 더 잘 풀어질 수 있다.

1. 견정

목을 앞으로 숙였을 때 가장 튀어나온 뼈(경추 7번)와 어깨의 끝을 이은 중간 지점이 견정이다. 견정을 눌렀을 때 자지러질 듯이 아프다면 어깨 근육이 뭉쳐져 있다는 증거로, 이 점을 엄지손가락으로 꾹꾹 눌러주면 근육이 풀어지면서 통증이 많이 줄어든다.

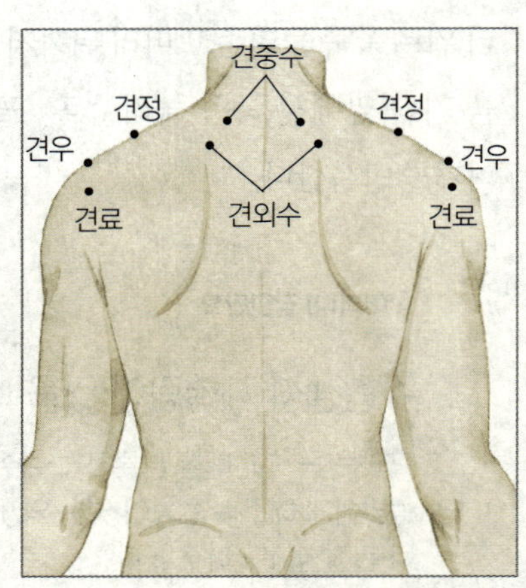

2. 견우, 견료

팔이 뻐근하고 뻑뻑하여 움직이기 불편할 때 견우와 견료를 지압해 주면 좋다. 팔을 들어올렸을 때 어깨 앞쪽에 움푹 들어가는 곳이 견우이고, 뒤쪽에 움푹 들어가는 곳이 견료이다.

3. 견중수, 견외수

등 중간이 뻐근하고 뻣뻣할 때는 견중수와 견외수를 지압하도록 한다. 목을 앞으로 숙였을 때 가장 튀어나온 뼈(경추 7번)에서 바깥으로 손가락 두 마디만큼 나간 점이 견중수이다. 경추 7번 아래에 있는 척추(흉추 1번)에서 바깥으로 나가다 보면 견갑골과 만나는데, 견갑골과 만나기 직전의 오목한 점이 견외수이다.

4. 풍지, 풍부

고개를 숙이지 못할 정도로 뒷목줄기가 당기고 뻣뻣하며 두통이 심할 때는 풍지와 풍부를 지압해 주면 아주 효과적이다. 뒷머리 정중선에서 위로 올라가면 걸리는 뼈의 2cm 아래가 풍부이며, 풍부에서 양 옆으로 4cm 정도 나가면 움푹 들어가는 점이 풍지이다.

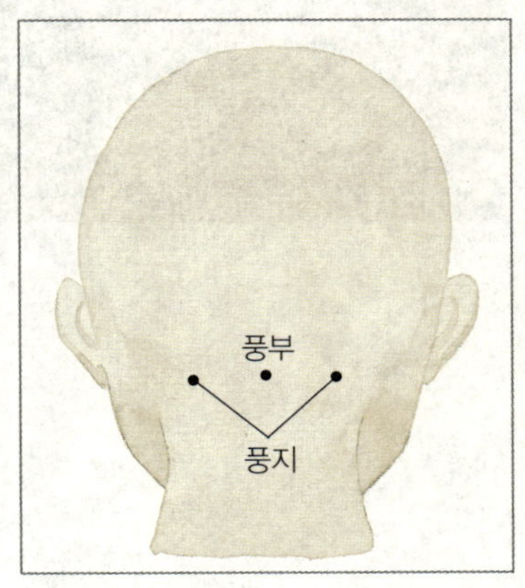

어깨통증을 다스리는 처방

수험생들이 근육 긴장으로 생기는 어깨 주변의 통증에는 『서경탕(舒經湯)』이 아주 효과적이다. 서경이란 '경락(經)을 펴다(舒)'라는 뜻으로, 스트레스와 어깨 근육의 긴장으로 경락의 운행이 순조롭지 못할 때 기혈(氣血) 순환을 도와주어 통증을 줄여주는 효과가 있다. 즉 '팔을 들어올릴 수가 없다, 어깨가 무겁다, 팔이 뻐근하다' 등등 어깨로 가는 기혈이 정체되어 나타나는 증세를 치료해 준다.

서경탕(舒經湯)

강황 8g, 당귀 · 해동피 · 백출 · 적작약 각 4g, 강활 · 감초 각 2g, 생강 3쪽.

변비

수험생을 괴롭히는 변비는 고3병의 하나이기도 하다. 하지만 한 설문 조사에서 수험생 10명 중 6명이 변비로 고생하고 있으며, 대부분 고3이 되면서 변비가 생기고, 악화되었다고 응답했다. 그 중에서도 여학생들은 81%, 남학생은 37%로 여학생이 남학생보다 두 배 이상 많은 것으로 조사되었다. 이는 여학생이 남학생에 비해 정신적 부담과 스트레스를 많이 받으며, 운동량도 남학생에 비해 상당히 적기 때문이라고 추측할 수 있다. 또한 여성 호르몬도 변비를 유발시킨다.

변비란?

우선 섭취한 음식물이 대변으로 만들어지기까지의 과정을 살펴보자. 입에서 섭취한 음식물은 식도를 거쳐 위장과 소장을 거쳐 즙 상태로 되고, 즙 상태의 내용물은 대장을 지나면서 점점 수분이 흡수됨으로써 덩어리진 변이 형성

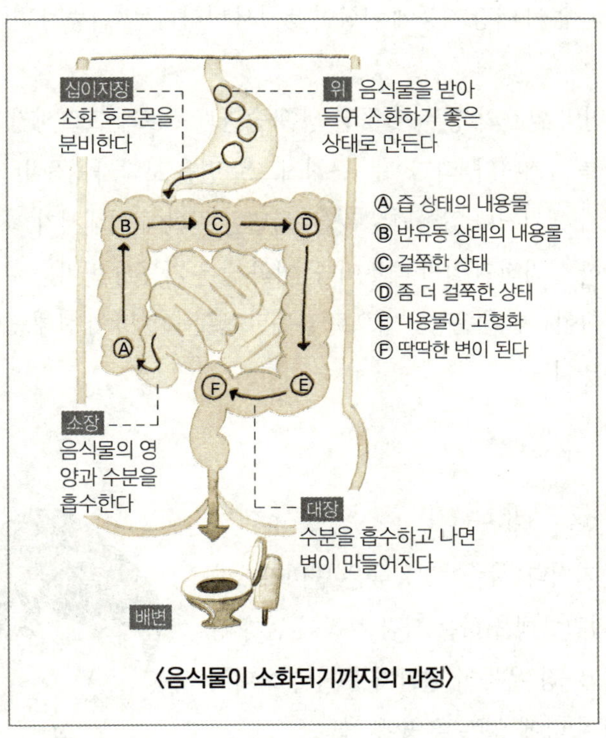

〈음식물이 소화되기까지의 과정〉

된다. 그런데 대장의 움직임이 느려지거나 대변을 참으면 내용물이 장시간 동안 대장 안에 머물면서 필요 이상의 수분이 대장으로 흡수되어, 변이 단단하게 굳어져 변비가 되는 것이다.

의학적으로는 배변횟수가 1주일에 2회 이하로 줄고, 날마다 배변을 하더라도 배변시 힘이 들거나 배변 후 시원치 않은 경우를 '변비' 라고 한다. 그러나 어떤 사람들은 어렸을 때부터 배변을 2~3일에 한 번 보는 것이 습관이 되어 자신은 전혀 불편하지 않는데도 변비냐고 물어보는 경우가 있는데, 이처럼 변을 매일 보지 않더라도 배변 시 고통이 없고 배변 후 잔변감이 없이 시원하다면 정상으로 볼 수 있다.

수험생은 기능성 변비가 많다

변비는 대장항문 질환(대장암, 직장암, 탈장 등)으로 인한 『기질성 변비』와 특별한 질환 없이 대장 기능에 이상이 생겨서 나타나는 『기능성 변비』로 나눌 수 있다.

수험생 변비 환자의 경우, 잘못된 생활 습관과 스트레스로 생긴 기능성 변비가 90%를 차지한다. 과거에는 규칙적으로 변을 보다가 중3이나 고3이 되어서 변비가 생기거나 악화되는 것은, 특별한 질환에 의해서가 아니라 운동 부족과 강한 심리적인 압박 때문이다. 이와 같은 기능성 변비는 수술이나 약물보다는 식이요법과 운동요법으로 잘못된 생활 습관만 개선해도 어느 정도 완화될 수 있다.

수험생은 왜 변비가 잘 생길까?

네 발로 기어다니는 야생동물은 변비가 없다고 한다. 직립보행을 하는 사람은 장이 점차 아래로 처지고, 장 운동이 원활치 못하다 보니 변비가 생길 수밖에 없는 운명에 처해진 것이다. 하지만 그 중에서도 유난히 고3이나 중3 학생들에게 변비가 잘 생기는 것은, 시원하게 통할래야 통할 수 없는 상황에 처해 있기 때문이 아닐까?

1. 변비를 부르는 식생활

한 설문 조사에 따르면 고교생 10명 중 4명이 아침을 굶고 등교를 하며, 아침을 거르는 3명 중 2명은 변비가 있다고 한다. 아침식사를 하면 위장에서는 잠든 대장으로 신호를 보내 운동을 시작하게 하고, 그로 인해 대변을 볼 수 있게 된다. 마치 아침식사는 잠든 장을 깨우는 자명종과 같은 역할을 하는 것이므로, 아침을 거르는 수험생들이 변비가 오는 것은 당연한 결과이다. 그리고 패스트푸드와 육식에 밀려 채소를 찾아볼 수 없는 식단 또한 수험생의 변비를 부추긴다.

2. 운동부족

수험생의 하루 운동량은 1시간도 채 되지 않는다고 할 수 있다. 걷기보다는 차를 타고 등·하교를 하고, 체육시간도 자율학습으로 대체되었으니 운동할 기회가 주어지지 않는다. 그 결과 대장의 연동 운동이 되지 않아 변의가 생기지도 않을 뿐더러, 복근력이 떨어져서 배변에 필요한 힘이 부족한 형편이다.

3. 스트레스

사실 스트레스가 모든 고3병의 근원이라고 해도 과언이 아니다. 스트레스를 받거나 불안·초조하게 되면, 내장의 기운 흐름이 원활치 않고 정체되어 장내에 열이 발생한다. 그 열로 인해 항상 속이 더부룩하고 가스가 차며, 변비가 발생하게 된다.

4. 나쁜 화장실 습관

늘 부족한 잠을 이기지 못한 채 피곤한 몸으로 겨우 일어나, 빠듯한 아침수업에 맞춰 학교에 가려면 아침을 거르기 일쑤고, 시간적·심리적으로 여유 있게 대변을 볼 시간이 없어 습관적으로 자주 참게 된다. 게다가 학교에서 대변을 보고 싶어도 자유롭게 화장실에 갈 수가 없으니 자꾸 참다 보면 결국 변비가 생기게 된다.

또한 화장실에 가더라도 책이나 메모장을 가져가는 학생들은 배변에 집중을 하지 않아 배변시간이 길어지고, 그로 인해 변비가 더욱 악화되는 것이다.

☑ 변비 체크 리스트

1. 대변을 며칠에 한 번씩 보나요?
①1일 1회　　　　　　②1주일에 2~3회　　　　　③1주일에 1회
④1개월에 2~3회　　　⑤1개월에 1회

2. 대변을 보는 데 시간은 얼마나 걸리나요?
①5분 이하　　②5~10분　　③10~20분　　④20~30분　　⑤30분 이상

3. 배변시 힘을 얼마나 주나요?
①힘들이지 않아도 잘 나온다.
②힘을 주면 변이 잘 나온다.
③힘을 많이 줘야 조금씩 계속 나온다.
④힘을 주면 가스나 변이 조금씩 나오다가 그친다.
⑤애써 힘을 줘도 잘 나오지 않을 때가 많다.

4. 배변 후 느낌은?
①시원하다.
②시원하긴 하나, 화장실에 조금만 더 앉아 있으면 다 볼 수 있을 것 같은
미련이 남는다.
③배변 전보다는 시원하지만 변이 많이 남아 있는 듯한 느낌이다.
④시원하지 않고, 항문에 뭔가 걸려 있는 듯한 느낌이다.
⑤여전히 그대로 남아 있는 듯한 느낌이다.

5. 대변을 보기 위해 쓰고 있는 다른 방법은?
①없다
②변비약을 1주일에 1회 복용
③변비약을 1주일에 2회 복용
④변비약을 1주일에 3회 복용
⑤관장

평가 (①은 1점, ②는 2점, ③은 3점, ④는 4점, ⑤는 5점)

8점 이하　정상.
9~14점　경미한 변비 – 생활요법을 잘 지켜나가면 개선할 수 있다.
15~18점　변비 – 병원에 가서 의사의 도움을 받는 것이 좋다.
19점 이상　아주심한 변비 – 반드시 병원에 가서 검사와 치료를 받아야 한다.

수험생의 변비는, 집중력의 적

예로부터 건강의 3대 요소로 '쾌면·쾌식·쾌변'을 꼽았다. 그 중 아침의 시원한 배변은 유쾌한 하루의 시작을 도와주므로 수험생의 학습 능력을 향상시키는 데 중요한 요소가 될 수 있다.

그런데 변비가 생기면 장내 노폐물에서 독소가 생기고, 그 독소를 혈액이 흡수하여 혈관이 더러워진다. 그리고 배에 가스가 차 늘 배가 더부룩하고 냄새가 고약한 방귀가 잦게 되니, 신경이 쓰이지 않을 수 없다.

특히 독소가 피부로 가면 여드름과 종기 등 피부 트러블이 생겨 여간 성가신 것이 아니다. 뿐만 아니라 혈액 속에 가득찬 독소로 인해 뇌에 깨끗한 산소가 공급되지 않으니, 2차적으로 집중력·사고력·암기력이 떨어지는 것은 당연한 결과이다.

변비를 극복하는 생활요법

1. 규칙적인 식사 습관

① 아침식사는 반드시 먹는다.

② 아침에 일어나서 냉수나 과일주스, 우유 한 잔으로 잠자는 대장을 깨워준다.

③ 하루에 적어도 8컵 이상의 물을 마신다.

④ 유산균 요구르트를 하루에 한 개 정도 마신다. 단, 밥 대신 요구르트로 배를 채워 변비를 없앤다는 생각은 금물이다.

⑤ 섬유질이 많은 식품을 매 끼마다 많이 먹고, 빵·과자·육류·인스턴트 식품은 피하도록 한다.

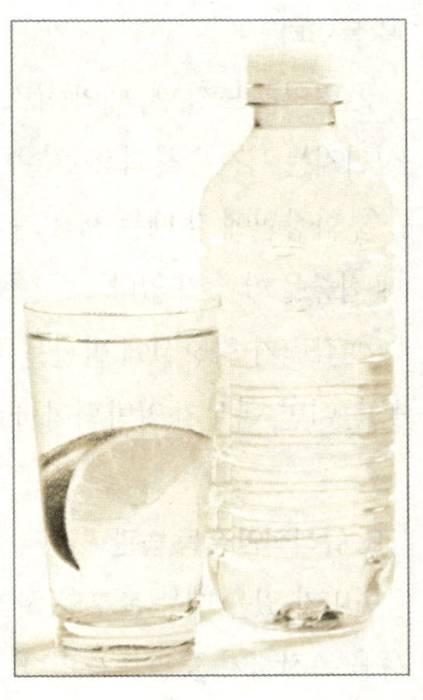

제6의 영양소, 섬유소!

과거에는 섬유소가 인체에서 소화 · 흡수되지 않아 영양소로서의 가치가 없다고 여겨져 푸대접을 받았었다. 그러나 섬유소가 장내 청소부 역할을 해줌으로써 각종 질환을 예방하는 효과가 있는 것이 알려지면서 '제6의 영양소'로 주목받고 있다. 섬유소는 마치 스펀지와 같아 대장에서 수분과 노폐물, 각종 유해균을 흡착한다. 그런 것들을 잔뜩 머금은 섬유소로 인해 대변의 양이 증가되고 대장에서 통과 속도가 빨라져 변비가 예방되는 것이다.

그리고 대장 속의 노폐물이나 유해균들을 배설시켜 줌으로써 대장암, 대장게실증, 각종 세균성 질환을 줄여준다. 그뿐만 아니라 음식물이 소화관을 통과하는 시간이 평균 41시간에서 26시간으로 단축됨으로써 비만, 동맥경화증, 당뇨병 예방 효과도 얻을 수 있다. 따라서 칼로리는 없으면서 몸에는 유익한 섬유소가 영양과잉의 현대인들에게 가장 필수적인 영양소로 자리잡고 있다.

2. 규칙적인 배변 습관

① 변의는 주로 아침에 생기므로 일찍 일어나서 식사 후 변기에 앉는 습관을 들인다.

② 변의를 느낄 땐, 때와 장소를 불문하고 즉시 화장실로 간다. 대변이 보고 싶어지는 시간은 불과 2~3분이다.

③ 화장실에 갈 때는 책을 가지고 가지 않는다. 화장실에서 책을 보면 배변에 집중을 할 수가 없다.

④ 좌변기 화장실에 발판을 설치한다. 변기 양옆에 발판을 설치하여 다리를 높이면, 복부가 압박되어 배변이 수월해질 수 있다.

3. 규칙적인 운동 습관

변비가 있을 때는 복부와 허리 근육을 움직이는 운동으로, 대장의 연동 운동을 촉진시켜 줄 필요가 있다.

1) 의자에 걸터앉아 무릎 당기기

이 동작은 학교에서 식후에 실시
하면 좋다. 엉덩이가 의자 끝에
걸리게 하여 상체를 뒤로
눕힌 후, 다리를 앞으로
쭉 뻗었다가 무릎을 굽혀
가슴으로 잡아당기는 동작을 10회 반복한다.

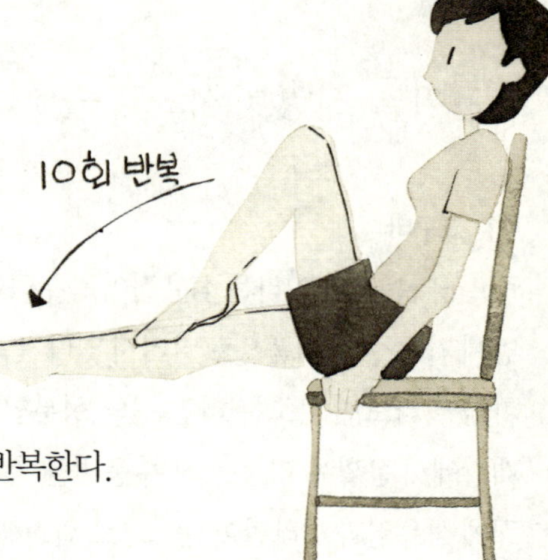

2) 누워서 자전거 타기

물구나무서기나 누워서 자전거 타기 등은 아래로 처진 내장을 위로 들어올려주고, 그럼으로써 대장의 운동을 촉진시킬 수 있다. 똑바로 누워서 두 손으로 허리를 받치고 자전거를 타듯이 공중에서 다리를 회전시켜 준다. 매일 해주는 것이 좋으며, 한 번에 30회 정도 실시한다.

3) 풀무운동

이 동작은 아랫배가 풀무질하듯 빠르게 나왔다 들어갔다 반복하는 빠른 복식호흡으로 대장의 운동을 강력히 촉진하는 효과가 있다. 배를 부풀려 코로 숨을 크게 들이쉰 후, 탄성력으로 배를 쏙 밀어넣으면서 숨을 내쉰다. 이 동작을 빠르게 '후후후' 3번을 한 단위로 하여 여러 번 반복한다.

4) 윗몸일으키기, 훌라후프

시간이 허락되면 훌라후프를 10분 정도 돌려주거나, 윗몸일으키기를 20~30회 정도 실시한다.

변비를 예방·치료하는 식품

1. 고구마

고구마는 펙틴이라는 섬유질이 풍부하여 변비 예방에 가장 좋은 식품으로 알려져 있다. 특히 날고구마를 잘라보면 나오는 하얀 진의 성분인 세라핀은 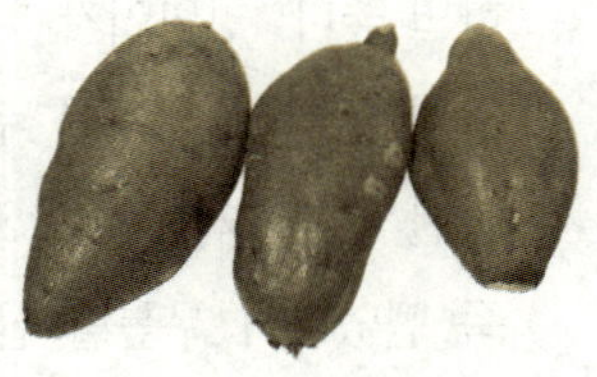 대장에서 윤활유 기능을 하여 통변을 촉진시키는 역할을 한다. 고구마는 껍질에 섬유질과 세라핀이 많으므로 껍질째 먹는 것이 더욱 효과적이다.

변비 해소에 효과적인, 국과 죽

1. 아욱죽순국

아욱의 씨를 한방에서는 '동규자'라고 하는데, 동규자는 성질이 서늘하여 대장에 쌓여 있는 열을 내려주면서 정유 성분이 들어 있어 대변을 부드럽게 볼 수 있도록 도와주는 효과가 있다. 그리고 대나무의 시원한 성질을 지닌 죽순은 머리를 많이 사용하는 수험생이 뇌 세포에 과열이 일어나 두통이 있는 경우 열을 내려줌으로써 머리를 맑게 해준다. 또한 섬유질이 많아 변비에도 좋은 식품이다. 따라서 수험생의 변비 예방을 위해 아욱과 죽순을 이용한 '아욱죽순국'을 권하고 싶다. 아욱과 죽순을 넣어 끓인 된장국은 배변 촉진과 함께 수험생의 스트레스 해소에도 큰 도움이 된다.

2. 호두잣죽

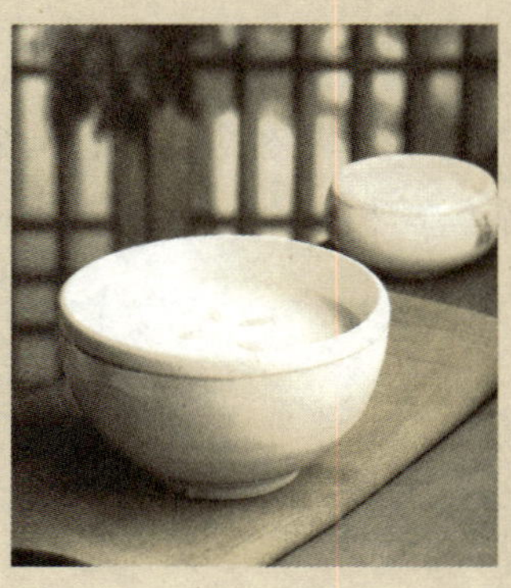

호두와 잣의 정유 성분은 대장을 윤택하게 하여 배변을 원활하게 도와주는 역할을 한다. 또한 호두와 잣에는 뇌의 성분인 레시틴이 풍부하므로, 호두잣죽은 변비 개선의 효과와 함께 건뇌 효과를 기대할 수 있어서 수험생의 간식 대용으로 그만이다. 잣과 호두, 불린 쌀을 믹서기에 곱게 갈아서 계속 저어가면서 죽을 쑨다.

2. 사과

'아침에 먹는 사과는 금, 점심 때 먹으면 은, 저녁에 먹으면 청동'이란 서양 속담처럼 아침의 사과는 배변에 아주 유익하다. 사과의 식물성 섬유질인

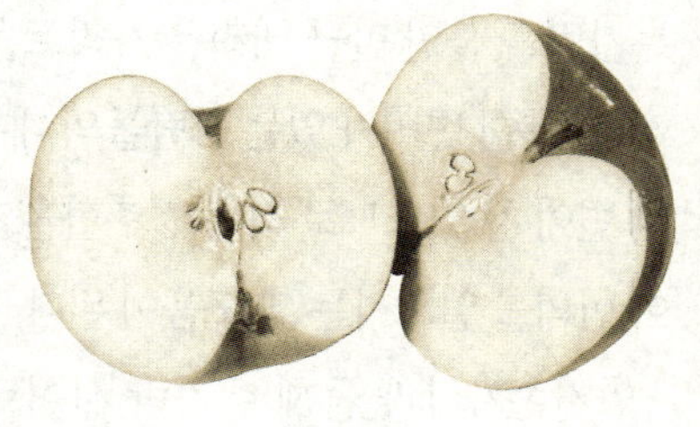

펙틴은 소화기관의 운동을 촉진시켜 변비와 소화불량 등을 개선시킨다. 이러한 펙틴은 사과껍질에 매우 풍부하므로 껍질째 먹어야 100% 효과를 볼 수 있다. 사과 2개를 껍질째 갈아 매일 아침 공복에 마시도록 한다.

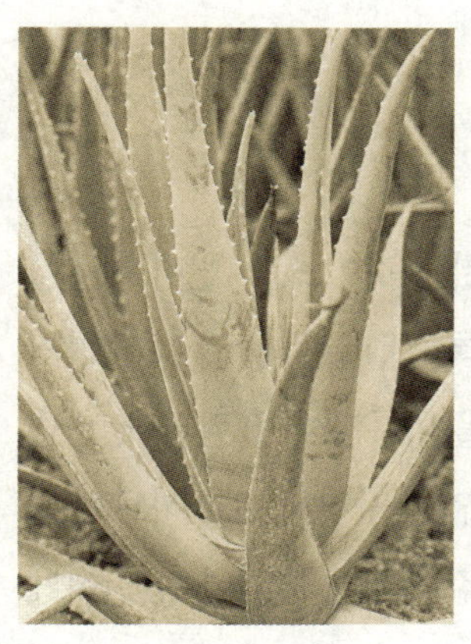

3. 알로에

알로에는 식이섬유가 풍부하고, 점액질이 많아 원활한 배변을 도와준다. 알로에 가시를 제거하고 껍질째 갈아 꿀 1큰술을 타서 1개월 정도 꾸준히 마시면 대변을 시원히 볼 수 있을 것이다. 그러나 알로에는 성질이 차므로, 몸이 찬 냉성 체질의 학생이나 월경중인 여학생은 복용을 금하도록 한다.

변비를 해소하는 지압요법

변비에는 복부의 중완(中脘), 천추(天樞), 관원(關元)과 손에 있는 합곡(合谷)을 지압해 준다. 중완은 명치와 배꼽의 중점으로 대장의 횡행결장을 자극할 수 있으며, 천추는 배꼽 양옆 4cm 지점으로 대장의 상행·하행결장을 자극할 수 있는 혈자리이다. 관원은 배꼽 아래로 네

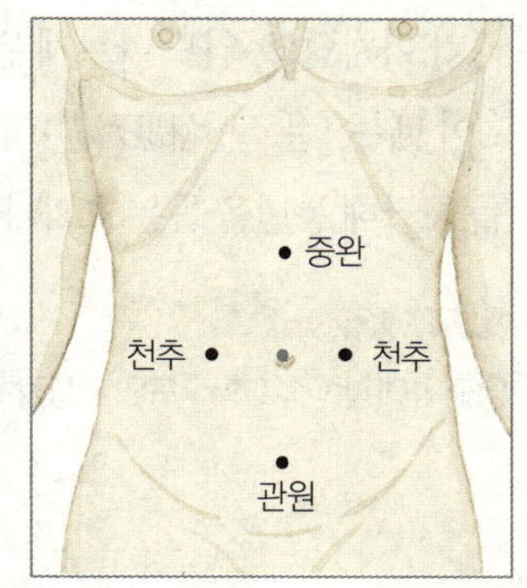

손가락을 붙인 만큼 내려온 자리로 뜸을 뜨면 효과적
이다. 특히 변비가 있는 사람들의 대부분은 좌측 결장
에 변이 차 있으므로 좌측 천추혈을 자주 지압하는 것
이 변의를 일으키는 데 도움이 된다.

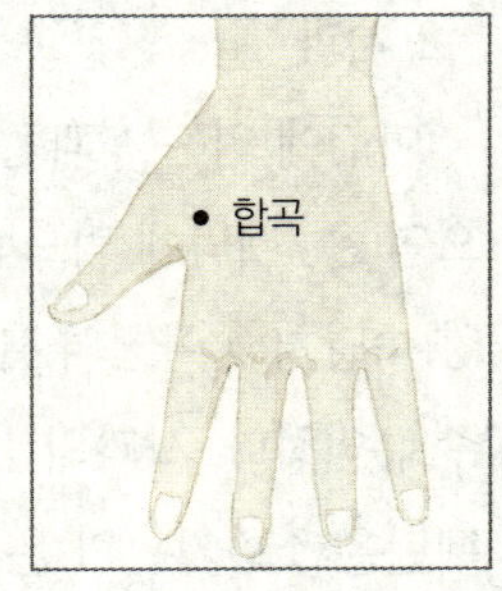

　엄지손가락과 둘째 손가락 사이로 올라가다가 보
면 뼈에 걸리는 곳 바로 앞인 합곡혈은, 비록 손에 위
치하지만 대장경락의 원혈(原穴)로서 대장 운동을 원격 조정하는 기능이 있
다. 따라서 변비나 설사와 같은 모든 대장 문제에는 양쪽 합곡혈을 번갈아 가
면서 꼭꼭 눌러주는 것이 좋다.

변비를 해소하는 처방

　변비란 대장에 있는 대변이 수분을 잃어서 생기는 것이므로, 변비 해결을
위해서는 마른 것을 촉촉하게 적셔주어야 한다. 특히 평소 물을 잘 먹지 않거
나, 대변을 며칠 동안 참거나, 빈혈이 있거나, 땀을 너무 많이 흘리거나, 소변
을 너무 자주 보는 학생들은 대장으로 갈 수분이 없어 자연히 변이 마르게 되
고 배변이 어렵게 된다. 대변을 보더라도 염소똥같이 마른 변이나, 단단하게
굳은 굵은 변이 나와 항문이 찢어지기도 한다. 이런 경우 장시간 변이 몸 속에
머물러 나쁜 독소가 위로 떠올라 입냄새가 심하고, 눈의 흰동자가 누렇고, 머
리가 어지럽고, 입도 마르게 된다.

　이 때는 『윤조탕(潤燥湯)』이 아주 효과적이다. 처방 이름처럼 대장에 윤기
를 공급해 통변을 돕는 효과가 아주 우수하다.

윤조탕(潤燥湯)

당귀 · 대황 · 숙지황 · 도인 · 생감초 각 4g, 생지황 · 승마 각 3g, 홍화 1g, 욱리인 10g.

방광염

방광염이란 흔히 '오줌소태' 라고 하는 것으로, 세균이 요도로 들어와 방광 벽에 염증을 일으킨 질환이다. 주로 방광에 소변이 가득차 있는데도 제때 소변을 보지 않고 참아서 생기는 경우가 대부분으로, 잘못된 생활 습관이 원인이다. 또한 대변을 보고 나서 깨끗하게 뒤처리를 하지 않거나, 뒤처리를 할 때 뒤에서 앞으로 닦으면 항문 주변에 있던 세균이 요도로 들어가 감염되는 경우가 가장 흔하다.

수험생들이 방광염에 걸리는 이유

수험생 방광염의 가장 큰 원인은 '소변 참기' 때문이다. 소변을 참으면 방광에 가득찬 소변의 온도가 점점 높아져서 세균 번식에 적당한 조건이 된다. 더구나 수험생의 경우에는 계속 앉아 있기 때문에,

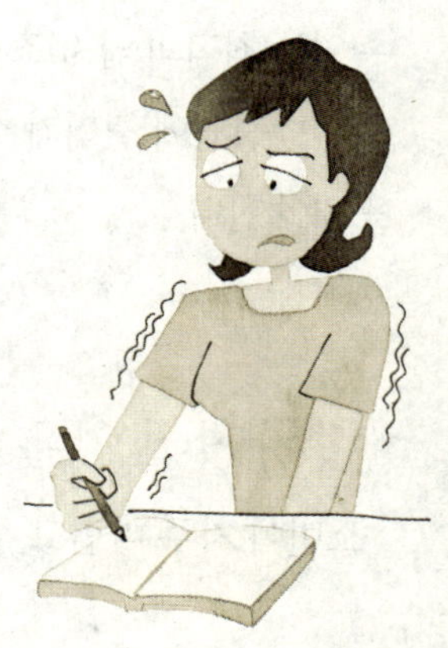

생식기 주위가 따뜻하고 축축해지므로 세균이 번식하기에 더없이 좋은 상태가 되는 것이다.

그리고 용변을 보고 나서 뒤처리하는 습관도 문제가 된다. 배변 후 뒤에서 앞으로 닦으면 항문에서 묻은 대장균이 요도와 질로 침범하여 방광염을 비롯하여 여성의 경우 질염, 냉·대하가 생기게 된다. 그밖에 팬티 스타킹, 생리대, 몸에 꼭 끼는 속옷, 자극성 화장지 등 불결한 위생용품들이 방광염의 발생을 더욱 부추긴다.

방광염은 남학생보다 여학생에게 많다

방광염은 여성이라면 평생 한 번쯤은 경험하는 흔한 질병으로, 여성이 남성보다 10배 이상 더 잘 걸린다. 이처럼 여성에게 방광염이 많은 것은 여성의 신체 구조 때문이다.

남성은 요도 길이가 20~25cm인데 비해 여성은 2.5~4cm로 지나치게 짧은 데다, 요도의 지름도 남성에 비해 2배나 크고 곧아서 세균이 침투하기가 아주 쉽다. 비유하자면 남성의 요도는 가늘고 긴 빨대라면, 여성의 요도는 짧고 굵은 볼펜대라 할 수 있다. 아무래도 세균들이 가늘고 긴 빨대보다는 짧고 속이 넓은 볼펜대를 통과하기가 더 쉬울 수밖에 없다. 더군다나 여성의 요도는 항문과 질 입구 바로 옆에 있어서, 항문과 질에 있는 세균이 요도로 침범할 수 있는 최적의 입지 조건을 갖추고 있는 셈이다. 이처럼 해부학적 구조상 여성은 방광염에 걸리기 쉬운 조건을 타고났으니, 생식기 청결에 각별한 신경을 써야 한다.

방광염이 있을 때 나타나는 증세

소변이 자주 마렵고, 소변이 마려우면 참을 수가 없어서 곧바로 화장실을

가야만 한다. 그런데 막상 소변을 보고 나서도 시원치가 않으며 항상 잔뇨감
이 남아 있다. 그리고 소변을 볼 때 아랫배에 저리는 통증이 있고, 요도가 찌
릿찌릿 타는 듯한 통증이 나타난다. 점점 심해지면 밤에 자다가 소변이 마려
워 자주 일어나게 되고 소변 끝 무렵 피가 한 방울 떨어지거나, 소변에 고름이
섞여 색깔이 뿌옇다.

방광염 환자의 생활수칙

1. 소변을 참지 않는다

소변을 참게 되면 방광 안의 세균이 점점 번식하고, 방광 내 압력이 높아져
서 소변이 요관으로 역류하여 신장까지 감염될 수 있다. 따라서 방광염 환자
는 소변을 시원하게 보도록 하고, 방광과 요도에 있는 세균을 소변과 함께 배
출시키는 것이 좋다.

2. 소변을 볼 때, 방광을 완전히 비운다

소변을 볼 때는 방광을 완전히 비워서 세균이 번식하지 못하게 하는 것이
중요하다. 변기에 앉아 몸을 앞으로 기울이면 남아 있는 소변이 더 나오게 되
므로, 소변을 다 보았다고 여겨져도 1분 정도는 배에 힘을 주면서 남은 소변
을 모두 배출시키도록 한다.

3. 용변 후에는 앞에서 뒤로 닦는다

용변 후에 뒤에서 앞으로 닦으면 항문의 대장균이 질과 요도로 옮겨와 감염
의 위험이 높아지기 때문에, 항상 앞에서 뒤로 닦아야 방광염과 질염을 예방
할 수 있다. 다만, 소변을 본 후 휴지로 요도를 꼼꼼히 닦는 것은 좋지 않다. 휴
지는 요도를 자극하고 휴지에 있는 균을 요도에 옮길 수 있으므로, 마른 거즈

등으로 물기만 닦거나 비데를 사용하는 것이 좋다.

4. 물은 하루 8컵 이상을 마신다

소변을 보면 방광과 요도에 있는 세균이 소변과 함께 배출될 수 있으므로, 물을 충분히 마셔서 소변을 많이 보게 하는 것이 방광염 예방과 치료의 기본이다. 그러나 카페인이 많이 들어 있는 커피와 탄산 음료, 술은 방광을 자극하여 방광염 증세를 악화시킬 수 있으므로 피하도록 한다.

5. 느슨한 순면 속옷을 입도록 한다

하체가 꽉 끼는 속옷을 입으면 생식기가 습하고 따뜻해져 세균이 번식하기 쉽게 되므로, 통풍이 잘 되는 헐렁한 순면 속옷을 입고 몸에 꽉 끼는 바지는 입지 않도록 한다.

6. 장시간 자전거 타기, 승마 등을 하지 않는다

자전거 타기 · 승마를 하면 요도가 계속 자극되고, 또한 골반에 습기가 차고 따뜻해져서 방광에 세균이 번식하기 쉬워진다. 따라서 자전거 타기 · 승마를 하고 나서는 물을 많이 마셔서 빨리 소변을 보도록 하며, 방광염이 걸렸을 때는 이런 운동을 피하도록 한다.

7. 여학생은 여성청결제를 사용하지 않도록 한다

여성들 중에는 여성청결제를 사용하여 외음부를 세척하다가 질염이나 방광염에 걸린 경우를 흔히 볼 수 있다. 여성의 질과 요도 주위에는 유해한 세균이 들어오지 못하도록 방어군 역할을 하는 유익한 유산균이 있는데, 여성청결제는 나쁜 세균뿐만 아니라 유익한 유산균까지 죽여 결과적으로 나쁜 세균이 자라도록 도와주는 역효과가 생기게 한다. 오히려 깨끗한 미온수 1컵에 식초 1큰술을 탄 물로 외음부를 세척하는 것이 훨씬 더 좋다.

8. 충분한 수면과 휴식을 취한다

방광염을 한 번 앓아본 환자는 감기나 과로로 체력이 떨어지면 세균에 대한 저항력이 약해져 방광염이 재발하는 경우가 상당히 많다. 따라서 충분한 수면과 휴식을 취하도록 하며, 영양가 있는 음식을 먹도록 한다.

방광염을 예방 · 치료하는 식품

1. 옥수수수염과 수박씨

옥수수수염은 소변을 잘 나오게 해주는 성분이 들어 있으므로, 옥수수수염 30g에 물 1ℓ를 넣고 푹 달인 후 하루에 물 대신 여러 번으로 나누

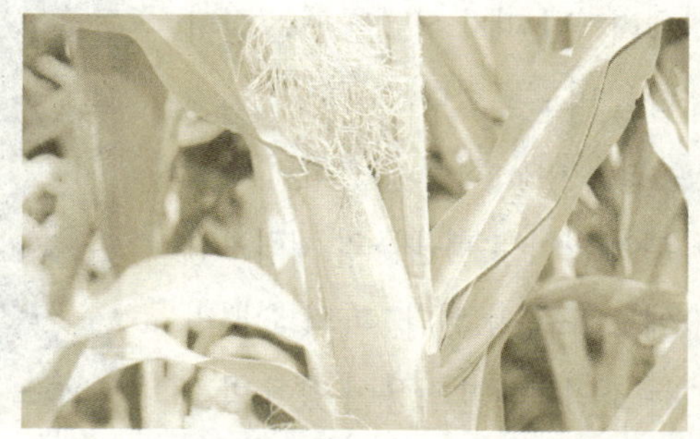

어 마신다.

이뇨 작용에는 수박도 빠지지 않는다. 수박에는 수분이 풍부할 뿐만 아니라, 이뇨 작용이 있는 칼륨이 많아 소변을 시원하게 볼 수 있도록 도와준다. 여름에는 수박을 먹으면 되고, 수박이 안 나오는 계절에는 수박씨를 대용하면 된다.

여름철에 수박을 먹을 때 씨를 모아 말려두었다가 오줌소태로 소변이 시원하게 나오지 않으면 수박씨를 갈아 1큰술씩 물에 타서 먹거나 수박씨 한 움큼을 물에 달여 차처럼 마시면 아주 좋다.

2. 고들빼기

고들빼기는 한방에서 '초용담'이라는 한약재로 더 유명한데, 초용담은 방광염의 대표적 처방인『용담사간탕』의 주요 구성 약재이다.

초용담은 소염 작용과 이뇨 작용이 탁월하여, 방광염과 같은 생식기 염증을 치료하는 데 주로 쓰인다. 따라서 방광염에는 고들빼기로 반찬을 해 먹거나, 고들빼기 12g에 물 800cc를 붓고 반으로 줄 때까지 달여서 하루 3회로 나누어 따뜻하게 마시도록 한다.

3. 팥파즙

방광염 환자가 소변을 볼 때 아랫배나 요도가 찌릿하며 소변이 흐리거나 피가 섞였을 때는 팥파즙을 먹도록 한다.

팥은 이뇨 작용이 강하면서 당분이 많아 수험생들의 체력보강에도 도움이 된다. 파의 흰뿌리는 소염·해열 작용이 있어 방광

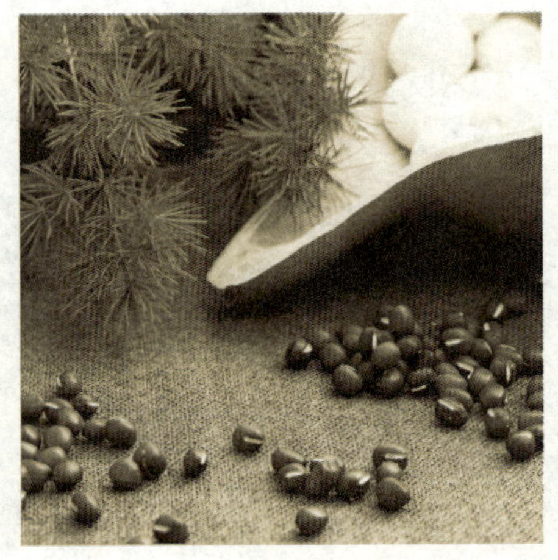

의 염증을 가라앉혀 주며, 유화알릴이라는 성분이 위장의 소화 기능을 증진
시켜 수험생들이 과로로 입맛을 잃었을 때에도 도움이 된다.

　팥 100g을 깨끗이 씻어 물 1ℓ 에 하룻밤 정도 담가둔다. 팥을 냄비에 넣어 센
불에 끓이다가 끓기 시작하면 중불로 줄이고 깨끗하게 씻어둔 파뿌리를 10개
정도 넣어 팥이 말랑말랑해질 때까지 약 30분 정도 더 삶는다. 이 때 위에 뜨
는 거품은 걷어내도록 한다. 이것을 체에 밭쳐 즙만 받아 하루 동안 2~3회로
나누어 마신다.

방광염을 다스리는 지압요법

　방광염이 생기면 허리와 아랫배를 따뜻하게 해주고 아랫배의 경혈을 지압
해 주는 것이 좋다. 복부의 수분(水分), 관원(關元), 수도(水道)를 지압해 준다.
　수분과 수도는 수분 배출을 조절하는 효과가 있어서, 방광염으로 소변이
시원하게 나오지 않을 때 지압해 주면 도움이 된다.
　관원은 인체 기운이 축적되어 있는 하단전으로 해부학적으로는 방광과 일
치하는 지점이므로, 지압을 해주거나 또는 한 번에 5장씩 뜸을 떠주면 더욱
효과적이다.

수분, 수도, 관원

　배꼽 위로 손가락 1마디만큼 올라간 점이
수분이다.

　배꼽에서 아랫배 아래의 딱딱한 뼈(치골)까
지를 이은 직선을 5등분했을 때, 배꼽에서
3/5 아래의 점이 관원이다.

　수도는 관원의 양쪽으로 손가락 2마디만큼
나간 점이다.

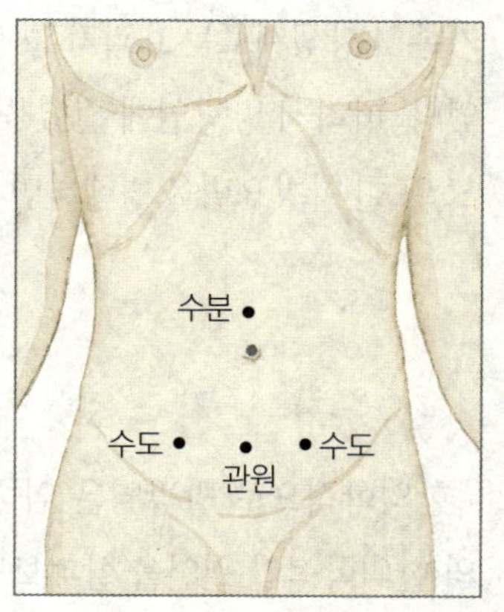

방광염의 진단과 치료

방광염은 병원에서 소변검사로 쉽게 진단할 수 있다. 치료는 3일~1주 정도 항생제 치료를 실시하면 되는데, 반드시 전문의의 진단과 처방 하에 복용해야 한다. 치료가 끝난 후에는 소변배양 검사를 통해 세균이 완전히 없어졌는지를 반드시 확인해야 한다.

그런데 문제는, 방광염은 치료된 후에도 재발이 잦다는 것이다. 최근의 연구에서 방광염 치료에 사용되는 항생제에 내성이 생긴 대장균이 발견되어, 기존의 항생제로는 효과가 없기 때문에 재발이 잦은 것이라는 결과가 발표되었다. 따라서 방광염에 걸렸을 때 약물치료와 함께 생활수칙을 반드시 지키고, 또한 한방요법을 병행하면 재발 방지에 도움이 될 것이다.

방광염을 치료하는 처방

한의학적으로 방광염은 임증(淋症)이나 소변불리의 범주에 속하며, 그것의 한의학적인 원인을 살펴보면 방광에 습열(濕熱)이 침입한 경우가 대부분을 차지한다. 방광에 습열(濕熱)이 침입하면 소변에 고름이 섞여 뿌옇거나 색깔이 진하며, 소변을 볼 때 아랫배가 타는 듯이 아프고, 소변이 자주 마렵게 된다. 또한 여학생들은 음부가 가렵거나 콩비지 같은 냉·대하가 흐르기도 한다. 남학생이라면 음낭에 땀이 차고 가려우며 부어오를 수도 있다.

　이처럼 하체에 습열이 차서 생긴 방광염에 기막힌 처방이 바로 『용담사간탕(龍膽瀉肝湯)』이다. 이 처방의 가장 주된 약재인 초용담은 우리가 흔히 고들빼기라고 하는 식물로, 생식기 염증을 치유하는 효과가 아주 강하다. 여기에 이뇨 작용이 강한 택사, 목통, 차전자, 적복령 등이 배합되어 세균을 배출하는 효과가 크다. 그래서 이 처방은 방광염뿐만 아니라 요도염, 여학생의 대하증, 남성의 전립선염 등 생식기 염증에 두루 도움이 된다. 한번 방광염에 걸리면 재발이 쉬우므로, 이뇨 작용과 항균 작용이 있는 한약을 병행하는 것이 재발 방지와 완치에 효과적이다.

용담사간탕(龍膽瀉肝湯)

초용담·시호·택사 각 4g, 목통·차전자·적복령·생지황·당귀·치자·황금·감초 각 2g.

부종

늦은 밤 라면을 먹고 잔 다음 날 아침이면, 얼굴이 퉁퉁 부어 학교 가는 것이 망설여진 경험이 한 번쯤은 있을 것이다. 반대로 밤에 집에 왔을 때 종아리가 코끼리 다리처럼 부어 양말자국이 선명히 남는 경우도 있을 것이다. 그러나 밤에 뭘 먹지 않았는데도 다음 날 아침에 어김없이 눈두덩이 부어오르면 '혹시 신장에 문제가 있는 것은 아닐까?' 의심하게 된다.

부종이란?

부종은 혈관 안에 있어야 할 수분이 모세혈관의 작은 구멍을 통해 혈관 밖으로 새어나와 불필요한 곳에 고여 있는 것이다. 수분이 몸에 들어오면 대사과정을 통해 땀이나 대·소변으로 빠져나가서 인체의 약 65% 정도를 유지하는 것이 정상이다.

그러나 수분대사에 이상이 생겨 수분이 배설되지 못하고 혈관에서 넘쳐나 결국 혈관 밖으로 이동하여 한 곳에 고이는 현상이 부종이다. 특히 눈꺼풀이나 발등과 같이 피부가 얇고 근육이 적은 곳에 잘 고인다.

수험생들에게 유난히 부종이 잘 발생하는 이유

수험생이 어느 한 시기에 부쩍 부종이 심해졌다면 '혹시 신장에 이상이 있는 것은 아닐까?' 하고 생각하겠지만, 청소년들이 신장이나 다른 장기에 실제로 질병이 생겨 부종이 생기는 경우는 별로 없다. 특히 수험생들이라면 불규칙하고 부적절한 생활 습관으로 인해 인체 신진대사 장애로 생긴 생리적 부종이 대부분이다.

수험생의 일과는 화장실에 가는 시간을 빼고는 거의 하루 종일 고정된 자세로 앉아 있다고 볼 수 있다. 그러니 소화가 안 되는 것은 당연하고, 혈액순환도 원활하게 이루어질 수 없다. 정상적으로는 혈액이 시원하게 온몸 구석구석을 돌고 남은 찌꺼기는 신장을 통해 몸 밖으로 배설되어야 하는데, 운동부족으로 혈액이 한 곳에서 오랫동안 정체되면 계속 누적되어 주변의 조직으로 빠져나가게 되어 몸이 붓는 것이다.

그리고 여름철에 유난히 붓는 학생들이 있다. 여름에는 적당히 땀을 흘려 노폐물이 배설되어야 하는데, 요즘에는 학교든 집이든 수험생이 있는 곳에는 시원하게 에어컨을 틀어주니 땀을 흘릴 기회가 없다. 그 결과 피부의 발한(發汗) 기능이 점차 떨어져 배설되지 못한 노폐물이 피부 아래에 쌓여 부종의 원인이 되기도 한다.

여학생이라면 거의 대부분이 생리가 다가올 때쯤 얼굴이 부어 푸석푸석해지고,

아랫배도 팽팽하게 붓는 경험을 한다. 이는 생리 전에 난포 호르몬이라는 여성 호르몬이 과다하게 분비되기 때문인데, 이 호르몬은 몸에 수분을 축적하는 성질이 있어서 생리 전에 몸이 붓게 되는 것이다. 그러나 생리가 시작되면 호르몬 분비가 줄어들어 자연스럽게 부기가 빠지므로 걱정할 필요는 없다.

부종의 한의학적 원인

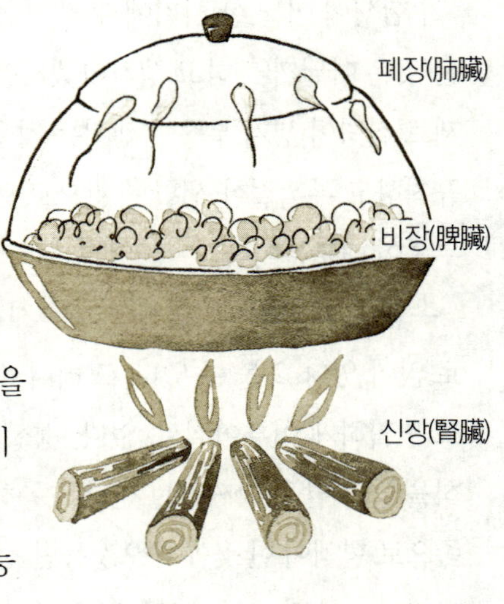

한의학에서는 부종의 원인을 비(脾)·폐(肺)·신(腎), 세 장기의 기능 이상으로 본다. 흡수된 수분을 온몸으로 퍼지게 하는 비장(脾臟), 기운을 내려 물길을 터주는 폐장(肺臟), 몸을 데워서 수분을 증발시키는 신장(腎臟)이 제 역할을 해야 수분대사가 원활해지는데, 이 세 장기 중 어느 하나라도 기능이 제대로 이루어지지 않으면 몸이 붓게 되는 것이다.

쉽게 비유하자면, 솥의 밥물이 끓어 수증기가 위로 올라가면, 이를 솥뚜껑이 아래로 뚝뚝 떨어뜨리고, 솥 밑에서는 불기가 적당히 타올라야 밥이 제대로 되는 법. 그러나 이 세 가지 조건이 충족되지 못하면 물기가 많아져 밥이 질게 되는 것이 부종이 생기는 이치와 같다.

부종의 초기 진단법

청소년들은의 부종은 단순한 생리적 대사 이상으로 발생하는 경우가 대부분이지만, 그것이 질병으로 인한 것이 아니라고 자가진단하는 것은 위험한 일이다. 따라서 부종이 질병으로 인한 것인지 아닌지를 감별해 내는 것이 중요하다.

일반적으로 손가락으로 장딴지를 눌렀을 때, 살이 올라오는 시간이 많이 걸린다면 병적인 부종이라 여긴다. 하지만 이와 같이 눈에 띄는 증세가 발견되려면 체액이 적어도 5,000cc 정도 쌓인 상태로, 이미 질병이 상당히 진행된 경우라고 볼 수 있다.

이처럼 병적인 부종은 초기에 증세를 발견하기가 어렵지만, 만약 다음과 같은 증세가 계속된다면 주의를 기울여서 관리해야 할 것이다.

① 체중 증가나 무거운 느낌이 있다.

② 아침·저녁의 체중 차이가 심하다.

③ 소변량이 줄었다.

④ 잠을 자다가 소변이 마려워 잠에서 깬다.

⑤ 신발이 꼭 낀다.

⑥ 몸이 붓는 느낌이다.

⑦ 소변색이 진해진다.

⑧ 반지가 꼭 낀다.

⑨ 아침에 눈이 붓는다.

⑩ 누우면 기침이 나고 숨이 차다.

⑪ 운동할 때 숨이 가쁘다.

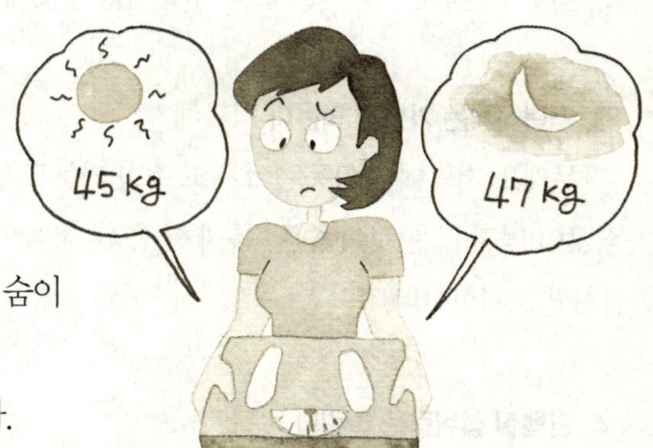

부종을 예방·치료하는 생활요법

1. 음식은 항상 싱겁게 먹는다

건강을 위한 1일 소금섭취권장량은 6g 정도이나, 한국인의 하루 평균섭취량은 15~20g으로 일본(12g)과 미국(8g)에 비해 훨씬 높아 부종이나 고혈압이 잘 생긴다. 따라서 부종을 예방하기 위해서는 하루 소금섭취량을 5g 이하 (1작은술)로 제한하도록 한다. 이는 사람들이 먹기에 아주 싱거운 정도로, 소금·간장 대신 식초나 레몬 등으로 간을 하며, 소금간이 많이 된 김·김치·된장·장아찌·젓갈·인스턴트 식품 등의 섭취를 줄이도록 한다. 특히 찌개나 국의 경우 싱겁게 조리되었더라도 국물을 많이 먹으면 소금섭취량이 늘게 되므로, 가급적 국물을 적게 먹도록 한다.

2. 부종이 있을 때, 물은 하루 1,200~1,500cc 이하로 마신다

건강한 사람들의 하루 평균 수분섭취량은 2,500~3,000cc로, 부종을 줄이기 위해서는 평상시의 절반 정도인 1,200~1,500cc로 제한하도록 한다. 특히 잠자기 전에 물을 마시는 것은 다음 날 부종을 일으키는 가장 큰 원인이 되므로, 잠자기 전 4시간 동안은 물을 마시지 않는 것이 좋다.

3. 저녁식사는 가볍게 먹는다

아무래도 저녁에는 활동량이 적고 소화 기능도 떨어지므로, 저녁에는 음식을 많이 먹지 않는 것이 좋다. 특히 짠 음식, 국물이 많은 음식을 피하고 수분 섭취량을 제한한다.

4. 단백질 섭취량을 늘린다

혈중 단백질 농도가 높아지면 삼투압이 증가하여 혈관 밖에 있던 수분을 혈관 속으로 끌어들이기 때문에, 부종이 줄어들게 된다. 질 좋은 단백질 식품으로는 살코기, 생선, 달걀, 우유, 참치, 조개 등이 있다.

5. 다리를 올리고 쉰다

오후에 다리가 부어 걱정인 학생은 가급적 오래 서 있거나, 오래 앉아 있는 것을 피한다. 가끔씩 누워서 다리를 올린 채로 쉬도록 하고, 여의치 않으면 다

리를 쭉 펴고 앉거나 무릎 굽혔다 펴기 운동 또는 발목 돌리기를
해주는 것도 좋다.

6. 규칙적으로 유산소운동을 한다

달리기, 줄넘기, 수영, 에어로빅, 등산 등 다
리 근육을 많이 쓰는 유산소
운동을 하루 30분, 주 3회
이상 한다.

부종을 막아주는 반신욕 & 족탕요법

1. 반신욕

반신욕은 혈액순환을 좋게 하여 낮동안
쌓인 피로와 부종을 말끔히 개선
해 줄 수 있다. 양파망에 한 단 분
량의 파뿌리 또는 양파 1개를 넣어
욕조에 담근 채 반신욕을 하거나,
청주 1.5ℓ를 타면 훨씬 더 좋은 효
과를 볼 수 있을 것이다.
반신욕을 하지 못할 경우에는 족탕요
법으로 대신하는 것도 좋다. 반신욕과 족탕요
법을 하면 전신의 혈액순환이 좋아져 다리뿐만 아니라 얼굴의 부종을 빼는
데에도 아주 효과적이다.

2. 족탕요법

40~42℃의 따뜻한 물을 복사뼈 위 3cm만큼 채우고 발을 담그고 있다가
10분 정도 지나 발을 깨끗이 씻고 수건으로 물기를 완전히 닦아준다.
손에 로션이나 오일을 듬뿍 발라 발바닥에서 종아리쪽으로 밀어올리면서
여러 번 마사지를 해준다. 종아리 아래에 정체되어 있던 혈액과 림프액의
흐름이 원활해져 다리 부종이 깨끗이 해결될 것이다.

운동할 시간이 없다면, 짬짬이 다리를 아래쪽에서 위쪽으로 마사지해 주는
것도 도움이 된다.

7. 비만이거나 과체중인 사람은 체중을 줄인다

비만인 사람은 혈액순환 장애와 신진대사 저하로 부종이 오기가 쉽다. 따
라서 지방이 많은 튀김 · 피자 · 치킨 등을 줄이고, 섬유질이 많은 야채와 과
일을 많이 먹도록 한다.

부종을 가라앉히는 식품

1. 율무

율무는 '의이인' 이라는 한약재로 소화 기능 강화와 이뇨 작용이 있어서 부
종 치료에 많이 쓰인다. 또한 식욕억제 효과와 함께 칼로리도 낮아서 밥을 지
어먹으면 다이어트 효과도 볼 수 있다.

그러나 시중에 나와 있는 율무차는 첨가물이 많이 들어 있어 큰 효과를 기
대할 수 없으므로, 율무밥이나 율무차를 직접 만들어 먹는 것이 좋다.

깨끗이 씻은 율무를 껍질을 벗긴 후 프라이팬에 볶아 분쇄기로 갈아서 1일
3회, 식전에 따뜻한 물에 타서 마신다. 삶은 율무와 현미를 1:1 비율로 밥을
지어먹거나 보리차처럼 끓여 물 대신 마셔도 좋다.

2. 옥수수수염

옥수수수염은 이뇨 작용이 매우 강해, 소변이 시원하게 나오지 않고 아침
에 얼굴이 자주 붓는 학생들에게 효과 만점이다. 또한 혈압과 혈당강하 작용
이 있어서 고혈압과 당뇨병 등 성인병을 예방해 준다.

옥수수수염 30g에 물 1ℓ를 넣고 푹 달인 후 하루에 여러 번으로 나누어 물

대신 마시도록 한다. 여기에 이뇨 작용이 강한 차전자를 25g 정도 넣고 함께 달여 마시면 더욱 좋다.

주의할 점은, 손발이 차고 소화가 잘 안 되는 사람은 옥수수수염과 궁합이 맞지 않으므로 피하도록 한다.

3. 팥

팥은 신장에 부담을 주지 않으면서 소변 배설을 촉진하는 작용이 강해 신장

부기를 내리는 효과가 좋은, 율무호박죽

율무는 이뇨 작용과 대사 기능 항진 작용이 탁월하여 부종과 비만, 여드름에 효과적이며 최근에는 항암 작용까지 있는 것으로 밝혀졌다. 호박은 이뇨 작용이 있을 뿐만 아니라 당질, 단백질, 비타민 A · C 등의 영양분이 풍부하므로 '율무호박죽'은 부기를 가라앉히는 효과와 함께 영양식으로써 수험생들 밤참으로 그만이다.

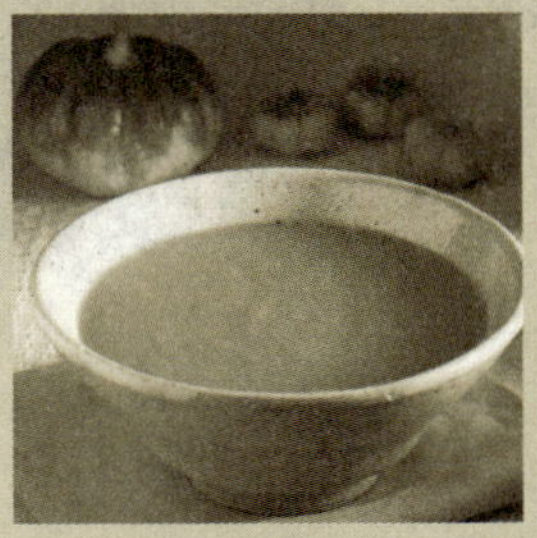

재료 늙은호박 1/2개, 율무 1컵, 팥 1컵, 찹쌀가루 1/2컵.

만드는 법 ① 호박은 반으로 갈라 씨를 파내고, 3~4cm 두께로 썰어 껍질을 벗긴 후, 토막내어 냄비에 담는다. 호박이 잠길 정도로 물을 넉넉히 부어 센 불로 끓이고, 한소끔 끓어오르면 약한 불로 줄여 1시간 이상 푹 곤 후 주걱으로 으깨어 준다.

② 팥이 잠기도록 물을 부어 센 불에서 끓이다가 끓기 시작하면 중불로 줄여 팥이 말랑말랑해질 때까지 약 30분 정도 더 삶되, 끓을 때 위에 뜨는 것을 걷어낸다.

③ 율무가 잠기도록 물을 붓고 푹 삶아 놓는다.

④ 호박에 삶은 팥과 율무를 넣고 약한 불에 끓이다가 찹쌀가루를 찬물에 풀어서 넣어준다. 아주 약한 불에서 덩어리지지 않게 주걱으로 열심히 저어 준다.

⑤ 푹 익으면 그릇에 담고 기호에 따라 황설탕을 넣어 먹는다.

질환으로 인한 부종에도 어느 정도 도움이 된다. 특히 곡류 중 비타민 B_1이 가장 많이 함유되어 있어서 피로회복이나 기억력, 집중력 증진에 도움이 된다. 섬유질도 풍부하여 포만감을 주고 변비를 막아주므로 다이어트식으로도 아주 효과적이다.

팥 100g을 깨끗이 씻어 물 1ℓ에 하룻밤 정도 불렸다가 냄비에 넣어 센 불에서 한소끔 끓인 다음, 다시 중불로 줄여 팥이 말랑말랑해질 때까지 약 30분 정도 더 삶되, 끓을 때 위에 뜨는 거품을 걷어내도록 한다. 이것을 체에 밭쳐 즙을 내거나 믹서기에 간 후 냉장 보관하여 하루 2~3회로 나누어 시원하게 먹는다.

4. 호박

호박은 항이뇨 호르몬의 분비를 억제해 이뇨 작용을 촉진하므로, 꾸준히 먹으면 부종을 내려줄 수 있다. 또한 당질, 단백질, 비타민 A · C등 영양분이 풍부하므로 수험생들의 영양식으로도 그만이다. 대개는 팥을 넣어 호박죽을 많이 끓여 먹는데, 이뇨 작용이 강한 율무와 함께 죽을 쒀 밥 대신 먹으면 체중조절 효과도 크다.

부종을 다스리는 지압요법

삼음교는 하지를 지나는 간(肝) · 비(脾) · 신(腎) 등 세 개의 음경락(陰經絡)이 만나는 곳으로서, 수분 대사 이상으로 인한 부종이나 설사 그리고 여성의 생리와 관계된 증세 등을 다스리는 기능이 있다. 특히 여성의 생리 전 부종과 하지 부종이 있을 때 지압을 하면 아주 좋은 효과를 볼 수 있다.

수분은 섭취한 음식물을 물과 찌꺼기로 나누어 주는 곳이며, 수도는 물이 통하는 길이라는 의미로 둘 다 내장의 수분 대사 장애로 인한 부종을 치료하는 효과가 있다.

1. 삼음교

안쪽 복사뼈에서 손가락 3마디 위의 점이다.

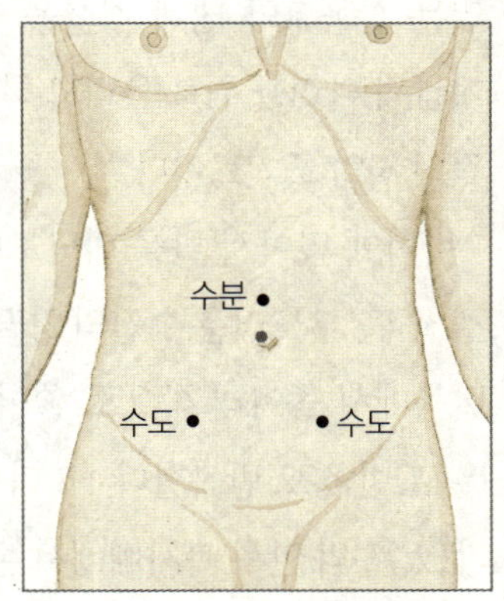

2. 수분

배꼽에서 손가락 1마디 정도 위로 올라간 점이다.

3. 수도

배꼽의 좌우 양쪽으로 손가락 2마디 정도 떨어진 곳에서, 아래로 손가락 4마디 정도 내려간 점이다.

부종이 나타나는 부위별 지압요법

1. 눈두덩 부종

아침에 자고 일어나 눈두덩이 심하게 부을 때는 양쪽 가운뎃손가락을 이용해 눈 주위의 경혈을 꾹꾹 눌러 지압해 준다. 5분 정도 실시하면 눈두덩이 아주 가벼워질 것이다.

눈썹머리 부분의 찬죽(攢竹)→눈썹 중간 부분의 어요(魚腰)→눈썹 꼬리 부분의 사죽공(糸竹空)→눈꼬리에서 1cm 정도 떨어진 부분의 태

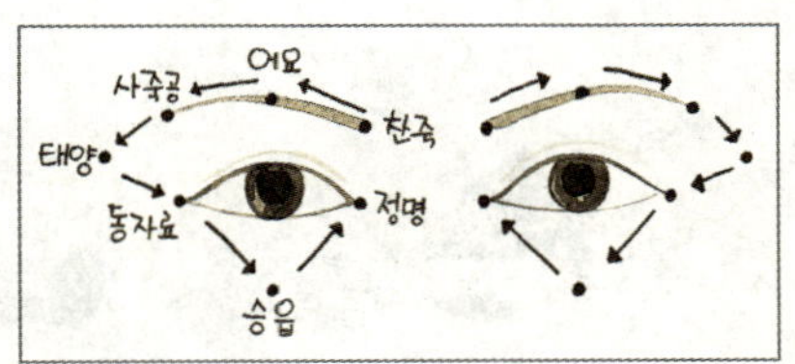

양(太陽)→눈꼬리 부분의 동자료(瞳子髎)→눈동자 아래 부분의 승읍(承泣) →눈머리 부분의 정명(精明) 순서로 양쪽 가운뎃손가락을 이용해 꾹꾹 눌러 주면서 지압한다.

2. 종아리 부종

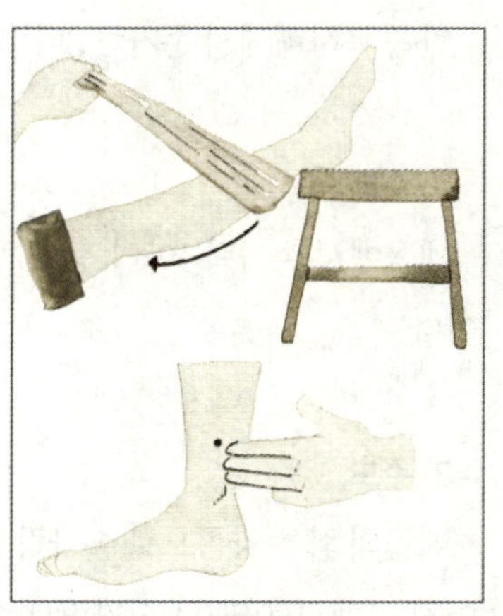

오후가 되면서 하지가 점점 부어오를 때에는 다리 마사지와 함께 하지 부종을 다스리는 삼음교와 태계 경혈을 지압해 준다. 가급적 다리를 위로 올리고 하는 것이 효과적인 지압 포인트이다.

바닥에 앉아서 발을 바닥보다 높은 곳에 걸친 후, 부드러운 수건의 양끝을 감아잡고 발목에서 종아리 쪽으로 쓸어올리기를 좌우 20번 정도 반복한다. 그 다음 안쪽 복사뼈의 바로 뒤 움푹 들어간 곳인 태계(太谿)와 안쪽 복사뼈에서 손가락 3마디 위인 삼음교(三陰交)를 10초 정도 천천히 눌러준다.

3. 배 부종

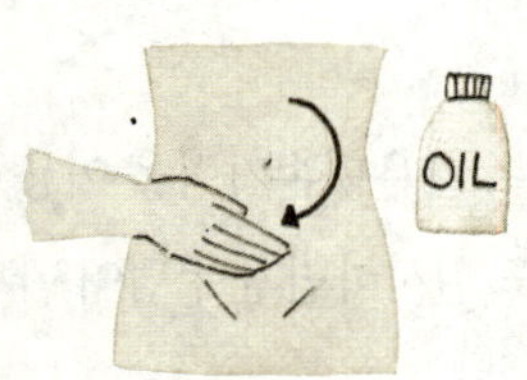

여학생들이 생리 전 아랫배가 그득하게 부어올라 불쾌할 때에는 배에 따뜻한 찜질을 하거나 마사지를 해주고, 동시에 다리에 있는 삼음교를 지압해 주면 생리통, 생리불순, 부종 등의 해결에 큰 도움이 된다.

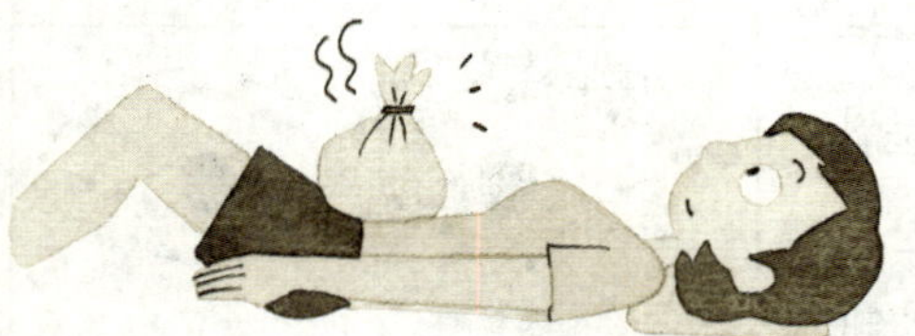

손에 오일을 듬뿍 발라 배꼽을 중심으로 시계 방향으로 마사지를 해준다. 또는 굵은소금

을 프라이팬에 볶아 주머니에 넣고 15분 정도 배꼽 위에 올려놓으면 배가 한 결 가벼워진다. 이 때 너무 뜨거우면 배에 수포가 생길 수 있으므로 얇은 수건을 밑에 깔아 온도를 조절하도록 한다.

부종을 다스리는 처방

『오령산(五苓散)』은 인체 수분 대사를 촉진시키는 다섯 가지 약재로 구성되어 있어, 인체의 한쪽에 수분이 편재된 상태를 개선하여 부종을 다스리는 대표적 처방이다. 팔·다리와 피부 아래에 정체된 수분을 혈관으로 끌어들이는 저령, 위장관의 잉여 수분을 혈관으로 끌어들이는 복령과 백출, 몸 속 깊은 곳에 고인 수분을 배출시키는 택사, 그리고 말초혈관을 확장시켜 신장의 여과 기능을 항진시키는 육계를 배합하여 수분 대사가 완벽하게 이루어질 수 있도록 치밀하게 짜여진 처방이다.

'팔·다리나 얼굴 등 몸의 일부가 잘 붓는다, 갈증이 심하다, 소변이 시원하게 나오지 않는다, 배에서 꾸룩꾸룩 소리가 난다, 뱃속에 물이 찬 것처럼 그득하고 소화가 안 된다' 고 할 때 복용하면 전체적인 기혈순환이 정상화되어 모든 증세를 효과적으로 줄여줄 수 있다.

오령산(五苓散)

택사 10g, 적복령 · 백출 · 저령 6g, 육계 2g.

요통과 허리디스크

요즘은 20~30대는 물론이고 중 · 고등학생 심지어는 초등학생들도 허리가 아파 병원을 찾는 경우가 드물지 않다. 힘든 일을 하는 것도 아니고 가만히 앉아 공부만 하는 학생이 허리가 아플 일이 뭐가 있겠는가 하겠지만, 요즘은 육체노동자 못지않게 정신노동자나 학생들도 요통을 많이 호소한다. 허리는 안 쓰면 안 쓸수록 주변의 근육과 인대가 약해져 척추뼈를 제대로 지탱하지 못하기 때문이다.

수험생 요통의 원인

요즘의 생활 패턴은 어른, 아이 할것없이 과거에 비해 많은 변화가 생겼다. 걷는 시간은 줄어든 반면 차를 타는 시간이 늘어나고, 푹신한 침대와 소파에서 생활하며, 책상에 앉아 컴퓨터를 이용하는 일이 많아졌다. 물론 이러한 변화로 인해 생활의 편리함이 늘어난 것은 사실이지만, 기계가 일을 대신해 주는 만큼 사람의 몸은 점점 퇴화되어 가고 그로 인해 많은 육체적 질병이 뒤따르게 된다. 그 대표적인 것이 요통이다.

적당한 운동이나 노동으로 허리의 힘을 길러주어야 주변의 근육과 인대가 단련되어 척추뼈를 잘 지탱할 수 있다. 그러나 허리를 쓰지 않으면 주변의 근육과 인대는 점점 약해져, 가벼운 물건을 들거나 허리를 약간만 잘못 비틀어도 삐끗하기 십상이다. 거기다 학생들의 성장이나 체격을 고려하지 않은 책·걸상 때문에, 습관적으로 엉덩이를 빼고 앉거나 허리를 너무 숙이는 등 잘못된 자세가 습관화되고 그로 인해 허리에 무리가 와서 요통이 발생한다.

척추가 비뚤어져 일어날 수 있는 질환

척추	관련부위	증상 및 질환
제1경추	뇌혈관, 뇌, 얼굴, 귀	두통, 불면증, 고혈압, 만성 피로
제2경추	눈, 시신경, 청각 신경, 코	안과 질환, 난시, 사시, 축농증
제3경추	안면신경, 삼차신경, 얼굴	신경통, 신경염, 여드름, 습진
제4경추	코, 입, 입술	청각 상실, 목·어깨의 통증
제5경추	성대, 인후, 인두	후두염, 목쉼, 목·어깨의 통증
제6경추	목, 어깨, 편도선	목의 경직, 견비통, 편도선염
제7경추	갑상선, 어깨, 팔꿈치	갑상선 이상, 견비통
제1흉추	식도, 기관지, 팔꿈치	천식, 기침, 팔 아래 부분 통증
제2흉추	심장, 관상동맥	심장 기능 이상, 심장병
제3흉추	폐, 기관지, 늑막, 유두	폐렴, 기관지염, 늑막염
제4흉추	담낭, 담관	담낭 질환, 황달
제5흉추	간, 복강 신경	간 질환, 혈액순환 장애, 빈혈
제6흉추	위장	위장 장애, 소화불량
제7흉추	췌장, 십이지장	췌장염, 십이지장염, 당뇨
제8흉추	비장, 횡격막	비장 기능 이상, 호흡곤란
제9흉추	부신, 신장	부신 질환, 신장 질환
제10흉추	신장	신장염, 신우염, 만성 피로
제11흉추	신장, 수뇨관	신장 질환, 수뇨관 질환
제12흉추	소장, 임파선	장 질환, 불임증
제1요추	대장, 사타구니	변비, 설사, 대장염, 사타구니 통증
제2요추	충수, 복부, 대퇴부	복부 질환, 대퇴부 통증
제3요추	자궁, 난소, 방광, 성기	방광 질환, 생리불순, 생리통
제4요추	좌골신경, 허리 부위, 전립선	좌골신경통, 요통, 배뇨곤란
제5요추	좌골신경, 무릎 아래 부위	좌골신경통, 요통, 혈액순환 장애
천골	엉치뼈	천장 관절 질환
미골	직장, 항문	치질, 치루, 항문 질환, 미골 통증

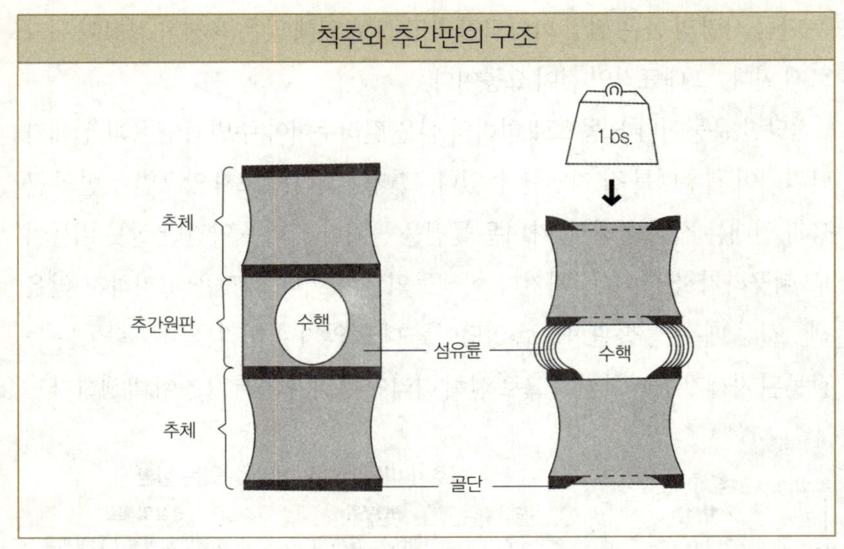

허릿병의 대명사격인, '허리디스크'

허리가 아프면, '혹시 허리디스크가 아닐까?' 걱정하는 학생들도 있을 것이다. 허리디스크란 척추와 척추 사이에서 쿠션 역할을 하는 디스크가 밖으로 삐져나와 다리로 가는 신경을 누르는 질환이다. 그래서 허리뿐만 아니라 허벅지에서 다리까지 땅기는 등 좀더 심각한 증세가 동반된다.

허리디스크의 2대 원인은 잘못된 자세와 운동부족이다. 오랫동안 허리에 부담이 되는 자세를 유지하면서, 운동으로 허리의 힘을 기르지 않으면 척추 뼈 사이의 디스크가 밖으로 밀려나오게 된다. 하지만 아직 나이가 어린 중·고등학생들은 어른에 비해 디스크가 튼튼하고 탄력이 있기 때문에 허리디스크 질환에는 잘 걸리지 않는다. 그러나 자세를 교정하지 않고, 허리의 힘을 기르지 않으면 허리의 부담이 점점 누적되어 단순한 허리 통증이 허리디스크로 발전할 가능성이 높다. 따라서 허리에 통증이 있다면 허리디스크로 진행하는 것을 막기 위해, 지금부터라도 바른 자세를 취하도록 노력하고 허리 주변의 근육과 인대를 강화하는 운동을 꾸준히 해주도록 한다.

요통을 예방하는 허리강화운동

척추 주변의 근육과 인대를 강화하는 운동을 꾸준히 하면, 관절의 유연성이 증가되고 굳어진 근육이 풀어져 요통이 줄어들고 허리디스크를 예방하는 효과까지도 얻을 수 있다.

다음의 허리강화운동 중 2~3가지를 선택하여, 1주에 3회 이상 실시한다.

1. 위를 보고 누운 자세 1

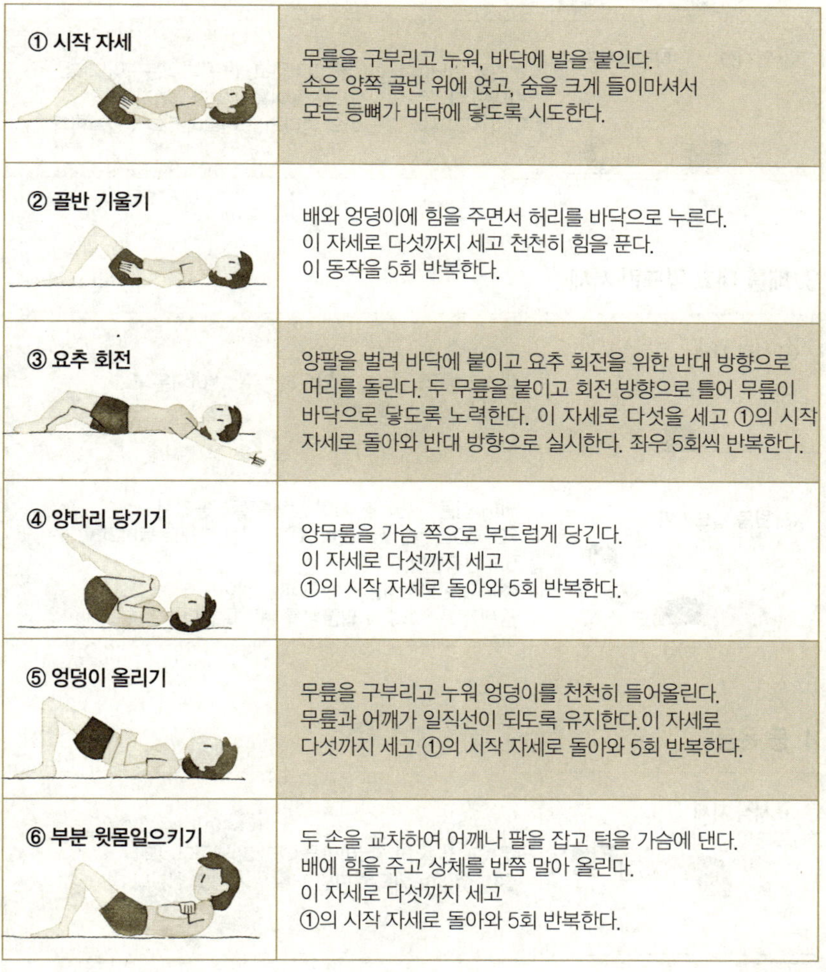

① 시작 자세	무릎을 구부리고 누워, 바닥에 발을 붙인다. 손은 양쪽 골반 위에 얹고, 숨을 크게 들이마셔서 모든 등뼈가 바닥에 닿도록 시도한다.
② 골반 기울기	배와 엉덩이에 힘을 주면서 허리를 바닥으로 누른다. 이 자세로 다섯까지 세고 천천히 힘을 푼다. 이 동작을 5회 반복한다.
③ 요추 회전	양팔을 벌려 바닥에 붙이고 요추 회전을 위한 반대 방향으로 머리를 돌린다. 두 무릎을 붙이고 회전 방향으로 틀어 무릎이 바닥으로 닿도록 노력한다. 이 자세로 다섯을 세고 ①의 시작 자세로 돌아와 반대 방향으로 실시한다. 좌우 5회씩 반복한다.
④ 양다리 당기기	양무릎을 가슴 쪽으로 부드럽게 당긴다. 이 자세로 다섯까지 세고 ①의 시작 자세로 돌아와 5회 반복한다.
⑤ 엉덩이 올리기	무릎을 구부리고 누워 엉덩이를 천천히 들어올린다. 무릎과 어깨가 일직선이 되도록 유지한다. 이 자세로 다섯까지 세고 ①의 시작 자세로 돌아와 5회 반복한다.
⑥ 부분 윗몸일으키기	두 손을 교차하여 어깨나 팔을 잡고 턱을 가슴에 댄다. 배에 힘을 주고 상체를 반쯤 말아 올린다. 이 자세로 다섯까지 세고 ①의 시작 자세로 돌아와 5회 반복한다.

2. 위를 보고 누운 자세 2

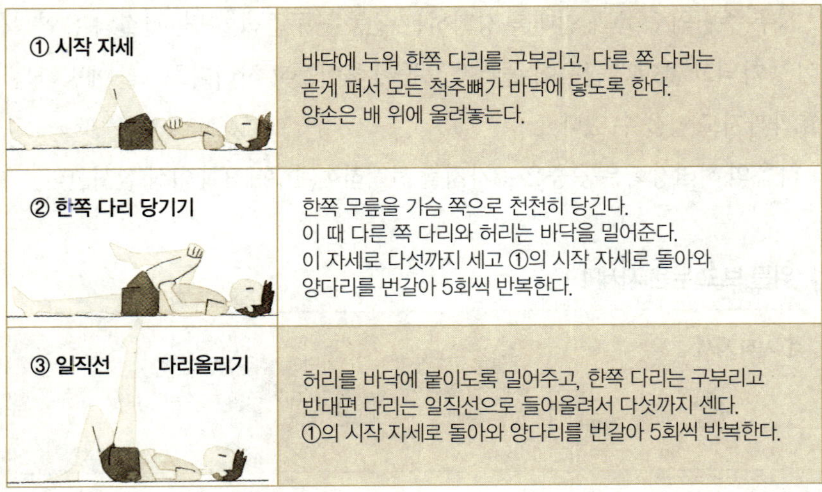

① 시작 자세	바닥에 누워 한쪽 다리를 구부리고, 다른 쪽 다리는 곧게 펴서 모든 척추뼈가 바닥에 닿도록 한다. 양손은 배 위에 올려놓는다.
② 한쪽 다리 당기기	한쪽 무릎을 가슴 쪽으로 천천히 당긴다. 이 때 다른 쪽 다리와 허리는 바닥을 밀어준다. 이 자세로 다섯까지 세고 ①의 시작 자세로 돌아와 양다리를 번갈아 5회씩 반복한다.
③ 일직선 다리올리기	허리를 바닥에 붙이도록 밀어주고, 한쪽 다리는 구부리고 반대편 다리는 일직선으로 들어올려서 다섯까지 센다. ①의 시작 자세로 돌아와 양다리를 번갈아 5회씩 반복한다.

3. 배를 대고 엎드린 자세

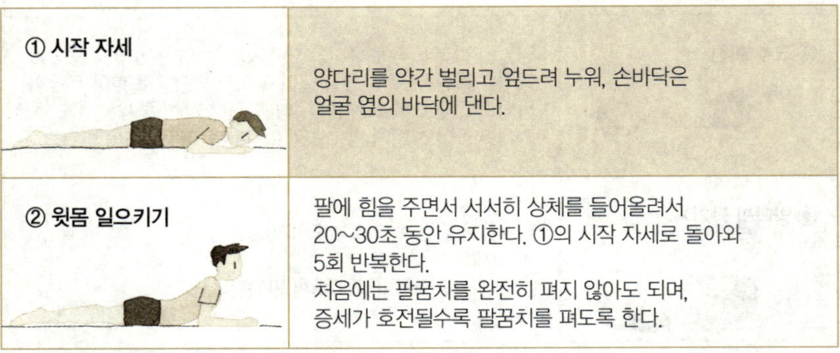

| ① 시작 자세 | 양다리를 약간 벌리고 엎드려 누워, 손바닥은 얼굴 옆의 바닥에 댄다. |
| ② 윗몸 일으키기 | 팔에 힘을 주면서 서서히 상체를 들어올려서 20~30초 동안 유지한다. ①의 시작 자세로 돌아와 5회 반복한다. 처음에는 팔꿈치를 완전히 펴지 않아도 되며, 증세가 호전될수록 팔꿈치를 펴도록 한다. |

4. 등 운동

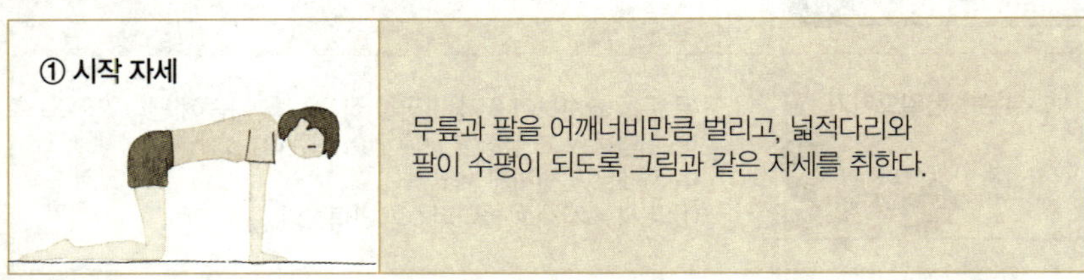

| ① 시작 자세 | 무릎과 팔을 어깨너비만큼 벌리고, 넓적다리와 팔이 수평이 되도록 그림과 같은 자세를 취한다. |

<table>
<tr><td>② 고양이 등 – 낙타 등
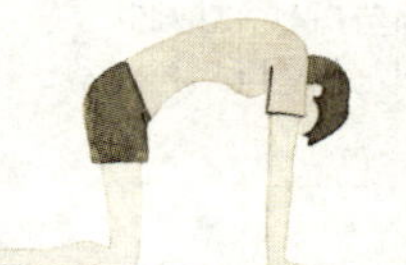</td><td>●**고양이 등** : 고개를 천천히 아래로 향하는 동시에 숨을 내쉬면서 무릎과 손을 바닥으로 밀면서 등을 최대한 둥글게 만든다. 이 때 시선은 배꼽 쪽을 향하고, 다섯을 센다.
●**낙타 등** : 고개를 천천히 위로 들어올리는 동시에 숨을 들이쉬면서 배가 아래로 부풀어지고 허리는 아래로 축 처지게 한다. 이 자세로 다섯을 센다.
고양이 등과 낙타 등 동작을 교대로 5회씩 반복한다.</td></tr>
<tr><td>③ 팔 늘리기
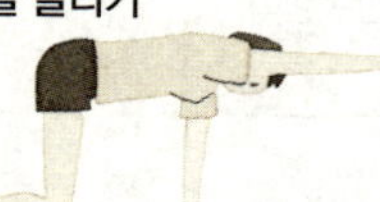</td><td>한쪽 팔을 일직선으로 늘려주면서 다섯까지 센다.
이 때 고개를 숙이지 말고, 몸통도 한쪽으로 기울지 않아야 한다.
양쪽 팔을 교대로 5회씩 반복한다.</td></tr>
<tr><td>④ 다리 늘리기
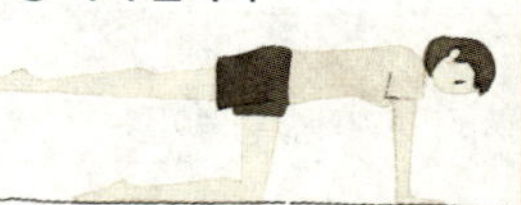</td><td>다리를 뒤로 일직선으로 들어올려 바닥과 수평을 유지하여 다섯까지 센다. 이 때 몸통이 한쪽으로 기울거나 허리, 머리, 다리가 처지지 않아야 한다.
양쪽 다리를 교대로 5회씩 반복한다.</td></tr>
</table>

5. 의자에 앉은 자세

<table>
<tr><td>① 시작 자세
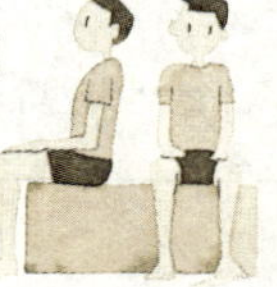</td><td>발바닥이 바닥에 닿게 하고 의자에 앉는다.</td></tr>
<tr><td>② 측면 늘리기
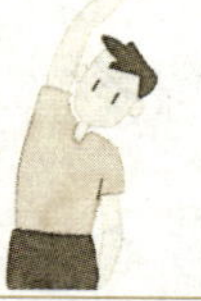</td><td>한쪽 팔을 들어올려 반대쪽으로 늘려주고 다섯까지 센다.
이 때 몸통을 비틀지 않도록 주의한다.
양쪽을 교대로 5회씩 반복한다.</td></tr>
<tr><td>③ 척추 늘리기
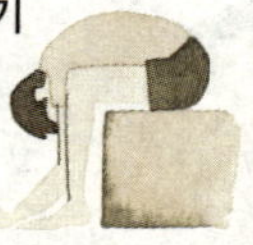</td><td>목의 긴장을 풀고 몸통을 천천히 아래로 구부려 다섯까지 센다.
①의 시작 자세로 되돌아와 5회 반복한다.</td></tr>
<tr><td>④ 목 돌리기
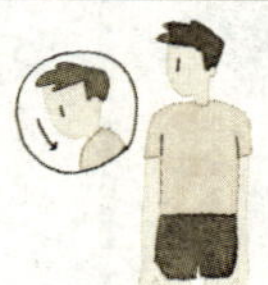</td><td>턱을 약간 아래로 당기고 머리를 옆으로 돌린다.
이 때 몸통은 그대로 두고 고개만 돌리도록 하며, 시선은 돌리는 방향의 어깨너머를 향한다.
이 자세로 다섯까지 세고, ①의 시작 자세로 되돌아와 5회 반복한다.</td></tr>
</table>

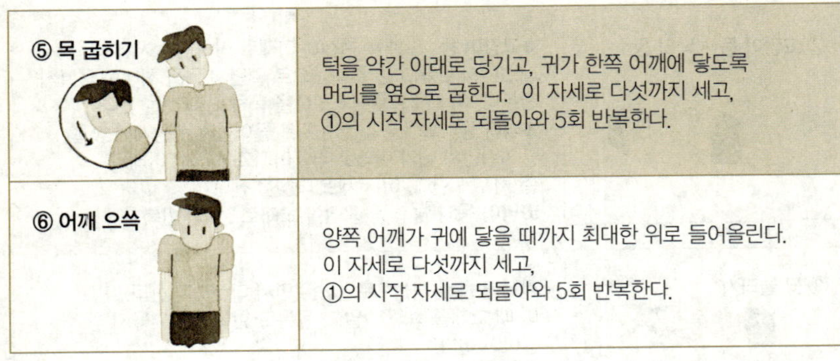

6. 벽에 기댄 자세

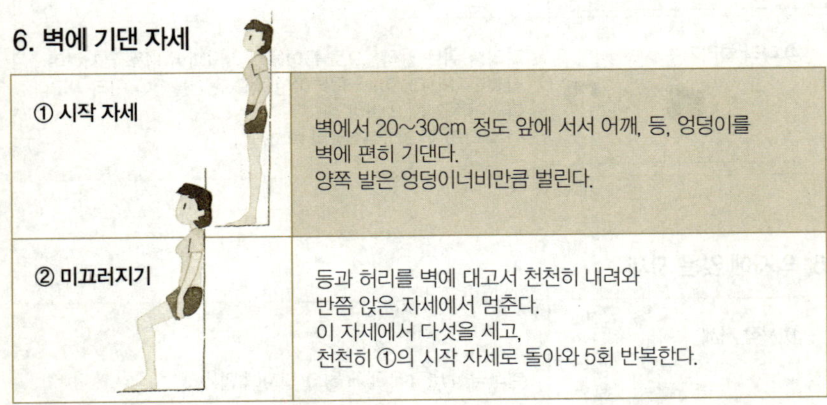

요통을 예방하는 바른 자세법

1. 의자에 앉을 때

무릎은 엉덩이 높이와 같도록 하며, 의자가 높은 경우 발받침을 사용하여 발바닥이 바닥에 닿도록 한다. 엉덩이를 의자 뒤까지 바짝 붙여 앉고, 허리 뒤에는 쿠션을 받쳐서 허리가 곧게 펴지도록 한다.

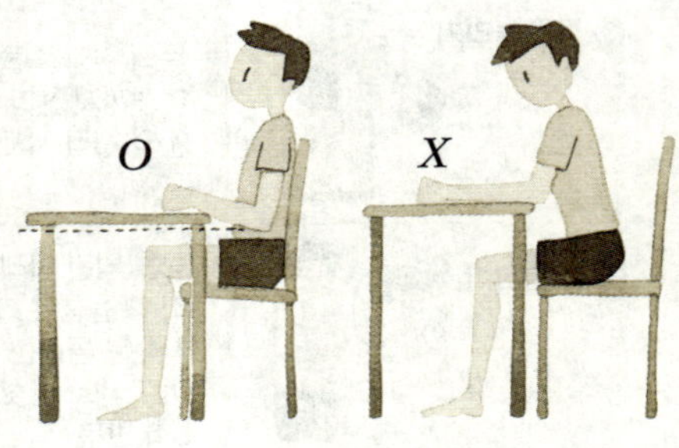

책상 높이는 팔꿈치보다 5cm 정도 높은 것이 좋으며, 책상에 앉을 때는 허리를 의자의 등받이에 대고 곧게 펴도록 노력한다. 아무리 좋은 자세도 한 자세를 오래 유지하는 것은 좋지 않으므로, 가끔 자세를 바꿔주도록 한다.

2. 잠잘 때

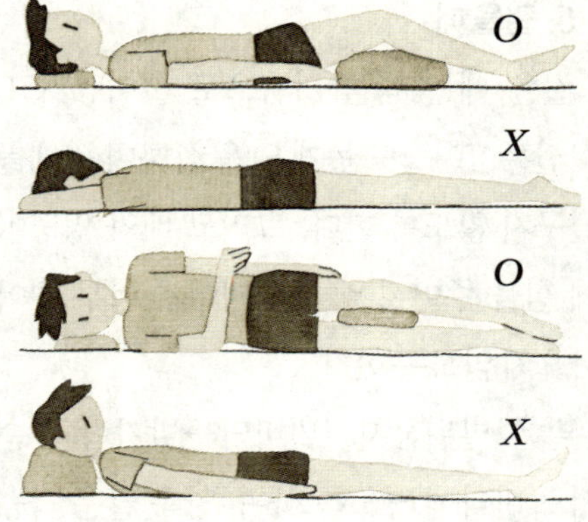

침대나 요는 푹신한 것보다 약간 단단한 것이 좋다.

옆으로 잘 때는 무릎을 구부리고 무릎 사이에 베개를 괴는 것이 좋고, 똑바로 잘 때는 무릎 밑에 베개를 넣어서 무릎을 약간 구부리는 것이 좋다.

엎드리거나, 높은 베개를 베고 무릎을 편 상태로 자면 허리에 부담을 주므로 피하도록 한다.

3. 자고 일어났을 때

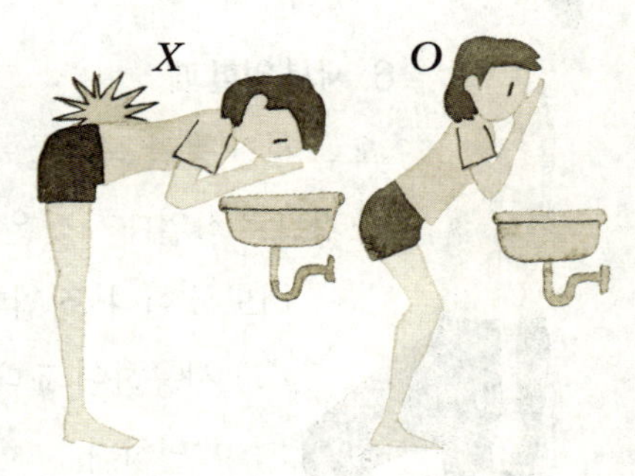

자고 일어났을 때는 굳어진 몸을 풀어주기 위해 간단한 스트레칭을 하고 나서 움직이는 것이 좋다. 세수나 양치를 할 때 허리를 구부리면 허리에 부담을 주므로, 허리는 펴고 무릎을 살짝 구부리도록 한다.

4. 물건을 들 때

물건을 들 때 허리를 구부리면 허리에 부담이 커지므로 좋지 않다. 허리는 펴고 무릎을 굽히도록 하며, 물건을 몸에 바싹 붙여서 드는 것이 허리에 부담이 적다. 그리고 물건을 어깨보다 높이 들 때는 반드시 의자나 받침대를 이용하여 허리가 뒤로 젖혀지지 않도록 주의한다.

　무거운 물건을 옮겨야 할 때에는 짐을 앞에서 당기지 말고, 뒤에서 미는 것이 허리에 부담이 적다.

5. 걸을 때

　걸을 때는 턱을 가슴으로 끌어당기고, 시선은 15° 정도 높게 앞을 향하며 고개를 떨구지 않도록 한다. 그리고 배와 엉덩이에 힘을 주어서 배나 엉덩이가 너무 튀어나오지 않도록 한다.

　발은 발뒤꿈치→발바닥→발가락의 순서로 바닥에 닿도록 하며, 양쪽 발은 가능한 한 수평을 이루도록 노력한다. 신발은 쿠션이 좋고, 굽이 낮은 신발(4cm 이하)이 좋다.

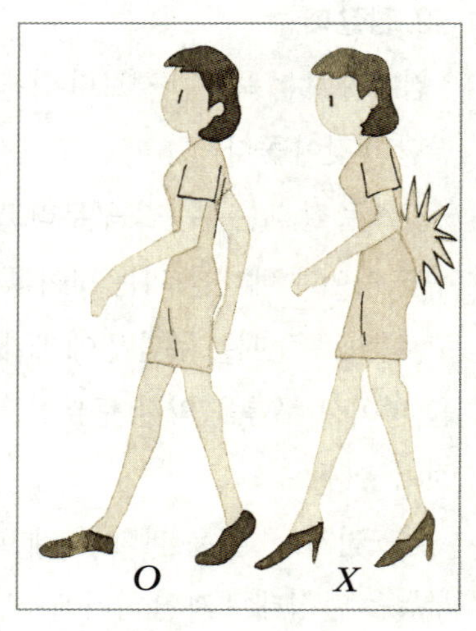

6. 서서 일할 때

　오랜 시간 동안 허리를 구부리고 일을 하면 허리에 많은 무리가 가므로 작업대가 낮은 경우에는 의자에 앉거나 무릎을 구부리도록 한다. 작업대의 높이가 키에 맞더라도 발 받침을 사용하여 교대로 발을 올려놓는 것이 허리에 부담이 덜하다.

7. 몸을 돌릴 때

　허리만 틀어서 뒤를 돌아보면 허리에 무리가 가기 때문에, 가급적이면 발을 옮겨서 돌거나 또는 몸과 발목을 함께 돌리도록 한다.

한방에서의 요통 치료법

한방에서는 요통 환자 치료시 침구요법을 기본으로 한다.

침 자극을 통해 척추 주변의 기혈 순환이 원활해지고, 근육과 인대가 강화되는 효과를 볼 수 있다. 그 외에도 척추 교정이 필요한 환자는 추나요법, 허리 주변의 근육과 인대를 지지해 주거나 강화할 필요가 있는 환자는 테이핑요법, 그리고 장부(臟腑)와 기혈(氣血)의 허실(虛實)에 따라 약물요법을 시행한다.

요통의 원인과 증세, 환자의 체질에 따라 치료법은 달라지지만, 임상에서 가장 기본적으로 시행되는 방법은 다음과 같다.

1. 침구 · 지압요법

① 대장수, 요양관

양쪽 옆구리를 더듬으면 만져지는 골반뼈의 위 끝과 같은 높이에 있는 척추가 제4요추로, 척추 주위의 경혈점을 찾는 기준점이다.

제4요추 가운데 있는 점이 요양관이며, 제4요추 양쪽으로 손가락 1마디 반만큼 떨어진 곳이 대장수이다.

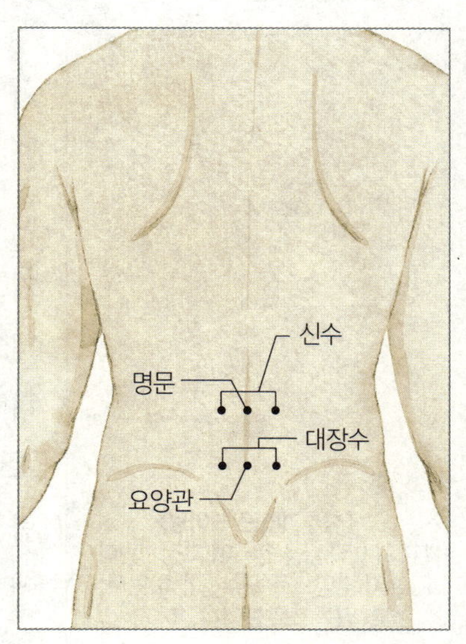

② 신수, 명문

제3요추 바로 위 제2요추의 가운뎃점이 명문, 제2요추 양쪽으로 손가락 1마디 반만큼 떨어진 곳은 신수이다.

③ 위중

무릎 뒤 오금 부위에 통통하게 살이 오른 부위의 중점이 위중으로, 이 점을 누르면 찌릿한 느낌이 종아리 아래로 전달되는 것이 느껴진다.

④ 곤륜

바깥쪽 복사뼈와 아킬레스건 사이에 약간 오목하게 들어간 부분이 곤륜이다.

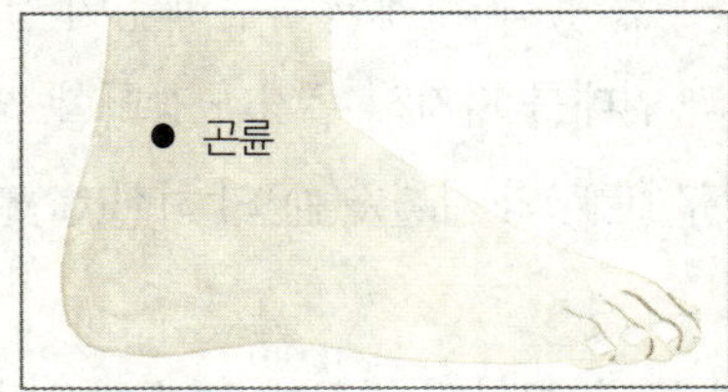

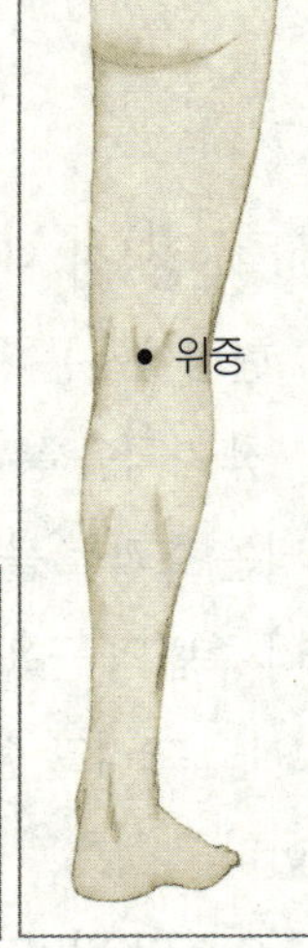

2. 테이핑 요법

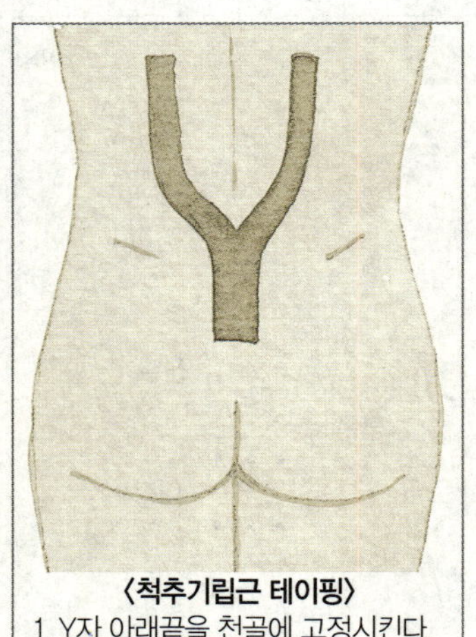

〈척추기립근 테이핑〉
1. Y자 아래끝을 천골에 고정시킨다.
2. 환자를 앞으로 구부리게 하면서 척추 양쪽으로 붙여나간다.

테이핑 요법이란 피부에 특수 테이프를 붙여 근육을 강화하고 혈액순환을 활발히 하여 통증을 줄여주는 요법이다. 요통이 있을 때, 문제가 되는 근육을 찾아 그것을 강화시키고 교정을 하기 위해 근육의 방향에 따라 테이프를 붙여주면 통증이 줄어들게 된다. 허리 주변에는 많은 근육이 있으나, 대표적으로 허리를 수직으로 받치고 있는 척추기립근을 강화하는 테이핑을 시행하면 요통에 좋은 효과를 볼 수 있다.

3. 추나요법

추나요법이란 전문의의 손으로 환자의 특정 부위(경혈, 압통점, 척추, 관절 등)를 조작하여 인체의 생리·병리적 상황을 조절함으로써 치료 효과를 거두는 방법이다. 요통 환자는 틀어진 척추뼈를 X-ray 소견과 손으로 찾아내어 제자리로 정렬시키고, 뭉쳐진 근육을 풀어줌으로써 통증을 완화시켜 주는 방법을 시행한다.

이처럼 추나요법은 요통의 근본적 원인을 바로잡는 것을 목표로 하기 때문에 치료율이 높고 효과가 지속적인 장점이 있다.

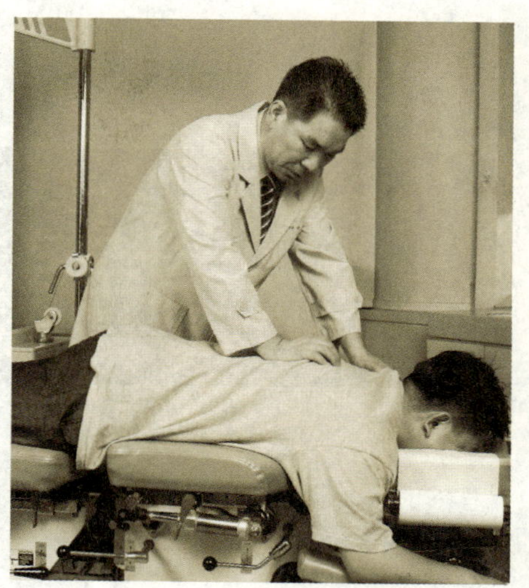

4. 약물요법

한방에서는 요통의 종류를 원인에 따라 10가지로 집약하여 십종요통(十種腰痛)으로 분류하였다. 따라서 그 치료 처방 또한 원인과 증세에 따라 여러 가지로 달라질 수 있다. 일반적인 수험생 요통에는 『보신탕(補腎湯)』을 쓰면 효과가 있다.

허리의 뼈와 근육을 강화하는 파고지 · 두충 · 우슬에 기혈(氣血)을 소통시켜 통증을 줄여주는 회향 · 현호색으로 구성되어, 운동부족으로 약해진 허리를 튼튼하게 해준다.

보신탕(補腎湯)

파고지 · 회향 · 현호색 · 우슬 · 당귀 · 두충 · 황백 · 지모 각 4g, 생강 3쪽.

척추측만증

'척추측만'은 등을 뒤에서 보았을 때 일직선을 이루어야 할 척추가 'S'자로 휘어진 것을 말한다. 한 연구 기관의 조사결과에서 우리 나라 중·고생의 8% 이상이 척추가 10° 이상 휘어졌으며, 그 중 여학생의 척추측만증 수가 남학생보다 5배나 많다고 한다. 척추측만증이 있으면 그 자체로는 통증이 없어 가벼이 여길 수 있으나, 점점 진행되면 내장 기능에도 영향을 미칠 수 있기 때문에 조기 발견과 올바른 자세 등으로 교정이 필요하다.

척추측만증이란?

척추측만증이란 뒤에서 보았을 때 곧게 펴져 있어야 할 등뼈가 좌우로 휘어져 있는 질환이다. 대개 어릴 때부터 척추가 비틀어지기 시작하여 성장과 함께 휘는 정도가 점점 더 심해진다.

그러나 척추측만증은 다른 척추 질환과는 달리 통증이 없어 조기 발견이 어려우며, 부모가 자녀의 척추측만증을 발견하여 병원을 찾을 때에는 안타깝게도 대부분 치료 시기가 늦은 경우가 많다.

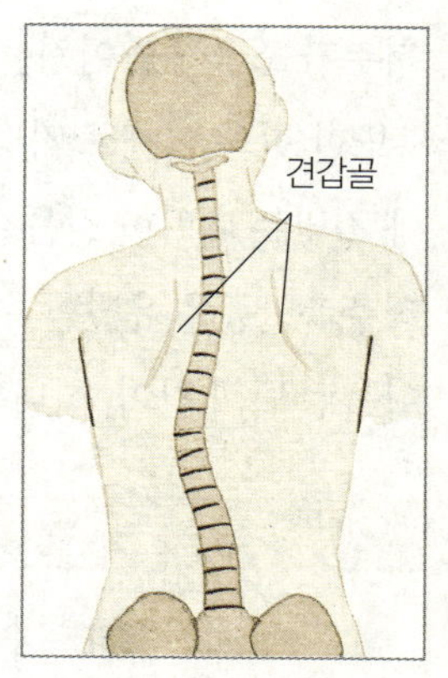

왜냐하면 척추의 측만이 육안으로 관찰될 정도라면 이미 상당히 진행된 상태이기 때문이다. 따라서 조기 발견을 위해 부모님들은 자녀의 성장이 끝날 때까지 주기적으로 등뼈를 점검할 필요가 있다. 성장기에는 뼈가 부드러워 교정을 하면 치유가 쉽지만, 그렇지 않고 성인이 되면 비틀어진 상태로 굳어져 치료가 어려워진다.

자녀의 척추측만증 여부는 앞으로 등을 구부리게 하여 뒤에서 살펴보면 쉽게 알 수 있다. 이 때 등의 높이가 좌우 비대칭이거나 어느 한 쪽 견갑골이 더 튀어나올 경우 척추측만증을 의심할 수 있다. 자가진단법으로는 옷을 벗고 거울을 봤을 때 어깨나 골반의 높이가 좌우 대칭을 이루지 않고 한 쪽으로 기울어진 경우 척추측만증이 의심된다.

통계에 의하면 우리 나라 청소년 10명 중 1.5명은 척추측만증이 있으며, 특히 남학생에 비해 여학생의 발병 빈도가 5배나 높은 것으로 조사됐다.

척추측만증의 원인

요즘 학생들은 과거에 비해 밖에서 뛰노는 시간은 줄어든 대신, 컴퓨터 앞에 앉아 있는 시간이 많아졌고, 빠른 성장 속도 때문에 학교의 책·걸상이 체형에 맞지 않는 경우가 태반이다. 이 때문에 학생들은 편한 자세를 찾아 삐딱하게 앉는 습관을 들이게 되고, 그 결과

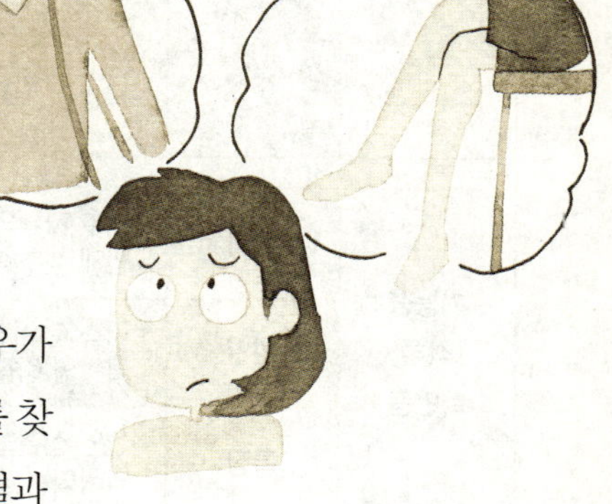

척추가 조금씩 틀어지는 것이다.

또한 한쪽 어깨로 가방 메기, 엎드려 자기, 몸을 비틀어 자기, 힙합 스타일에 걸맞는 삐딱한 걸음걸이, 다리 꼬고 앉기 등 좌우 비대칭적인 자세는 모두 척추측만증을 유발할 수 있다. 사람의 척추는 일자 막대가 아니라 층층이 쌓아올린 탑과 같아, 하나의 층이 비틀어지면 균형을 맞추기 위해 다른 층도 연

척추측만증의 분류				
구조성 척추 측만증	정의	특별한 원인 없이 척추뼈의 배열이 틀어지는 경우로, 대부분의 성장기 척추측만증이 여기에 해당한다.		
	원인	특별한 원인이 발견되지 않는다.		
	특징	대부분 통증이 없어 조기진단이 어렵다. 척추측만증 환자 대다수(80%)가 여기에 속한다. 10세부터 성장이 완료되는 15~17세까지의 청소년기에 가장 많다. 남자보다 여자에게 5배 가량 많이 발생한다.		
	분류	선천성	출생~3세	남아에게 좀더 자주 나타나며, 일반적으로 자연 치유된다.
		유아형	4~9세	남녀의 빈도 차이는 없으며, 조기에 교정을 시작하면 치료 결과가 좋다.
		사춘기형	10~16세	척추측만증 환자의 대부분이 사춘기형에 해당하며, 전체 환자 중 여학생이 85%를 차지한다. 1년에 평균 3~5°, 심한 경우는 12~15°가 휘어질 정도로 척추측만증의 진행이 빠르다. 그러나 치유되는 속도는 더디기 때문에 집중적인 자세교정과 치료가 필요하다.

기능성 척추 측만증	정의	척추 자체의 배열이 틀어진 것이 아니라, 다른 원인 질환으로 인해 척추측만증이 생긴 경우를 말한다.
	원인	디스크, 급성 허리염좌. 골반의 이상으로 다리의 길이가 달라질 때, 고관절 질환.
	특징	원인 질환을 제거하면 척추측만증이 사라지게 되고 악화되는 경우도 드물다.

쇄적으로 조금씩 비틀어지는 현상이 나타나기 때문이다.

만약 이를 조기에 발견해 틀어진 층을 하나씩 맞춰나가면 교정은 쉽게 될수 있다. 하지만 시간이 지날수록 사람의 움직임과 함께 변형은 점차 심해지고 주변의 근육과 관절이 그에 맞춰 굳어 버리기 때문에, 똑바로 맞추려면 적지 않은 시간이 소요될 수밖에 없다. 따라서 요즘처럼 척추측만증이 많이 발생할 수밖에 없는 현실에서 올바른 자세를 몸에 익숙해지도록 노력하는 것이 척추측만증 예방을 위해 무엇보다 중요하다.

척추측만증의 조기진단법

1. 서 있을 때······

① 머리가 가운데 있지 않거나, 한쪽으로 기울어져 있다.

② 어깨의 높이가 좌우 비대칭이다.

③ 좌우 견갑골의 높이가 다르고, 한쪽 견갑골이 튀어나와 있다.

④ 골반의 높이가 좌우 비대칭이다.

⑤ 팔을 편히 늘어뜨렸을 때, 손끝이 닿는 높이가 다르다.

2. 등을 바닥과 평행하도록 앞으로 구부렸을 때······

① 한쪽 등이나 엉덩이가 한쪽으로 기운다.

② 어깨, 견갑골, 골반의 높이가 좌우 비대칭이다.

이처럼 척추가 휘어지면 좌우 비대칭으로 보이는 외형 이외에도, 또 다른 문제점은 자신의 실제 키보다 작아 보이게 된다는 점이다. 물론 척추측만증으로 인해 키 자체가 줄어들거나 성장이 안 되는 것이 아니라, 척추가 옆으로 굽어짐으로 인해 전체 신장이 줄어 보이는 것이다. 그러나 이 경우 척추 교정을 통해 척추를 곧게 펴면 자신의 숨겨진 실제 키를 찾을 수 있다.

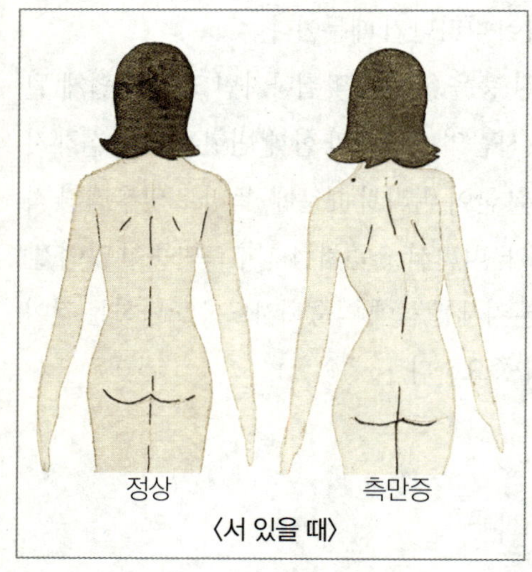

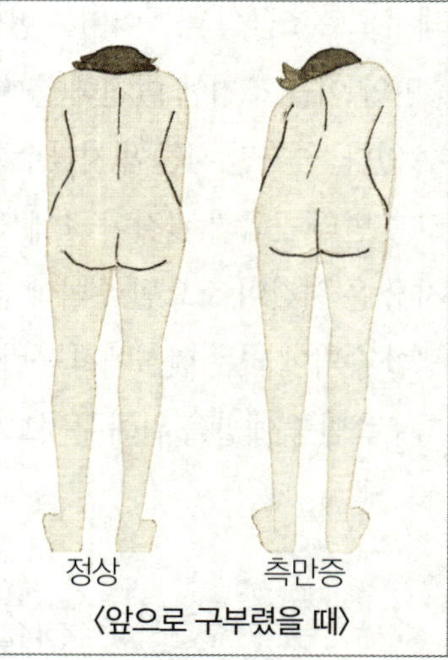

　그리고 척추측만증은 여학생들에게 많은데, 여학생의 경우 척추 측만으로 인해 좌우 가슴의 발육속도 차이가 있어 가슴 크기가 다를 수 있고 가슴의 높이나 위치가 좌우 비대칭이 되어 상당한 고민거리로 작용할 수 있다.

　이처럼 척추측만증이 외모에 신경을 많이 쓰는 청소년기에 주로 발생하기 때문에, 자신에 대한 부정적인 이미지가 고착될 수 있으며 그로 인한 자신감 상실 등 정신적인 문제까지 일어날 수 있다.

　기존의 의학계에서는 척추측만증이 있으면 외모의 문제만 있을 뿐, 별다른 통증이 없을 것이라는 설이 일반적 견해였다. 물론 척추측만증의 정도가 초기에서 중기로 진행할 때까지는 특별한 증세가 나타나지 않는다.

　그러나 척추측만증이 어느 정도 진행되면 척추 주변의 근육·인대·신경 등도 자연히 압박을 받게 되므로 요통, 등결림, 어깨결림, 두통, 항강증 등의 증세가 나타날 수 있다. 그로 인해 학습 능력이나 운동 능력이 떨어지기도 한다. 척추측만증은 척추와 연결된 갈비뼈의 발달에도 영향을 미칠 수 있으며, 아주 드물게는 어그러진 갈비뼈에 폐와 심장이 눌려 수명 단축의 원인이 되기도 한다.

척추측만증의 양방 치료

척추측만증은 척추 X-ray 검사만으로도 정확한 진단이 가능하다. 환자가 서 있는 자세에서 척추 전신을 X-ray 촬영한 후, 척추의 휘어진 정도를 콥각(Cobb's angle) 측정법으로 측정하여 콥각이 10° 이상이라면 척추측만증으로 진단한다.

환자의 척추측만증 정도와 나이에 따라 관찰, 보조기 착용, 수술 등 3단계로 나누어 치료한다.

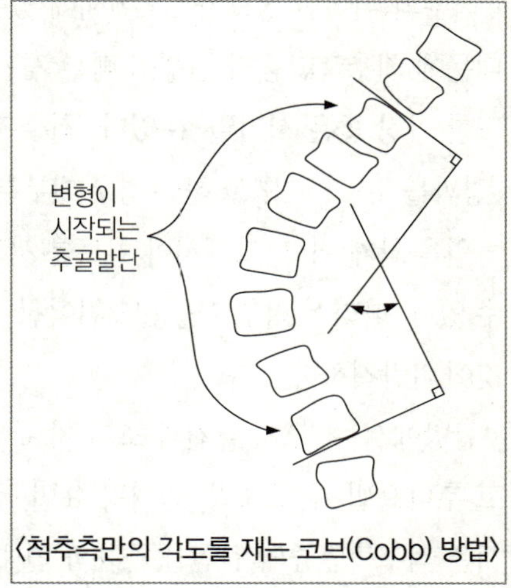

〈척추측만의 각도를 재는 코브(Cobb) 방법〉

치료법	콥각	내용
관찰	20° 이하	측만증 환자의 80% 정도는 콥각이 20° 이하로 경미하여 특별한 치료를 하지 않고, 6개월에 한 번씩 X-ray 검사로 경과를 관찰한다.
보조기 착용	20~40°	휘어진 각도가 20~40° 이며, 성장이 멈추지 않은 경우 보조기를 착용한다. 보조기는 척추측만증이 더 이상 악화되지 않도록 억제해 주는 역할을 하며, 하루 23시간 이상 착용을 해야 효과가 지속된다. 보조기를 착용하는 동안은 등이 펴진 것 같아 보이지만, 보조기를 제거하면 다시 원래 상태로 돌아가기 쉬우므로 성장이 끝날 때까지 계속 착용해야 한다. 보통 여학생은 성장이 멈추는 시기인 14~15세까지, 남학생은 15~16세까지 보조기를 착용한다.
수술	40~50° 이상	척추측만증 환자 중 수술이 필요한 경우는 1,000명 중 2~3명 꼴이다. 척추측만증의 수술 적용의 원칙은 처음 발견될 때 40° 이상이거나 보조기 착용중 40° 이상으로 악화될 경우 수술을 고려한다. 그러나 수술에 대한 결정은 나이가 중요 변수이다. 성장이 많이 남은 환자는 40° 이상인 경우 수술치료를 시도하지만, 성장이 끝난 경우에는 척추측만증이 40° 이상이라도 수술할 필요는 없다는 것이 일반적 견해이다. 성장이 끝난 환자는 척추측만증이 50° 이상이거나 또는 신체 불균형이 심할 때 수술을 고려할 수 있다.

척추측만증의 한방 치료

척추의 휘어진 정도가 20° 이내에 있는 성장기 학생들은 관절이 유연하기 때문에 척추측만증의 진행이 빠른 시기이며, 반대로 생각하면 치료의 효과 또한 가장 좋은 시기일 수 있다. 척추측만증 발견시 콥각이 20° 미만이어서 '경과를 두고 보자!' 고 하는 경우 대부분 시간이 지나면 20° 이상이 되어 다시 병원을 찾게 되고, 그제서야 치료를 시작하면 '소 잃고 외양간 고치는 격' 일 수 있다. 따라서 척추측만증도 휘어진 정도가 가장 적을 때 치료를 시작하는 것이 바람직하다.

한방에서는 '조기 발견과 조기 치료' 를 척추측만증 해결의 관건으로 여기고 추나요법, 침구요법, 테이핑 요법, 한약요법을 병행하고 있다. 한의학에서는 척추측만증의 원인을 근육과 인대의 불균형한 성장으로 보고, 이를 보완하기 위해 환자의 체질에 따라 음양(陰陽), 장부(臟腑), 기혈(氣血)의 부조화된 부분을 찾아내 조화를 맞춰주는 한약을 투여한다.

추나요법은 한쪽으로 치우친 척추와 근육·인대에 부드러운 압력을 가함으로써 척추가 일자로 재정렬되도록 유도하는 효과가 있다. 또한 한 쪽으로만 치우쳐 발달한 등 근육에 자침을 해서 양쪽 근육과 인대의 균형 있는 성장을 유도하며, 같은 맥락으로 등에 테이핑 요법을 시행한다.

척추측만증을 예방하는 자세

1. 서 있을 때……

귀-어깨-골반-무릎-복숭아 뼈가 일자가 되도록 항상 바르게 한다.

2. 앉을 때……

귀-어깨-골반이 일자가 되도록 하며 상체와 허벅지, 허벅지와 무릎이 직각을 이루도록 노력한다. 허리를 받쳐줄 수 있는 의자를 사용하거나 허리의 패인 부분에 쿠션을 고이도록 한다. 책상에 앉아서는 머리를 앞으로 숙이거나 또는 엉덩이를 빼고 상체를 의자에 기대는 자세, 상체를 한쪽 옆으로만 기우는 자세, 턱을 고이는 자세 등을 피하도록 한다.

3. 누울 때……

옆으로 누울 때는 무릎을 약간 구부리고 사이에 베개를 넣고, 바로 누울 때는 베개를 무릎 아래에 넣는 것이 가장 좋은 자세이다. 엎드려 자는 버릇은 척추측만증을 유발할 수 있으므로, 올바른 자세로 자는 습관을 들이도록 한다.

4. 가방이나 물건을 들 때……

가방은 항상 양쪽 어깨로 메고, 물건을 들 때에도 양손에 비슷한 무게로 나누어 들도록 한다.

척추측만증에 대한 잘못된 상식

1. 척추측만증이 있으면 키가 크지 않는다?

척추측만증이 있더라도 성장은 그대로 이루어지고, 다만 옆으로 휘어져 자라기 때문에 키가 크지 않는 것처럼 보이는 것이다. 따라서 조기에 척추교정을 받으면, 원래의 키를 보상받을 수 있다.

2. 칼슘이 부족하면 척추측만증이 생긴다?

자녀가 척추측만증이라는 진단을 받으면 '혹시 잘 먹이지 못해서 그런 것은 아닐까?' 라며 자책하는 부모님도 있다. 특히 뼈는 칼슘과 관계가 있기 때문에, 칼슘 부족과 척추측만증의 관계를 문의하는 경우도 많다.

그러나 척추측만증과 칼슘은 무관하다. 칼슘을 충분히 공급하면 뼈가 튼튼히 자라게는 하지만 휘어 자라는 것을 막지는 못하며, 칼슘이 부족하면 골다공증이 생길 수도 있지만 척추측만증이 생기지는 않는다.

3. 척추측만증이 있으면, 심장과 폐의 이상으로 수명이 단축된다?

아주 심한 척추측만증 즉, 콥각이 100° 이상 휘어진 경우에는 심장이나 폐 기능에 지장이 와서 생명에 지장을 줄 수 있다. 하지만 이런 경우는 아주 극히 드물며, 대부분 이렇게 되기 전에 외관상의 문제를 발견하여 병원을 찾아 치료를 받기 때문에 안심해도 된다.

4. 척추측만증이 있으면 척수신경에 마비가 올 수 있다?

척추측만증이 오래 되면 척추 사이에 있는 디스크가 한쪽으로만 눌려 디스크탈출증이 발생할 수 있다. 그로 인해 허리의 통증이나, 다리로 가는 신경이 눌려 다리 저림증이 생기기도 한다. 하지만 일반적으로는 척수신경 마비까

┃ 어머니! 잠깐만요

척추측만증과 요통

병원에서 자녀의 척추측만증 진단을 받으면, 부모님들은 '너는 척추가 이 모양이 될 때까지 아픈 것도 몰랐나?' 며 자녀의 둔함을 탓한다. 등뼈가 휘면 당연히 허리가 아플 거라고 생각하기 때문이다. 하지만 놀랍게도 척추측만증은 웬만큼 심하지 않는 이상 통증이 별로 없다.

물론 통증이 없으면 본인으로써는 다행한 일이나, 문제는 통증이 없기 때문에 발견이 늦어진다는 점이다. 누차 강조하는 바이지만 척추측만증 해결의 열쇠는 바로 조기 발견에 있기 때문에 발견이 늦어질수록 해결 방법 또한 늦어지고 힘들어질 수밖에 없다. 따라서 자녀들이 허리가 아프지 않다고 해서 무조건 허리가 건강하다고 단정하지 말고, 6개월에 한 번씩 '척추측만증 조기진단법' 을 참고하여 자녀의 척추를 점검하도록 한다.

지 진행하지는 않으며, 보통 그렇게 되기 전에 치료를 받기 때문에 크게 걱정
할 필요는 없다.

척추측만증 교정운동

척추측만증은 척추 주변에 있는 근육과 인대의 비대칭적인 성장이 원인이
므로, 성장이 느린 부분의 근육과 인대를 단련하는 운동을 하면 좌우 균형이
이루어져 척추가 곧게 성장할 수 있다. 실제로 콥각이 20° 미만인 경우에는
운동을 실시하면 더 이상의 진행을 막을 수 있을 뿐만 아니라 완치까지도 가
능하며, 20° 이상인 경우에는 치료와 함께 운동을 실시하면 치료만 했을 때보
다 교정 속도가 훨씬 더 빨라지는 효과가 있다. 다만 운동시 주의할 점은 성장
이 느린 부위, 즉 척추가 휘어진 부위가 펴지도록 운동방향을 잘 결정해야 효
과가 있으며 만약 방향이 틀린 경우 오히려 측만증이 심해질 수 있다는 점이
다. 따라서 혼자서 무작정 운동을 시작하기보다는 전문가에게 문의하여 운
동에 대한 지도를 받는 것이 바람직하다.

다음의 각 동작을 각 10~30초 정도로 유
지하고, 본인의 상태에 맞추어 조절한다. 약
간 당기는 듯한 기분이 들 때까지 천천히 부
드럽게 스트레칭 한다. 하루에 두 번 정도 실시
한다.

1. 첫번째 측면굴곡

다리를 약간 벌린 상태로 똑바로 선다. 한쪽 팔
을 머리 위로 올리고 부드럽게 측면으로 구부렸
다가 다시 똑바로 선다. 다른 측면으로 반복하고
숨을 내쉴 때 구부리고 들이마실 때 편다.

2. 발목 들어서 이동하기

바닥에 누워서 다리를 똑
바로 쭉 펴고 발목을 교차한
다. 발을 바닥으로부터 10cm 정도 들
어올려서 부드럽게 좌우로 움직인다.

3. 제자리 걷기

한쪽 팔을 구부리고, 반대 방향의 다리
를 들어올리고 무릎은 구부린다. 반대 방
향으로 반복한다.

4. 윗몸 굽히기

바로 누운 상태에서 무릎은 구부리고,
팔을 가슴 위에 구부리고 손을 교차하여
놓는다.

양쪽 어깨를 복부근육을 사용하여 바닥
으로부터 들어올린다. 숨을 내쉴 때 들어
올리고, 들이쉴 때 내려간다. 목의 긴장은
푼다.

5. 마지막 측면굴곡

첫번째 측면굴곡과 같은 요령이다.
그러나 이 때는 굴곡을 더 크게 한다.

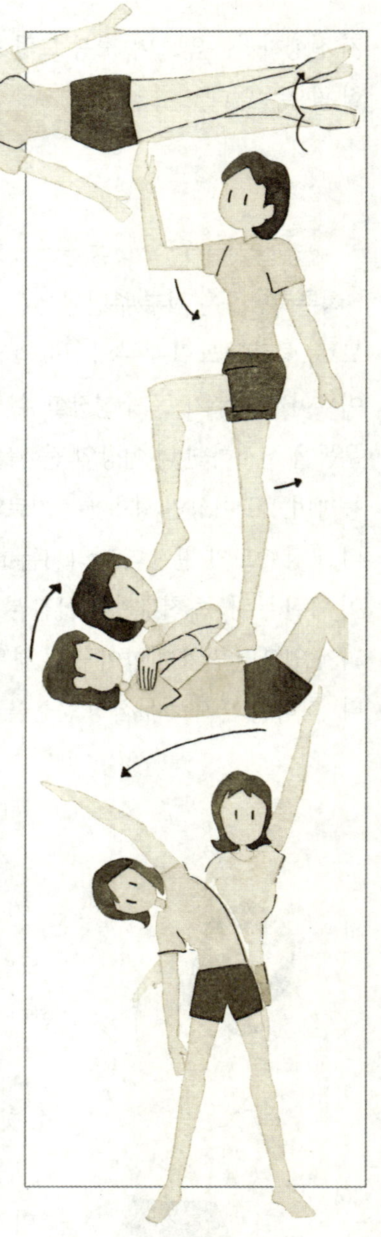

수험생의 체력과 체질로 인해 나타나는 증세들

만성 피로증후군

수험생에게 있어서 피곤함만큼 무서운 적은 없다. 한번 피로가 몰려오면, 아무리 좋은 참고서나 족집게 과외선생님이 눈앞에 있어도 쏟아지는 잠을 당해낼 재간이 없기 때문이다. 특히 수험생은 몸이 피로하지 않아야 정신적으로 안정되고 효과적인 학습 능률을 기대할 수 있다. 피곤한 상태에서는 어떤 것도 마음먹은 대로 해낼 수가 없다. 무엇보다 중요한 것은 자신의 체력에 맞게 휴식과 안정을 취하면서 공부계획을 세우는 것이다.

수험생 만성 피로증후군

수험생이라면 공부를 잘하는 학생이든 못하는 학생이든 간에 피로감이 없을 수는 없다. 계속되는 긴장과 정신적인 스트레스, 수면 부족, 고정된 자세, 운동부족, 불규칙적인 식사 습관 …… 등등 그 외에도 수많은 것들이 누적되어 결국에는 파김치가 되어 버리니, 피로감에서 헤어날 수가 없다.

피로감이 몰려오면 잠시라도 눈을 붙이거나 간
단한 운동으로 피로를 풀어주어야 하는데, 그럴
마음의 여유가 없어 점점 피로가 누적된다. 건강한
사람이라고 하더라도 무리하게 운동을 하거나 과로
를 했을 때는 피로감이 들지만, 충분히 잠을 자거나
휴식을 취하고 나면 자동으로 풀리게 된다.
그러나 충분한 휴식에도 불구하고 피로
감이 해소되지 않으며, 이러한 증세가
6개월 이상 지속되면 이를 '만성 피로' 라고 한다.

만성 피로증후군의 자가진단법

1. 기억력이나 집중력이 떨어진다.
2. 인후통(목구멍 통증)이 있다.
3. 목이나 겨드랑이의 임파선이 붓거나 아프다.
4. 근육통이 있다.
5. 관절통이 있다.
6. 평소와는 다른 새로운 두통이 있다.
7. 잠을 자고 일어나도 상쾌하지 않다.
8. 평소와는 달리 운동 후 24시간 이상 피로감이 지속된다.

이 중 4항목 이상의 증세가 6개월 이상 지속되거나 반복해서 나타나면 만
성 피로증후군으로 볼 수 있다.

사실 수험생들 중에는 직장인만큼이나 만성 피로증후군에 시달리는 학생
이 많다고 한다. 현실적으로 우리 나라 수험생들은 원하는 대학에 합격하는

날까지 맘놓고 쉴 수가 없기 때문에, 정도의 차이는 있겠지만 누구도 피로감에서 해방될 수는 없다. 그렇다면 성패는 자신이 피로감을 얼마나 잘 극복하고 조절하느냐에 달려 있는 것이다. 건강을 지켜나가면서 공부를 하는 학생만이 마지막 승리자가 될 수 있다.

피로도 진단측정법

자신이 해당하는 항목에 체크를 하세요(각 항목당 1점).

신체적 증세 (　　점)	1. 머리가 무거운가? 2. 머리가 아픈가? 3. 온몸이 나른한가? 4. 몸의 어딘가가 아프거나 근육에 쥐가 나는가? 5. 어깨가 쑤시는가? 6. 숨이 가쁘고 가슴이 답답한가? 7. 다리가 휘청거리는가? 8. 하품이 나는가? 9. 입이 마르는가? 10. 식은땀이 나는가?
정신적 증세 (　　점)	1. 머리가 띵하고 어지러운가? 2. 집중력과 의욕이 떨어졌는가? 3. 혼자 있고 싶은가? 4. 초조해지는가? 5. 졸음이 오는가? 6. 정신이 산만한가? 7. 일에 흥미가 없는가? 8. 건망증이 심해지는가? 9. 자신감이 없고, 실수가 많은가? 10. 일을 처리하는데 자신의 기분에 따라 좌우되는가?
신경 감각적 증세 (　　점)	1. 눈이 피로하고 자주 깜박이는가? 2. 눈이 뻑뻑하고 건조해지는가? 3. 동작이 경직되는가? 4. 걸음걸이가 불안하고 휘청거리는 느낌이 드는가? 5. 입맛이 변하고 입과 코에서 악취가 나는가? 6. 눈꺼풀과 근육이 떨리는가? 7. 귀가 멍멍해지거나 귀에 소리가 나는가? 8. 손발이 떨리는가? 9. 마음이 정돈되지 않는가? 10. 현기증이 나는가?

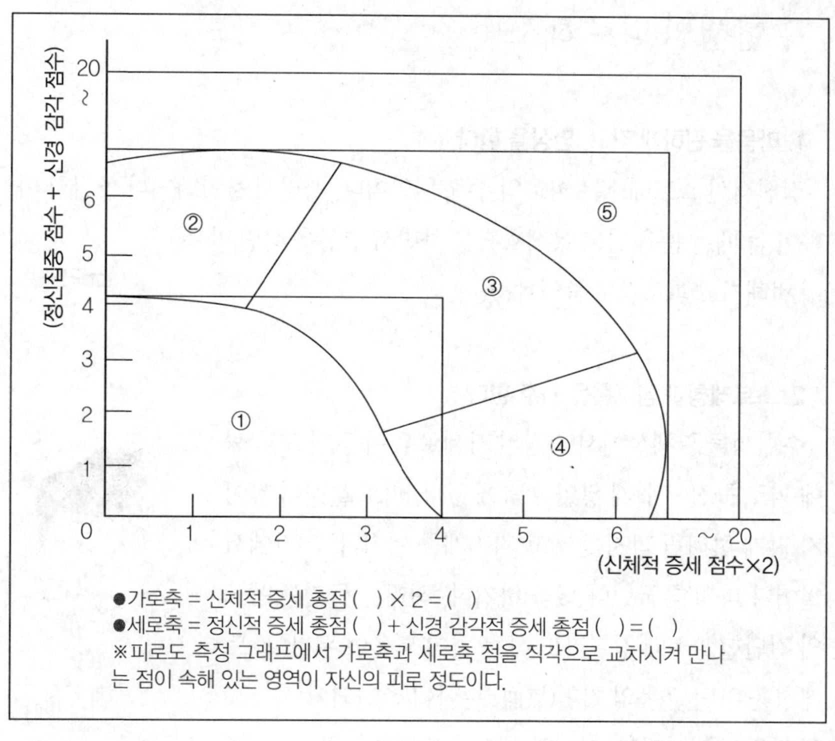

피로도 측정 요령

① **영역** : 건강이 좋은 상태.

② **영역** : 아직 건강에 이상은 없지만, 정신적 과로가 지나친 상태이므로 정신적인 휴식과 안정이 필요하다.

③ **영역** : 질병으로 인한 피로는 아니지만 몸과 마음이 몹시 지쳐 있는 상태로 질병으로 가기 전단계이다. 정신적인 안정과 신체적 휴식을 취하고 늘 건강에 유의해야 한다.

④ **영역** : 질병으로 인한 피로일 가능성이 많으므로 정확한 진단이 필요하다. 충분한 휴식과 수면, 균형 있는 영양이 요구된다.

⑤ **영역** : 심신이 모두 질병이 있을 가능성이 높으므로, 결코 현재 상태를 그대로 방치해서는 안 된다.

수험생의 피로 해소법

1. 마음을 편하게 갖고, 명상을 한다

정신적인 스트레스는 피로의 주요 원인이다. 따라서 불안하거나 조급한 마음이 들 때는 눈을 감고 복식호흡을 하면서 명상을 하면 마음이 편해지고 피로감도 줄일 수 있다.

2. 스트레칭과 심호흡을 자주 한다

수험생들은 책상에서 고정된 자세로 앉아 있다 보니 몸에 피로 물질이 쉽게 쌓일 수밖에 없다. 피로 물질이 쌓이지 않게 하려면 깍지를 끼고 기지개를 켜거나, 의자에서 일어나 다리를 굽혔다 폈다 하거나, 허리를 돌리는 등의 간단한 스트레칭이라도 하는 것이 도움이 된다. 스트레칭을 하면 온몸의 기혈(氣血) 순환이 촉진되어 피로 물질이 배설되고, 신선한 산소가 온몸으로 공급되어 공부에 활력을 얻을 수 있을 것이다. 스트레칭을 할 때는 심호흡을 하여, 맑은 산소를 많이 들이마시고 노폐물은 많이 뱉어낼 수 있도록 해야 효과적이다.

3. 균형 있는 식사를 한다

밥상 보약만큼 좋은 약이 없다. 건강 유지의 기본은 규칙적인 세 끼 식사이기 때문이다. 주식은 현미밥이나 잡곡밥이 좋다. 현미나 잡곡에는 기본적으로 두뇌의 에너지원인 탄수화물이 풍부하며, 거기다 탄수화물을 에너지로 빨리 이용할 수 있도록 도와주는 비타민 B군이 풍부하기 때문이다.

지방과 염분이 많은 인스턴트 식품은 몸 안에 피로 물질을 쌓이게 하므로 피하도록 하고, 피로회복에 도움이 되는 비타민과 미네랄이 풍부한 제철 과일과 야채를 많이 먹도록 한다. 또한 하루에 1.5ℓ 이상의 물을 마시도록 한다. 물을 많이 마시면 몸 안의 노폐물과 피로 물질이 잘 배설될 수 있기 때문이다. 피로를 풀어주는 녹차를 연하게 타서 물통에 넣어 다니면서 수시로 마시면 더욱 좋다.

4. 미온욕을 한다

피로해서 도저히 공부를 할 수 없을 때는 과감히 책을 덮고 미온욕을 하도록 한다. 미온욕을 하면 우리 몸의 부교감신경이 자극되어 정신적인 스트레스나 긴장이 풀어지고, 말초혈액순환이 좋아지고 근육이 이완되어 신체적인 피로도 풀어진다. 욕조에 37~39℃ 정도의 물을 명치높이까지 받아서 20~30분 정도 몸을 담그고 있는다. 이 때 욕조에 말초혈액순환을 도와주는 청주 1.8ℓ 를 타면 더욱 좋다.

수험생에게는 흰쌀밥보다 현미밥이 더 좋다

현미는 수험생들의 사고력 향상과 기억력 증진, 피로회복에 도움이 된다.

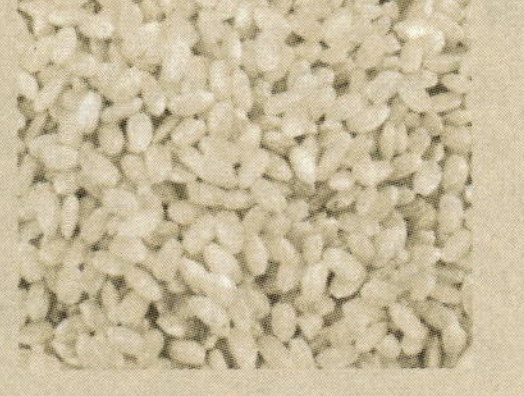

현미의 쌀겨층과 씨눈에 풍부한 레시틴과 리놀레산은 뇌 세포 성분으로 기억력 증진에 큰 도움이 된다. 또한 비타민 B군은 뇌신경으로 당분을 빨리 공급해 주는 영양소로서, 수험생의 빠른 두뇌 회전을 도와준다. 피로회복에 도움이 되는 비타민 E, 혈액의 구성 성분인 철분, 인, 그리고 뼈의 성분인 칼슘 등이 풍부하여 현미밥만으로도 고른 영양분 섭취가 가능하다. 섬유질도 풍부하여 변비를 예방해 줄 수 있다.

▶ 현미와 백미의 영양가 비교

현미는 벼의 껍질만 벗겨낸 것으로 생명의 열쇠인 쌀눈을 포함하고 있어서 땅에 뿌리면 싹이 날 정도로 영양분이 풍부하다. 현미는 백미보다 식물성 섬유와 비타민 B_1은 4배, 비타민 B_2는 2배, 지질과 칼슘은 2~4배 많고, 또한 백미에는 없는 철을 함유하고 있다.

5. 숙면을 취한다

잠은 낮 동안 받았던 육체적·정신적 피로를 풀어주는 정화 작용을 해주므로, 피로회복에 가장 필수적인 요소이다. 그러나 시간에 쫓기는 수험생들에게 있어서 절대적 수면시간은 항상 부족할 수밖에 없다. 하지만 수면의 효과는 양보다 질에 달려 있다. 즉 '얼마나 많이 잤느냐' 보다는 '얼마나 깊이 숙면을 취하면서 푹 잤느냐' 에 따라 그 날의 피로회복 정도가 좌우된다. 충분한 피로회복을 위해서는 하루에 최소한 5시간은 자야 하며, 또한 숙면을 위해 침구와 방안의 온도나 습도 등을 적당하게 조절해야 한다.

피로회복을 돕는 식품

1. 인삼

인삼은 혈액순환을 촉진시키고 원기를 회복시켜 피로를 풀어주는 효능이 아주 뛰어나다. 이러한 효능은 인삼의 주요 성분인 사포닌의 작용으로, 인삼의 사포닌은 골수의 혈액 생성을 돕고 면역력을 증강시킨다. 따라서 공부에 지친 수험생들의 원기회복을

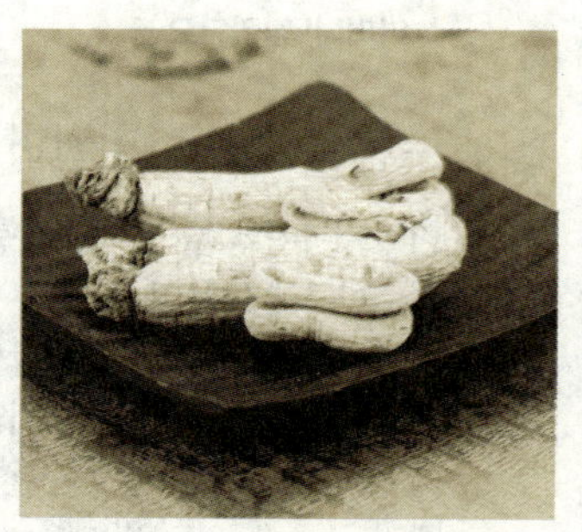

인삼고(人蔘膏)

만드는 법 ① 인삼 100g을 물 2ℓ로 센 불에서 달이다 끓으면 약한 불로 줄여 물이 반으로 줄 때까지 달인다.
② 물이 반으로 줄면 인삼을 걸러내고 약물만 약한 불에서 주걱으로 저어가면서 끈적일 때까지 졸인다.
③ 밀폐된 용기에 담아두고, 한 번에 1큰술씩 온수에 타서 마신다.

피로회복에 효과 좋은, 황기인삼두부탕

수험생들의 간식을 준비할 때, 이왕이면 피로회복에 도움이 되는 한약재를 곁들여 조리하는 것이 좋다. 그런 의미에서 단백질이 풍부한 두부에 기혈을 보충하는 황기와 인삼을 함께 곁들인 '황기인삼두부탕'이 제격이다.
인삼과 황기는 기운을 돋워 피로를 풀어주며 입맛도 좋게 해주고 혈액 생성도 도와주므로, 맛과 영양면에서 아주 좋은 간식이 될 수 있다.

재료 두부 1모, 황기·인삼 가루(한약건재상에서 구입해서 분쇄기에 간다) 1/2컵씩, 녹말가루 1컵, 달걀 1개, 물 1/2컵, 식용유 조금, 소스(당근, 표고버섯, 양파, 피망, 육수 1컵, 설탕 3큰술, 식초·진간장 1큰술씩, 참기름 1작은술, 후춧가루 조금, 물녹말 3큰술).

만드는 법 ① 반죽옷 – 달걀, 물, 녹말가루, 황기·인삼 가루를 섞어서 반죽을 한다.
② 두부튀김 – 두부는 물기를 뺀 다음 깍두기 모양으로 썰어서 소금과 후추로 밑간을 하고, ①의 반죽옷을 입혀서 기름에 지져낸다.
③ 소스 – 프라이팬에 식용유를 붓고 당근, 표고버섯, 양파, 피망을 볶다가 적당히 익었을 때 육수, 설탕, 식초, 진간장, 참기름, 후춧가루를 넣고 끓인다. 한소끔 끓으면 물녹말을 넣고 저어가면서 되직해질 때까지 끓인다.
④ 튀긴 두부에 소스를 끼얹는다.

위해 인삼을 달여서 꾸준히 마시는 것이 좋다.

인삼 12g과 대추 10개를 물 800cc와 함께 1시간 30분 정도 달여서 하루 동안 수시로 나누어 마시거나, 또는 간단하게 『인삼고』를 만들어 먹어도 좋다.

2. 참깨

《동의보감》에서는 '과로가 심한 경우에 참깨를 사용하면, 오장을 보하고 기력을 도우며 피부를 부드럽게 하고 뇌를 충실히 한다.'고 설명했다. 참깨에는 질 좋은 단백질과 피로회복을 돕는 비타민 E, 비타민 B_1·B_2가 풍부하다. 또한 혈액

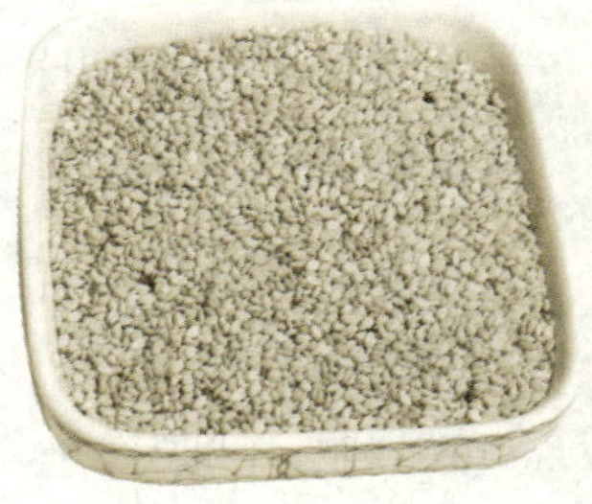

의 성분인 칼슘, 인, 철분이 풍부하여 수험생 빈혈로 인한 어지럼증에 도움이 된다. 특히 뇌의 구성 성분인 레시틴이 풍부하기 때문에, 꾸준히 먹으면 기억력을 강화하는 데 아주 큰 도움이 된다.

참깨 3큰술을 프라이팬에 볶은 다음 믹서기로 갈아서 1컵의 우유에 1작은술씩 타서 마시거나, 『정신환(精神丸)』을 만들어 먹으면 더욱 좋다.

『정신환』이란 《동의보감》에서 소개된 참깨를 이용해서 만든 환으로, 뇌를 정화하는 효능이 있어 수험생들이 먹으면 피로회복과 기억력 증진에 아주 효과적이다. 참깨 1되를 갈아서 꿀 1되와 반죽하여 팥알 크기의 환을 만들어, 한 번에 20알씩 온수로 복용하면 된다.

수험생 피로를 푸는 발 마사지

발은 12개의 경락이 연결되어 있고, 인체의 수많은 신경이 모여 있으므로 '인체의 축소판' 이라고 한다. 그리고 심장에서 나온 혈액이 발에서 심장으로 돌아가기 위해서는 발의 활발한 운동이 필요하므로 '제2의 심장' 이라고도 한다. 따라서 발 마사지를 하면 혈액순환이 촉진되어 피로가 풀어지고, 반사적으로 두뇌가 자극되어 두뇌 회전도 빨라진다.

1. 족탕

40~42℃ 정도의 따뜻한 물을 복숭아뼈 위 3cm 만큼 채운 후 15~20분 정도 담그고, 물이 식으면 수시로 따뜻한 물을 조금씩 보충해 준다.

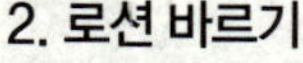

2. 로션 바르기

발을 깨끗이 씻은 후 로션이나 오일을 구석구석 충분히 바른다.

3. 발등 마사지

양쪽 엄지손가락으로 발등을 발가락에서 발목까지 구석구석 꾹꾹 눌러준 후 주먹을 쥐고 발등을 두드려 준다.

4. 발가락 뽑아주기

손으로 발가락 사이를 벌려주고, 발가락을 하나씩 돌리면서 뽑아준다.

5. 발바닥 마사지

양쪽 엄지손가락으로 발바닥을 발가락에서 발뒤꿈치까지 구석구석 꾹꾹 눌러준 후 주먹을 쥐고 발바닥을 두드려 준다.

6. 발목 돌리기

마사지할 다리를 반대편 허벅지 위에 올린다. 같은 쪽 손으로 발목을 꽉 쥐고는 다른 손의 손가락으로 발가락 사이를 깍지끼어 천천히 시계 방향과 시계 반대 방향으로 5번씩 돌린다.

피로회복에 효과적인 지압요법

1. 백회

정신적 피로가 많은 수험생들은 백회 지압이 필수적이다. 백 가지 경맥이 모두 집합된다는 의미를 가진 백회는, 인체 에너지의 최고점으로서 뇌의 피로회복과 정신력 강화, 신경 안정의 효능이 있기 때문이다. 백회는 양쪽 귀에서 머리로 올라가면 만나는 정중점이다.

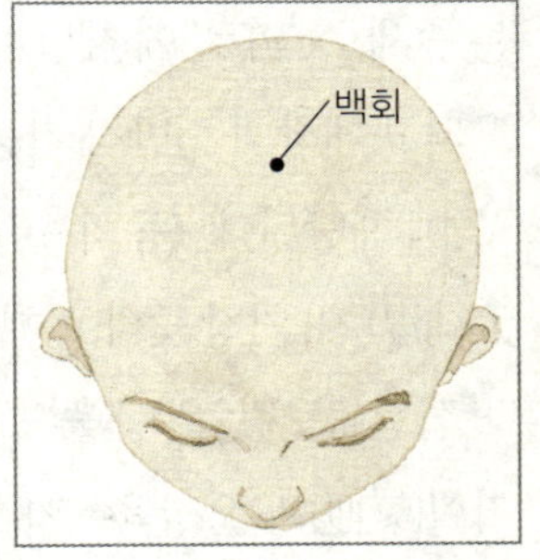

2. 노궁

피로회복에 가장 중요한 지압점이 바로 노궁이
다. 노(勞)는 과로를, 궁(宮)은 궁전을 뜻하여 노궁
은 과로의 반응점을 의미한다. 따라서 노궁은 육체
적·정신적으로 과로했을 때 피로를 풀어주는 효
능이 있다. 주먹을 가볍게 쥐면 둘째 손가락과 셋째
손가락이 손바닥에 닿는 중간 지점이 노궁이다.

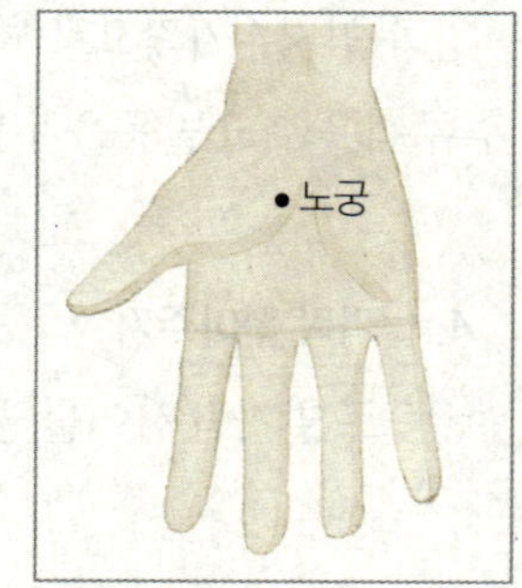

3. 용천

용천은 한 마디로 정신이 번쩍 들게 해주는 지압
점이다. 용천이란 인체의 기운이 샘솟는 곳이란 뜻
으로, 여기를 지압하면 기운이 샘솟아 피로가 풀어
지고 정신이 맑아진다.

용천은 발바닥을 오므려 'ㅅ'자가 생길 때 두 선
이 만나는 점에 위치한다.

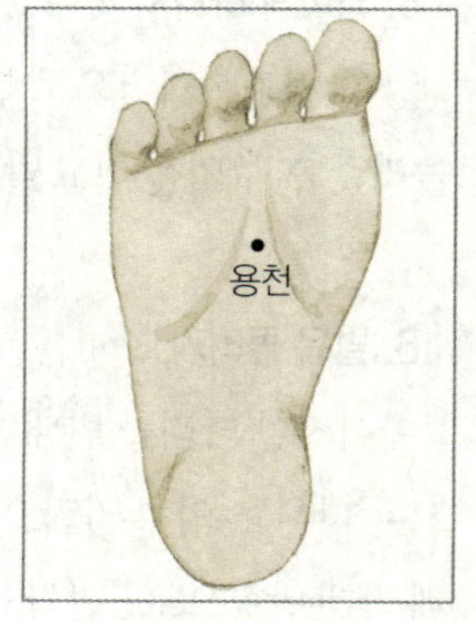

피로를 풀어주는 처방

한의학에서 피로는 노권상(勞倦傷)이나 허로(虛勞)에 속한다. '노권상(勞
倦傷)' 이란 육체적·정신적 노동으로 기운과 진액이 소모되었을 때 나타나
는 증세로 '피로' 에 해당이 되며, '허로(虛勞)' 란 피로가 누적되어 원기가 소
모되고 내장의 전반적 기능이 떨어져 몸이 무척 쇠약해지는 증세로 '만성 피
로' 에 해당된다. 《동의보감》에서는 노권상, 허로 환자에게 『십전대보탕(十全
大補湯)』이 가장 좋다고 했다.

『십전대보탕』은 몸을 보(補)하는 효과가 뛰어난 10가지 약재로 구성되어,
기혈(氣血)과 오장육부가 모두 허약해진 일체의 증세를 회복시키는 작용을

한다.

'아침에 일어나기가 힘들다, 입이 깔깔해서 밥맛이 없다, 책상에 앉기만 하면 꾸벅꾸벅 졸기 일쑤다, 앉아 있다가 일어날 때 눈앞이 어질어질하며 아득해진다, 팔다리에 힘이 없다.'고 하면 『십전대보탕』으로 피로도 풀고 몸을 회복할 필요가 있다.

십전대보탕(十全大補湯)

인삼 · 백출 · 백복령 · 감초 · 숙지황 · 백작약 · 천궁 · 당귀 각 5g, 황기 · 육계 각 4g, 대추 2개, 생강 3쪽.

수험생의 여름철 피로를 풀어주는 처방

수험생들의 가장 큰 고비는 언제일까?

학기 초의 의욕과 체력은 점점 소진되어 가고, 찌는 듯한 더위로 집중력과 정신력이 바닥나는 여름이 바로 수험생들이 공부를 하는 과정에서 가장 큰 고비이다. 이 고비를 얼마나 잘 버텨내느냐에 따라 입시의 당락이 좌우된다고 해도 과언이 아니다.

『생맥산(生脈散)』은 더위로 인해 온몸이 나른하고 의욕이 없으며, 공부를 하려고 해도 도무지 기운이 없어서 깜빡깜빡 졸기만 하는 아이들을 위한 한방 청량 음료이다.

생맥산을 만들어서 냉장고에 넣어두고 물 대신 마시거나, 학교에 가지고 다니면서 물대신 마시게 하면 여름을 나는 데 큰 도움이 될 것이다.

생맥산(生脈散)

맥문동 8g, 오미자 4g, 인삼 4g. 분량대로 준비한 약재를 물 800cc에 넣고 1시간 30분 정도 끓여서 식힌 후 냉장 보관하여 물대신 수시로 마신다.

이 때 맥문동과 인삼을 센 불에서 먼저 끓이고, 약한 불로 줄인 다음 오미자를 넣고 살짝 끓여야 오미자의 쓴맛이 덜하다.

수험생과 엿의 찰떡궁합

우리 나라에는 수험생이 시험을 보러갈 때 '엿처럼 시험에 찰싹 붙어라' 하고 엿을 선물하는 풍습이 있다. 물론 엿처럼 찰싹 붙으면 좋겠다는 기원의 의미도 있겠지만, 수험생들에게 엿을 선물하는 진정한 의미는 따로 있다. '과거 시험을 보려고 공부하는 선비의 집에는 엿 고는 단내가 난다' 라는 말에서도 예로부터 시험 칠 때는 수험생에게 엿을 먹여왔던 기원을 찾아볼 수 있다.

1. 시험을 보는데 왜 엿을 먹였을까?
옛날 왕궁에서 세자를 교육시킬 때는 조청을 고아 엿을 만들어 먹이거나 떡을 조청에 찍어 먹게 한 후 공부를 시켰다는 이야기가 있다. 이로부터 꼭 시험이 아니더라도, 엿이 공부를 잘 하도록 도와주는 작용이 있기 때문에 왕실에서도 많이 애용된 것을 알 수 있다.

엿은 당분이 많아 체력을 보충시키고 기억력 증진에 도움이 되기 때문이다. 즉 뇌 세포는 당분만을 에너지원으로 이용하는데, 당분이 많은 엿은 소장에서 빨리 흡수되어 그것이 바로 뇌로 이용되므로 뇌 세포가 활발히 작용을 할 수 있다. 따라서 정신적인 에너지를 많이 필요로 하는 수험생은 당분을 충분히 섭취해 주어야 한다. 만약 당분이 모자라면, 뇌에 부족한 영양분을 근육에서 끌어와 공급을 하게 되고 그 결과 근육까지 피로하게 된다.

2. 당분이 많은 사탕이나 초콜릿은 어떨까?
둘론 당분이 풍부하여 에너지 공급에 도움이 되지만, 이런 식품에 첨가된 방부제가 문제이다. 대부분의 가공 식품에는 방부제로 인산염이 첨가되어 있는데, 인산염은 혈액의 인산과 칼슘을 배설시켜서 성장을 방해하고 미네랄 밸런스를 파괴시키며 정신적으로 불안하게 만든다. 그래서 가공 식품은 칼로리만 있고 영양은 없다고 해서 '텅빈 칼로리(empty calorie)' 라는 별명이 있을 정도이다. 따라서 가급적 엿이나 조청, 꿀 등 식품첨가제가 들어가지 않은 것을 이용하도록 한다.

식욕부진

무쇠도 소화시킬 만큼 왕성한 소화력을 자랑할 청소년기. 왕성한 성장에 활동량도 많아 육체적 에너지 소모가 심하고, 공부로 인한 정신적 에너지 소모도 크기 때문이다. 밥 한 그릇을 뚝딱 비워내도 시원찮을 텐데, 밥상에서 젓가락으로 밥알만 헤아리고 있으면 부모님 걱정이 이만저만 아니다. 수험생들의 식욕부진은 대개 스트레스로 인한 신경성이 많다. 시험에 대한 압박감과 정신적 긴장이 식욕, 체력, 학습 능력을 떨어뜨리게 되는 것이다.

스트레스가 수험생 식욕부진의 주범

식욕부진은 말 그대로 배가 고프지도 않고, 밥을 먹기도 싫은 상태이다. 입맛이 없다는 것은 몸 안에 어떤 이상이 생겼다는 첫신호일 수 있다. 흔히 위염, 감기, 독감, 폐결핵, 갑상선기능저하, 간염, 구내염, 암의 초기 증세로 식욕부진이 올 수 있기 때문이다. 그러나 한창 식욕이 왕성할 시기인 청소년기에 입맛이 없는 것은 위장 질환같은 신체적 질환보다는 정신적 스트레스로 인한 신경성 식욕부진일 경우가 가장 많다.

성적에 대한 걱정, 친구와의 경쟁심, 미래에 대한 불안함, 풀리지 않는 문제, 과도한 학습량 등으로 신경을 많이 쓰다 보니 비위(脾胃) 기능이 약해져 식욕부진과 소화불량 등의 증세가 나타나는 것이다.

한의학에서는 식욕부진을 불사식(不思食), 불기식(不嗜食)이라 하는데, 그것의 큰 원인을 '걱정과 근심은 비장을 상하게 하고, 생각을 많이 하면 음식을 잘 먹지 못한다(憂抑傷脾 思結不食).' 고 설명하고 있다. 이처럼 한의학에서도 식욕부진의 원인을 정신적인 스트레스에 큰 비중을 두고 있다. 식욕은 인간의 가장 큰 본능 중 하나라고 했다. 그런데 식욕이 부진하다는 것은 본능을 억제하는 강한 스트레스가 존재한다고 볼 수 있다.

수험생 식욕부진은 학습 능률을 떨어뜨린다

수험생 식욕부진은 흔히 체력 부족으로 이어진다. 근육에 영양소가 제대로 공급되지 못하므로 지구력이 떨어지고, 바이러스나 세균에 대한 저항력도 떨어진다. 그래서 환절기마다 감기를 달고 살며, 건강한 친구에 비해 잔병치레가 심하다.

무엇보다 가장 큰 문제는 학습 능률이 떨어지는 것이다. 뇌의 에너지원인 포도당이 부족하여 졸음이 오고 집중력과 기억력이 떨어지게 되고, 이것이 장기적으로 지속되면 결국 성적이 하향세를 타게 된다. 따라서 건강하고 성공적인 수험생활을 나기 위해서는 식욕을 찾는 것이 급선무이다.

떨어진 식욕을 돋우는 생활요법

1. 약간의 향신료로 식욕을 돋운다

향신료의 방향성 성분은 식욕을 돋우고 소화를 촉진시키는 효과가 있다. 따라서 식욕을 돋우기 위해 마늘, 생강, 후추, 양파 등 소량의 향신료로 음식의 맛을 내는 것이 좋다. 그러나 너무 맵고 짠 음식은 위장을 자극하여 오히려 소화력을 떨어뜨릴 수 있으므로 약간만 사용하도록 한다.

2. 식사량은 평소보다 조금 적게 먹는다

한꺼번에 많은 양을 먹으면 오히려 위장에 부담이 되어 식욕이 더 떨어질 수 있다. 따라서 입맛이 없을 때는 식사량을 평소보다 조금 적게 먹는 것이 식욕을 돋우는 데 도움이 된다.

3. 여러 가지 음식을 골고루 먹어서 입맛을 살리도록 한다

좋아하는 음식을 한 가지만 많이 먹는 것보다는 영양 균형이 이루어지도록 여러 가지 음식을 골고루 먹는 것이 좋다. 그리고 신선한 야채는 식욕을 돋우는 효과가 있으므로 야채 드레싱이나 상큼한 초고추장 무침을 먹으면 침이 많이 분비되어 식욕과 소화력을 높여줄 수 있다.

4. 세 끼 식사 외에 고른 영양의 간식을 먹는다

밀가루 · 설탕 · 기름이 함유된 간식을 너무 많이 먹으면, 간식으로 배가 채워져 입맛을 잃기 쉽다. 따라서 간식은 부피가 작으면서 영양소를 고루 함유한 과일

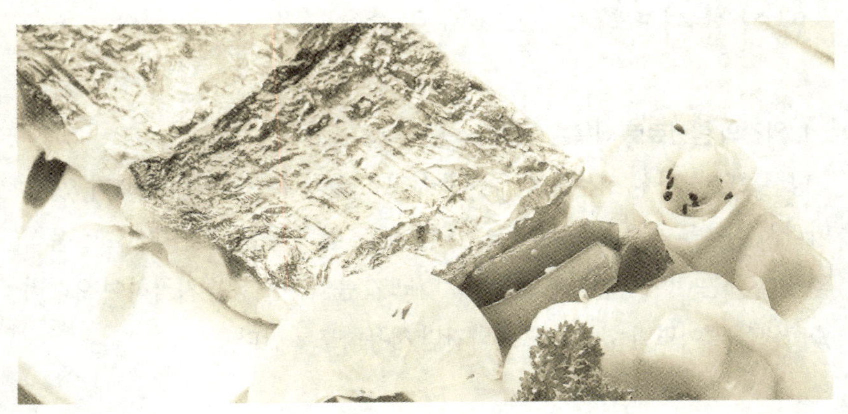

이나 견과류를 먹도록 한다. 다만 간식이 입에 맞다고 해서 너무 많이 먹으면 다음 식사에 지장을 주게 되므로, 항상 적당히 먹도록 한다.

5. 튀김보다는 구이요리를 먹는다

식품을 조리할 때 불에 구우면 독특한 향기로 인해 입맛이 돋워진다. 따라서 같은 식품이라도 구이로 먹는 것이 식욕촉진에 도움이 된다.

6. 보기 좋은 음식이 먹기에도 좋다

음식을 조리할 때나 그릇에 담을 때 색깔과 모양을 고려하여 먹음직스럽게 담도록 한다. 식탁이나 식사하는 공간을 식욕을 돋우는 색상들로 배치하면 훨씬 더 효과적이다.

식욕을 돋우는 약차, 산사차

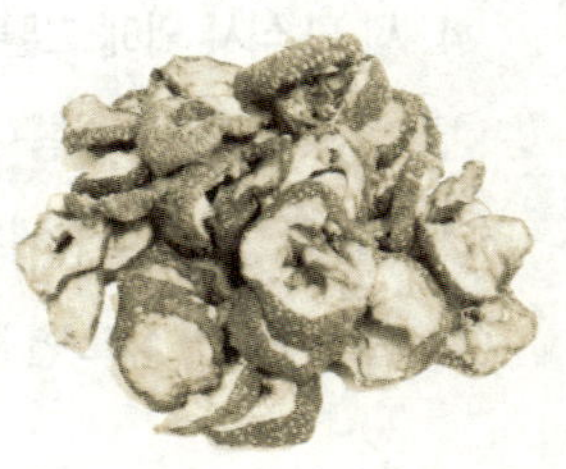

산사는 아가위 열매라고 하는 것으로, 산에서 볼 수 있는 빨간 애기사과이다. 한방에서는 산사를 소화제로 널리 쓰고 있는데, 맛이 새콤하여 입맛을 돋우는

데 이만한 약재가 없다. 특히 산사는 지방 분해효소인 리파제와 단백질 분해 효소인 펩신을 함유하고 있어서, 고기를 먹고 나서 체했을 때 산사차를 마시면 고기가 부드럽게 소화될 수 있다. 또한 산사는 혈관에 낀 콜레스테롤을 분해하는 효능이 뛰어나 비만, 고지혈증, 동맥경화증, 뇌경색 등을 예방하는 효과도 있다.

식욕을 돋우는 처방

수험생의 신경성 식욕부진에는 『향사양위탕(香砂養胃湯)』이 좋다. 『향사양위탕』은 3단계로 식욕을 증진시키는 효과가 있다.

1단계는 방향성이 뛰어나 식욕을 증진시키는 사인·후박·진피·백두구·목향을, 2단계는 위를 튼튼히 하는 백출·창출·백복령을, 그리고 3단계는 인체 전반적 생리 기능을 활성화시켜 주는 인삼·대추를 쓴다. 이 3단계는 식욕을 증진시키는 것에서부터 인체의 전반적인 기능까지 생각한 것으로, 식욕저하의 근본 문제를 해결할 수 있어 아주 효과적이다.

향사양위탕 (香砂養胃湯)

백출 4g, 사인·창출·후박·진피·백복령·백두구 각 3g, 인삼·목향·감초 각 2g, 생강 3쪽, 대추 2개.

감기

시험날짜가 가까워지고 찬바람이 불면, 밥맛도 없는 데다가 육체적·정신적으로 지쳐 있는 수험생들에게 제일 먼저 떨어지는 지령은 '감기경계주의보'이다. 그 동안 공부한 실력을 최대한 발휘하기 위해서는 마지막 페이스 조절이 가장 중요한데, 이 때 감기라는 복병에게 갑자기 공격을 당하면 '삼 년 공부 도로아미타불'이 되기 십상이므로 항상 충분한 영양 섭취와 함께 숙면과 적당한 휴식을 취하는 것이 감기에 걸리지 않는 비결이다.

수험생은 늘 감기의 표적이 될 수 있다

감기는 갑자기 찬 공기를 접하는 순간 미처 몸이 적응을 하지 못해 면역력이 떨어진 틈을 타, 감기 바이러스가 침입하여 여러 가지 상기도감염 증세를 일으키는 것이다. 특히 수험생은 운동부족과 누적된 피로로 인해 항상 면역력이 약해져 있는 상태. 이 상태에서 등교나 하교시 갑자기 찬바람을 맞으면 체온 변화에 빨리 적응하지 못하여 감기에 잘 걸릴 수밖에 없는 것이다.

감기에 걸리면 몸이 오싹오싹해지면서 춥고 열이 나며 머리가 아프고, 콧물, 코 막힘, 기침, 재채기, 목의 통증 등 여러 가지 증세가 복합적으로 나타난다.

그런데 감기도 매번 같지가 않다. 어떤 때는 코감기가 유행하는가 하면 어떤 때는 목 감기, 몸살 감기 등 매번 달라지는 감기 양상 때문에 짜증이 나기도 한다. 이는 감기 바이러스의 종류가 200여 종이나 되어, 침범하는 바이러스의 특징에 따라 매번 증세가 달라지기 때문이다.

충분한 영양과 휴식이 중요하다

'감기, 초기에 잡으세요!'

한 제약회사의 종합감기약 광고 멘트이다. 우리 나라 사람 대부분은 감기 기운이 있기만 하면 초기에 잡아야 한다면서 주사를 맞거나 종합감기약부터 먹는다. '감기약은 감기를 완치하는 약'이라 생각하기 때문일 것이다. 하지만 감기약이라는 것은 기침이 날 때는 기침을 가라앉히는 약, 가래와 코가 나올 때는 분비물을 줄여주는 약, 머리가 아플 때에는 통증을 가라앉히는 약 등 각각의 증세를 가라앉히는 약이지 결코 감기 바이러스를 죽이는 약은 아니라는 사실을 알아야 한다.

대부분의 사람들은 감기를 앓은 지 5~6일이 지나면 몸에서 저절로 충분한 항체가 만들어져 점차 회복기에 들어선다. 그래서 '감기약을 먹으면 1주일만에 낫고, 감기약을 먹지 않으면 7일만에 낫는다.'라는 우스갯말이 생겨난 것이다. 그러므로 종합감기약을 먹는다고 하더라도 감기가 초기에 잡아지는

것은 아니다. 따라서 감기에 걸리면 충분한 영양을 섭취하고, 적당한 휴식을
취하여 감기를 이겨내는 힘을 기르는 것이 더욱 중요하다.

수험생 감기를 이기는 방법, 7가지!

1. 너무 피곤하다고 느끼면 푹 쉰다

감기는 몸에서 '휴식을 취하라' 고 하는 첫번째 신호이기 때문에, 충분한 휴
식과 안정을 취하는 것이 치료의 열쇠다. 물론 공부할 시간도 부족한 수험생
이 마음 편히 쉬는 것은 불가능한 일일 수도 있다. 하지만 공부도 안 되는데
붙들고 앉아 있으면서 병을 키우기보다는 하루 정도 충분하게 쉬는 것이 장
기적으로 봤을 때 시간을 절약하는 방법이다.

감기 기운이 있으면 과감히 책을 덮고 따뜻한 방에서 푹 쉬도록 한다. 감기
초기에는 얇은 옷을 두세 겹 껴입고 따뜻한 방에서 이불
을 덮고 땀을 빼는 것이 좋다. 이 때 땀에 젖은 옷을 계속
입고 있으면, 체온을 떨어뜨려 오한이 생기므로 제때 갈
아입도록 한다. 단, 찜질방이나 사우나에 가서 줄줄 흐
를 정도로 땀을 빼면 오히려 해롭다는
것도 주의한다.

2. 담백하고 소화가 잘 되는 음식을 먹는다

영양가 있는 음식으로 체력을 보강하는 것도 필
수. 먹지도 않고 내내 잠만 자는 것은 회복에 별로 도
움이 되지 않는다. 감기에 걸리면 전반적으로 소화 기
능이 약해져 체력도 떨어지게 마련이다. 따라서 단백질
과 비타민이 풍부한 쇠고기, 전복, 달걀, 참깨, 잣, 은

감기일 때 기력을 돋우는 영양죽

1. 전복은행죽

전복에는 소화흡수가 잘 되는 아미노산이 풍부해 수험생의 체력을 회복시키는 데 탁월하다. 기침을 멎게 하는 전복에 가래를 줄여주는 은행을 넣어 죽을 끓여 먹으면, 기침 감기로 체력이 없을 때 아주 좋다. 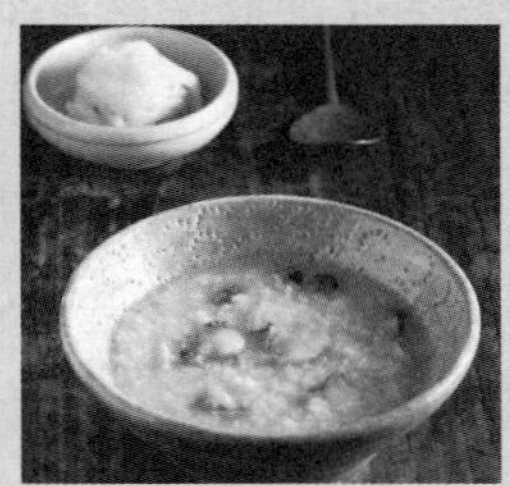

재료 전복 1/2개, 불린 쌀 1/2컵, 은행 3알, 물 3컵, 참기름 1큰술, 달걀 노른자 2개, 채썬 김 · 소금 조금씩.

만드는 법 ① 전복에 소금을 듬뿍 뿌려 솔로 문질러 씻은 다음 숟가락으로 살을 조심스럽게 떼어 낸다.

② 전복은 끓는 물에 살짝 데친 후 도톰하게 썰고, 쌀은 분쇄기에 넣고 쌀알이 절반 정도 부서지도록 간다.

③ 뜨겁게 달군 냄비에 참기름을 조금 둘러 전복과 은행을 넣어 달달 볶다가, 갈아놓은 쌀을 함께 넣고 눌어붙지 않도록 저어가며 볶는다.

④ ③의 냄비에 분량의 물을 부어 중불에서 나무주걱으로 저어가며 쌀알이 퍼질 때까지 끓인다. 죽이 끓으면 불을 최대한 낮춰 뚜껑을 약간 덮어 30분 이상 뜸을 들인다.

⑤ 죽이 퍼지면 달걀 노른자를 넣고 살짝 익혀, 반숙이 되면 소금간을 해서 그릇에 담아 채썬 김을 얹어 낸다.

2. 생강죽

생강은 감기가 들어오기 시작했을 때 이를 몸 밖으로 발산시켜 주는 효능이 있어 초기 감기에 좋다. 더구나 생강은 위장을 편하게 해주어 감기로 메스껍고 구토가 나거나 설사가 날 때에도 좋다.

재료 생강 10~15g(엄지손가락 두 마디 분량), 불린 쌀 1컵, 쌀엿 2큰술, 물 5컵.

만드는 법 ① 생강은 껍질을 벗겨서 젖은 창호지로 7겹을 싸고 다시 알루미늄 호일로 겉을 싸서 불에 굽는다.

② 구운 생강을 잘게 썰어 냄비에 넣고, 엿과 물을 조금 부어 약한 불에서 저어가면서 졸인다.

③ 생강이 노릇하게 졸여지면 냄비에 불린 쌀과 분량의 물을 부어 중불에서 나무주걱으로 저어가며 쌀알이 퍼질 때까지 끓인다. 또는 잘게 썬 생강과 쌀을 넣고 처음부터 죽을 쑤어도 된다.

행, 야채, 버섯 등으로 부드럽게 죽을 끓여 먹으면 감기를 이겨낼 수 있다.

3. 공부방과 실내환경을 쾌적하게 유지한다

감기가 유행하는 계절이 다가오면 실내 온도와 습도를 적정하게 유지해 주기만 해도 감기가 50%는 예방이 된다. 봄, 가을, 겨울로 방안에 젖은 수건을 널어두거나 가습기를 틀어서 습도를 50~60%로 유지하고, 실내 온도는 20~22℃로 유지한다.

날씨가 아무리 추워도 방안 온도가 22℃를 넘지 않도록 주의한다. 실외와의 온도차가 너무 심하면 오히려 면역력을 떨어뜨릴 수 있기 때문이다. 매일 청소기로 방을 깨끗이 청소하고, 하루 한 번 이상 환기를 시켜주는 것도 감기 예방을 위해 필수적이다.

4. 평상시 수분과 비타민 C를 충분히 섭취한다

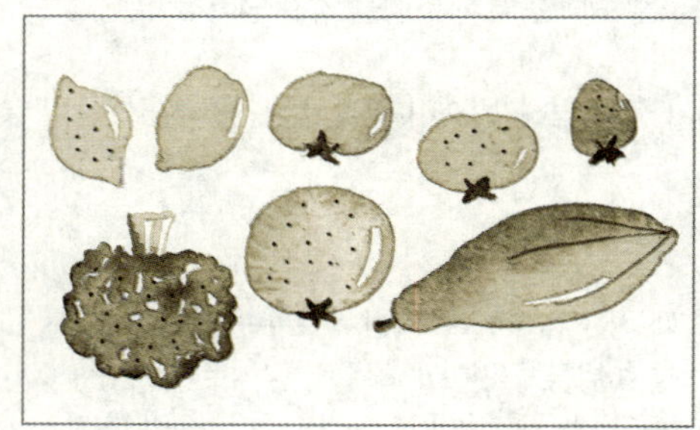

감기에 걸리면 열로 인해 수분 소모가 심하므로, 평소보다 많은 양의 수분을 섭취할 필요가 있다. 목이 건조하다고 해서 찬물을 벌컥벌컥 들이키는 것보다는, 미지근한 물을 조금씩 머금고 있다가 삼키는 것이 좋다. 기침·가래가 있을 때는 보온병에 따뜻한 꿀물을 넣어 학교에 갖고 다니면서 수시로 조금씩 머금고 있다가 삼키도록 한다. 기관지가 촉촉해지면서 기침이 줄어드는 효과를 볼 수 있다.

비타민 C의 섭취도 중요하다. 비타민 C는 세포벽을 튼튼히 해 체내에 들어온 균과 바이러스의 세포 침입을 막고 면역계통을 강화시키는 효능이 있다. 또한 육체적·정신적 스트레스에 대응하는 힘을 길러주므로 수험생들의 체력회복에 필수적이다.

감기에 걸리면 왜 비타민 C를 많이 먹어야 하나?

흔히들 '감기를 예방하기 위해 비타민 C를 많이 먹어라!' 라고 하는데, 무슨 이유에서일까?

노벨상 수상자인 미국의 화학자 폴링 박사가 밝혀낸 감기에 대한 비타민 C의 효능은 다음과 같다.

첫째, 비타민 C는 바이러스에 직접 작용하여 그 공격 능력을 약화시킨다.

둘째, 비타민 C는 백혈구와 마이크로파지 등 바이러스를 파괴하는 면역세포를 강화하여 자연 치유력을 증가시킨다.

셋째, 세포와 세포를 단단히 연결해 주는 콜라겐 합성을 도와, 바이러스가 세포들 사이로 이동하는 것을 방해한다.

넷째, 바이러스 억제 역할을 하는 '인터페론' 이 잘 생성되도록 촉진한다.

종합하면, 비타민 C는 바이러스에 대한 인체의 저항력을 백배 증가시키는 효능이 있다는 말씀. 물론 감기뿐만이 아니라 다른 질환의 예방을 위해서도 비타민 C를 충분히 섭취하는 것이 좋다.

청소년의 비타민 C 하루 권장량은 70mg으로 딸기 10개, 감귤 3개, 감 1개, 오렌지 1개, 브로콜리 1/2송이 정도면 충분하다.

감기에 걸렸을 때 추천할 만한 비타민 C 함유 식품으로는 파파야, 오렌지, 브로콜리, 귤, 단감, 딸기, 유자, 레몬, 감 등이 있다.

5. 위생에 신경을 쓴다

수험생들이 감기에 잘 걸릴 수밖에 없는 이유 중의 하나가 바로 위생 불량이다. 단체 생활로 인해 다른 학생에게서 감염이 되기 쉬울 뿐더러, 지저분한 책상과 필기구, 책을 통해 바이러스와 세균에 쉽게 접촉된다. 따라서 화장실을 다녀온 후에는 반드시 비누로 손을 씻도록 하고, 식사 후에도 깨끗이 양치질을 하도록 한다. 특히 감기가 유행할 때에는 미지근한 물 1컵에 소금 1작은술을 녹여 입을 헹구면 감기 예방에 도움이 된다.

6. 수험생은 쌀쌀한 날씨에는 보온을 신경쓴다

수험생들은 감기에 걸리지 않는 것이 가장 중요하다. 따라서 날씨가 쌀쌀해지면 좀 이르더라도 따뜻한 코트와 내복을 입고, 목도리도 두르도록 하자. 특히 실내에서 밖으로 나갈 때에는 코와 입, 목이 찬 공기에 직접 접촉되지 않도록 마스크와 목도리를 하도록 한다.

7. 수험생들은 날씨가 추워지기 전에 독감 예방접종을 하도록 한다

독감은 인플루엔자라는 바이러스가 일으키는 급성 질병으로 병세가 급격하여 수험생에게 치명적일 수 있다. 때문에 미리 예방 접종을 하는 것이 좋다. 단, 독감 예방 백신은 보통의 감기에는 효과가 없다는 것을 잊지 않도록 한다.

여름 감기에 걸리면……

'여름 감기는 개도 안 걸린다'고들 하지만, 여름이라고 감기에 걸리지 않는 것은 아니다. 여름에도 시원한 곳에서 편히 쉴 수 없는 수험생들에게는 여름 감기도 아주 무서운 적이다. 더운 교실에서 땀을 뻘뻘 흘리다가 집에 돌아와 갑자기 에어컨 앞에서 더위를 식히다 보면 감기에 걸리기 일쑤다.

이럴 땐 『향유산(香薷散)』을 만들어 마시게 한다. 여름철에 시원한 곳에서 더위를 식히다 감기에 걸린 것을 한방에서는 음서(陰暑)라고 한다. 열이 나고 오한이 있으면서, 머리가 아프며, 찬 음식을 많이 먹어 배가 아프고 설사가 나는 등 일체의 여름 감기에 『향유산』이 아주 효과적이다.

재료와 복용법 향유 12g, 후박·백편두 각 6g을 물 800cc로 달여 반으로 줄면, 하루 세 번 식후 30분에 차게 해서 나누어 마시도록 한다.

증세별 감기를 다스리는 민간요법

감기도 바이러스의 종류에 따라서 증세가 매번 달라진다. 감기 증세에 따라 효과적인 민간요법을 이용해 보는 것도 좋은 방법이다.

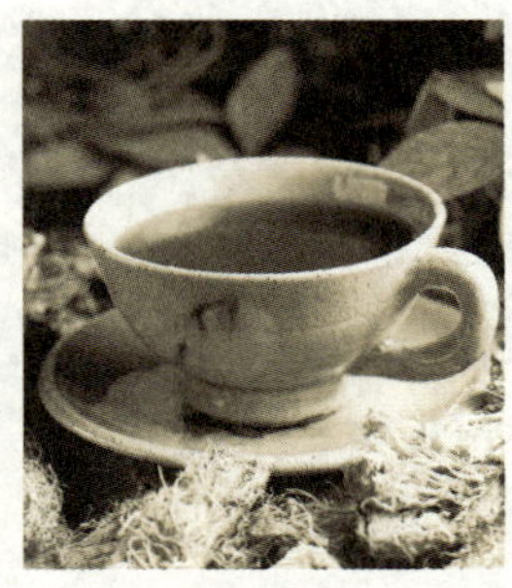

1. 열감기에는, 칡차

열감기로 고열·오한·두통이 심하며, 코와 목이 바싹 타고 코가 막힐 때에는 칡차가 좋다. 칡은 해열 작용과 함께 땀을 내는 작용을 하므로 열감기일 때는 칡차를 마시고, 몸을 따뜻하게 해서 땀을 빼면 열이 내려갈 수 있다.

칡 40g, 생강 5쪽을 물 800cc로 달여 반으로 줄면 하루 3번, 식후 30분에 마신다.

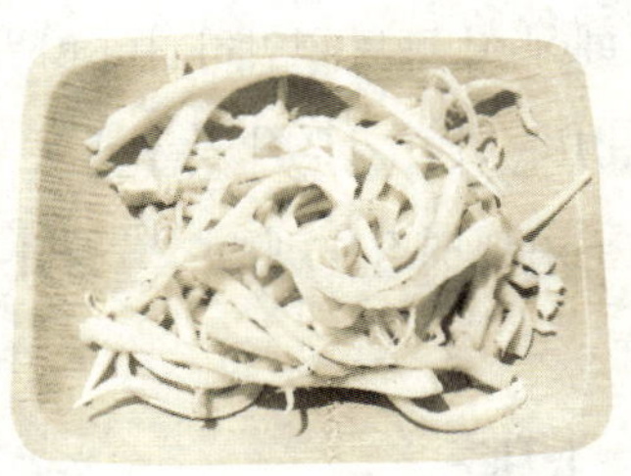

2. 목감기에는, 도라지차

감기에 걸릴 때마다 편도선이 부어 목이 따끔거리고, 침을 삼키기가 어려울 때는 도라지차가 좋다. 도라지는 목 부위의 열을 내려주는 효과가 뛰어나며, 기관지에 수분을 보충해 주는 효능도 있기 때문이다. 도라지에 감초가 배합되면 위로 떠오른 열을 내려줘, 편도선이 붓는 것을 막을 수 있다.

도라지·감초 각 20g, 생강 5쪽을 물 800cc로 달여 반으로 줄면 하루 3번, 식후 30분에 마신다.

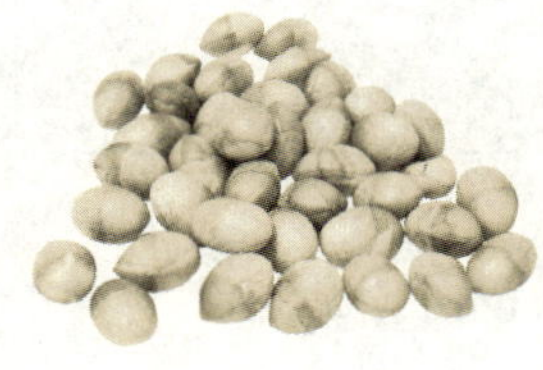

3. 기침 감기에는, 은행맥문동차

기침이 한번 시작되면 얼굴이 벌개질 때까지 계속되며, 목에 끈적한 가래가 붙어 잘 뱉어지지가 않을 때에는 은행맥문동차가 좋다.

은행은 폐의 기운을 진정시켜 기침을 가라앉게 하며, 맥문동은 폐와 기관지를 축축하게 해주어 가래를 삭여준다. 은행 7개, 맥문동 10~15g을 물 800cc로 달여 반으로 줄면 하루 3번, 식후 30분에 마신다.

감기를 다스리는 지압요법

한의학에서는 감기를 '상한(傷寒)', '상풍(傷風)' 이라고 한다. 즉 차가운 기운이나 바람의 사기(邪氣)가 등을 통해 몸으로 들어와 병을 일으킨 것이 감기라고 여기는 것이다.

감기 예방을 위해서는 풍문(風門)과 대추(大椎)를 지압해 주는 것이 좋다. 대추(大椎)는 감기의 사기가 몸 속으로 들어가는 입구이므로, 감기가 유행할 때에 이 곳을 지압하거나 따뜻하게 해주면 사기가 들어오지 못하게 막을 수 있다. 감기 기운이 있을 때 목 뒤 전체를 헤어 드라이기로 따뜻하게 해주거나, 뜨거운 찜질을 해주어도 좋다.

1. 대추

목을 앞으로 숙였을 때 가장 튀어나온 목뼈 바로 아래 부분이다. 대추(大椎)는 감기를 예방하는 경혈로, 수험생들이 공부를 하다가 머리에 빈혈이 와서 머리가 무겁고 띵할 때 지압해 주어도 효과적이다.

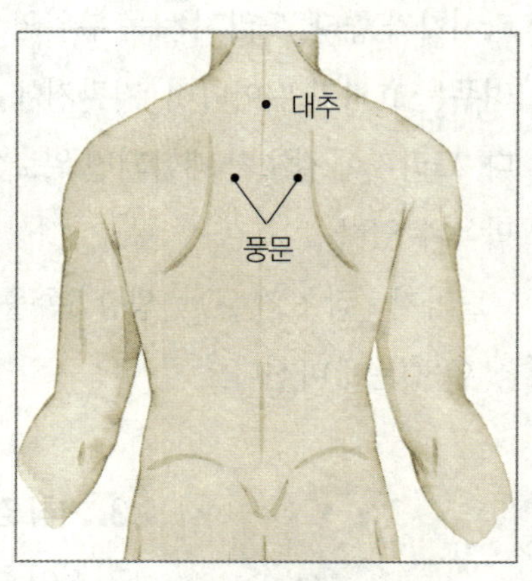

2. 풍문

대추에서 척추뼈 두 개만큼 내려와서 바깥쪽으로 3cm 정도 나간 위치이다. 기침이 심하고 가래가 끓을 때 지압을 해주면 좋다.

특히 숨을 쉬면 가슴 속에서 그르렁그르렁거리면서 가래 끓는 소리가 날 때, 주먹을 가볍게 쥐고 풍문 부위를 두드려 주면 가래가 잘 나오게 된다. 기관지염이나 폐렴이 있을 때 뜨거운 물에 적신 물수건을 꼭 짜서 이 부위에 덮어주는 것도 도움이 된다.

수험생 감기를 치료하는 처방

같은 감기에 걸려도 수험생은 일반인과는 달리 공부하느라 체력이 많이 떨어져 있는 상태이기 때문에, 감기가 오래 가고 깨끗하게 잘 떨어지지 않는 경향이 있다. 따라서 다른 질병에도 그렇겠지만, 수험생의 감기를 치료할 때는 체력 보강에 각별한 신경을 써야 한다. 체력을 보강하면서 감기도 낫게 하는 훌륭한 처방으로 『삼소음(蔘蘇飮)』이 있다.

『삼소음』은 면역력이 약해 매년 감기를 달고 다니는 허약 체질의 수험생에게 효과적인 감기약이다. 체력을 보강하는 인삼 · 감초 · 대추, 위장을 튼튼히 해주는 복령 · 목향 · 진피, 감기의 사기를 물리치는 갈근 · 전호 · 자소엽, 그리고 기침과 가래를 삭여주는 길경 · 지각으로 구성되어 가래가 생겨서 목이 갈갈하며 기침이 계속 나오며, 콧물, 코막힘, 두통, 열 등의 일체 감기 증세에 효과가 있다.

특히 허약 체질의 수험생이 감기에 걸렸을 때나 또는 심한 감기에 시달린 후 체력이 약해진 학생이 복용하면, 체력이 보강되면서 감기도 떨어지게 되는 일석이조의 효과를 볼 수 있다.

삼소음(蔘蘇飮)

전호 · 갈근 각 12g, 자소엽 · 길경 · 지각 · 반하 · 복령 · 목향 · 진피 각 6g, 인삼 · 감초 · 생강 · 대추 각 4g.

알레르기 비염

수험생의 집중력을 떨어뜨리는 질병들 중 1위는 바로 '알레르기 비염'이다. 특히 꽃가루가 날리는 봄이나 일교차가 큰 가을이면, '재채기와 콧물로 인해 도저히 공부를 할 수 없다' 면서 찾아온 학생들로 병원이 만원을 이룰 정도로 알레르기 비염으로 고생하는 학생들이 상당히 많다. 실제로 우리 나라 초·중·고등학생의 30% 정도가 알레르기 비염을 가지고 있으며, 더 심각한 것은 매년 환자수가 증가하고 있다는 것이다. 그야말로 학생들의 코에 비상등이 켜진 셈이다.

알레르기 비염이란?

알레르기 비염은 특정 외부 물질(항원)에 대해 코 점막이 과민반응(항원-항체반응)을 일으켜 염증이 생긴 질환이다. 그 결과 코가 간질간질하면서 재채기가 발작적으로 연속해서 나오고, 물 같이 맑은 콧물이 줄줄 흘러내리며, 코가 막혀 심하면 숨쉬기도 곤란해진다. 또한 코, 입천장, 목구멍 등이 가렵기도 하며 점점 냄새를 맡기도 어려워진다.

게다가 알레르기 결막염도 동반하는 경우가 많아서 발작이 시작되면 눈이 가려워지고, 충혈이 되며, 눈물이 줄줄 흐르고, 눈이 부시고 눈곱이 낀다. 그리고 알레르기 비염이 장기화되면 축농증, 비용종(콧속 물혹), 중이염 등의 합병증이 발생하여 이중삼중의 고통을 받게 된다.

또한 알레르기 비염이 있으면 눈 밑이 약간 푸르스름하며 검은 빛을 띠고, 코가 막혀 입으로 숨을 쉬다 보니 얼굴이 길쭉하게 되고 치아 배열이 잘 맞지 않아 자신에 대한 부정적인 이미지를 가지게 된다.

주증세	발작적인 재채기, 물같이 줄줄 흐르는 콧물, 코막힘.
부증세	코·입천장·목구멍의 가려움, 후각 기능 감퇴, 흔히 알레르기 결막염을 동반하여 눈의 가려움, 충혈, 눈부심, 눈물, 눈곱 등도 나타남.
합병증	눈밑이 푸르스름하거나 거뭇거뭇함, 코가 막혀 입으로 숨을 쉬다 보니 얼굴이 길쭉하게 되고 치아 배열이 잘 맞지 않음, 축농증, 비용종(콧속의 물 혹), 중이염.

알레르기 비염은 집중력 저하의 주범이다

이러한 알레르기 비염은 봄·가을 같은 환절기나 날씨가 추운 겨울에 몹시 심해지는데, 아침 일찍 일어나 찬바람을 쐬거나 찬물에 세수라도 하면 코가 지끈지끈하면서 재채기, 콧물 발작이 시작되어 거의 오후가 다 되어서야 진정이 되고, 심할 때는 하루종일 지속되는 경우도 있다. 또한 교실이나 백화점, 극장, 지하철 등 사람과 먼지가 많은 곳에 가거나, 집안에서 옷 정리를 하다가도 먼지가 날리기만 하면 발작이 시작되기도 한다.

그리고 끊임없는 콧물·재채기·코막힘 등은 집중력을 떨어뜨리고, 코막힘으로 인한 뇌의 산소 부족은 기억력을 떨어뜨려 결국 성적 하락을 초래하니 알레르기 비염은 수험생들에게는 치명적인 질병이 아닐 수 없다. 더구나

이런 학생들은 자신의 알레르기 비염 발작이 친구들의 공부를 방해하고 불쾌
감을 주지 않을까 하는 생각에 심리적으로도 크게 위축될 수밖에 없다.

알레르기 비염의 원인

　알레르기 비염을 일으키는 원인 물질 중 가장
흔한 것은 집먼지진드기이며 그 외에 먼지,
꽃가루, 곰팡이, 동물의 털과 비듬,
향수, 담배연기, 찬 공기, 매연
등도 알레르기를 일으킨다.
그렇다면 다른 친구들은 괜
찮은데, 유독 나만 이런 물질들에 민감하게 반응하
는 이유는 무엇일까?

　알레르기 비염도 다른 알레르기 질환과 마찬가지로 부모님으로부터 물려
받은 유전적 요인이 크게 작용을 한다. 그런데 요즘 들어서는 부모님이 알레
르기가 없는데도 자녀가 알레르기 비염이 발생하는 경우가 늘어나고 있는
데, 그것은 환경적인 요인이 크게 작용하기 때문이다. 즉 인스턴트 가공 식품
의 과다한 섭취, 환경 오염, 과중한 공부, 입시 공부로 인한 정신적·육체적
스트레스 등이 복합적으로 작용하여 인체 면역력이 약해지고 면역계의 과민
반응이 유발되는 것이다. 그러므로 알레르기 비염으로 고생을 하고 있다면,
전문적 치료와 함께 생활 습관과 환경을 바꾸려는 노력이 꼭 필요하다.

알레르기 비염이 있을 때의 생활요법

　알레르기 질환의 가장 좋은 치료법은 알레르기를 일으키는 원인 물질을 피
하는 방법이다. 그러나 알레르기 비염의 경우 원인이 되는 물질이 한두 가지

가 아니고, 생활에서 쉽게 접할 수 있는 것들이어서 완전히 피하는 것은 현실
적으로 너무 어렵다. 다만 그 어려움을 최소화하기 위해 가급적 다음의 사항
을 지키도록 한다.

1. 먼지가 쌓일 만한 것은 모두 치우고 매일 청소한다

진공청소기로 구석구석 청소한 후 물걸레로 방바닥은 물론 장식장, 액자,
책꽂이, 가구 상단, 가전제품의 먼지까지 닦아야 한다. 알레르기 비염 환자는
청소 중이나 청소 직후에는 방에 들어가지 않는 것이 좋다. 가족들 모두 외출
후에는 바깥에서 옷을 털고 들어와 실내로 먼지를 들여오지 않도록 협조해야
한다. 또한 가습기나 공기정화기, 에어컨 등은 정기적으로 깨끗이 청소하고,
필터 교체 시기를 잘 지켜주어야 한다.

집먼지진드기의 번식을 막기 위해 천으로 된 소파, 카펫, 담요, 커튼, 털 인
형 등 쓸데없는 소품이나 장식품 등은 미련 없이 치우고 실내에서 애완동물
을 키우지 않도록 한다. 침대보다는 바닥에 이불을 깔고 자는 것이 좋으나, 만
약 침대를 사용한다면 집먼지진드기가 투과할 수 없게 만들어진 침구를 이용
한다.

2. 침구와 속옷을 깨끗하게 세탁한다

침구나 속옷은 삶는 것이 가장 좋지만 그것이 어렵다면 55℃ 이상의 온수
로 세탁하도록 한다. 침구는 최소한 2주에 한 번씩 세탁하도록 하고, 빨래에
묻어 있는 집먼지진드기를 없애기 위해 빨래는 햇빛이 강한 오후 2~3시에
말리도록 한다.

3. 실내 습도와 온도를 유지한다

실내 온도 18~20℃, 습도 40~48%로 유지하되, 특히 집먼지진드기와 곰
팡이는 습한 곳을 좋아하므로 습도를 50% 미만으로 유지하도록 한다.

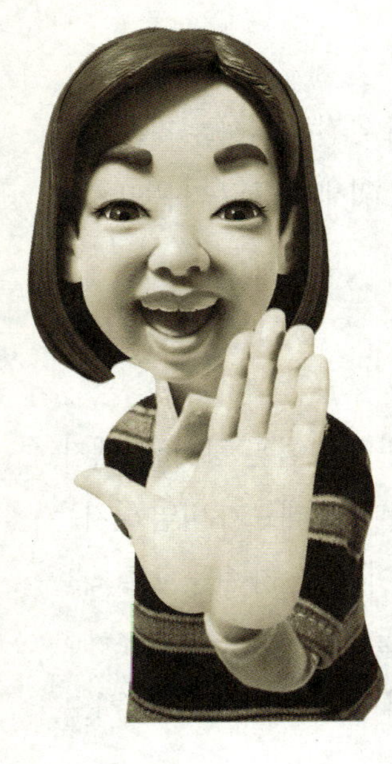

4. 자극적인 냄새를 피한다

방향제 · 헤어 스프레이 · 살충용 스프레이 · 향수 · 담배 등을 사용하지 말아야 하며, 가족들도 이러한 자극을 줄 수 있는 물건을 쓰지 않는 협조가 필요하다. 외출할 때는 갑자기 찬 공기와 먼지에 노출되지 않도록 가급적 마스크와 목도리를 착용하며, 특히 황사나 꽃가루가 날릴 때는 반드시 마스크를 착용하도록 한다. 찬물에 씻거나 찬 음식을 먹는 것, 여름에 선풍기나 에어컨을 직접 쐬는 것도 해롭다.

5. 환경으로부터의 영향을 최소화 한다

꽃가루가 날리는 계절과 황사나 대기 오염이 심한 날에는 가급적 외출을 삼가며, 창문을 꼭 닫아두도록 한다. 담배 연기나 먼지가 많은 곳과 사람이 많은 곳은 피하며, 외출 후에는 반드시 양치질과 세수를 한다.

6. 신체 단련을 통해 면역력을 키운다

평소에 일광욕, 건포마찰, 체조 등으로 신체를 단련한다. 간혹 면역력 강화를 위해 냉수마찰을 하는 경우가 있는데, 이것은 좋지 않은 방법이다. 냉수마찰은 갑작스런 체온 변화를 가져와 알레르기 비염을 악화시킬 수 있으므로 피하도록 한다.

7. 자연식 위주의 식사를 하고 스트레스를 해소한다

알레르기 질환을 악화시키는 라면이나 햄버거, 피자, 과자 등 인스턴트 식품을 금지하고, 육식보다는 채소와 해산물 위주의 식사를 한다. 스트레스는 알레르기를 악화시킬 수 있다. 따라서 스트레스를 해소할 수 있는 명상이나 단전호흡 등을 익히도록 한다.

알레르기 비염을 다스리는 지압요법

재채기가 날 때 또는 발작 예방을 위해서는 'V자 지압법'이 효과적이다. 양쪽 둘째 손가락을 콧대 양쪽에 대고 뒤집어진 V자 모양을 만든 후, 손가락을 아래위로 20~30회 정도 왕복하면서 비벼준다. 이 때 입은 다물고 코로 숨을 쉬도록 하며, 콧바람 소리가 심하게 날 정도로 숨을 크게 들이쉬고 내쉰다.

그리고 둘째 손가락과 셋째 손가락을 V자로 펴서 콧방울 양옆을 20~30회 정도 지긋이 눌러준다.

이 곳은 '영향(迎香)'이라는 경혈로 알레르기 비염이나 축농증 증세 완화에 도움이 되는 지압점이다.

알레르기 비염을 치료하는 처방

알레르기 비염은 먼지나 온도 변화 등 외부 환경 변화에 쉽게 적응하지 못하는 학생들에게서 많이 발생한다. 한의학에서는 폐장(肺臟)이 외부 환경 변화에 인체를 보호하고 적응시키는 것을 주관하는 장기이므로, 폐장(肺臟) 기운이 약한 학생이 알레르기 비염에 잘 걸린다고 볼 수 있다. 따라서 알레르기 비염을 치료할 때는 코의 과민반응을 가라앉히면서 폐장(肺臟)의 기운을 강화하는 치료를 한다.

이러한 효능이 강한 처방으로는 『가미통규탕(加味通竅湯)』이 있다. 『가미통규탕」은 코의 과민반응을 진정시켜 코막힘과 콧물의 증세를 완화시켜 주는 역할을 하며, 폐장(肺臟) 기운을 강화시켜 환경 변화에 잘 적응하도록 체질을 개선시켜 주기 때문에 알레르기 비염에 큰 도움이 된다.

　다만, 주의할 점은 알레르기 비염은 유전과 체질의 영향을 많이 받는 질환이기 때문에, 치료가 쉽지 않으며 치료 기간도 오랜 시간이 필요하다는 점이다. 따라서 인내심을 가지고 치료에 임해야 하며, 자신의 일상생활 관리를 잘하지 않으면 치료 효과가 느려지므로 반드시 일상생활도 철저히 관리하도록 한다.

가미통규탕(加味通竅湯)

방풍 · 강활 · 고본 · 승마 · 갈근 · 천궁 · 창출 · 황기 · 독활 각 4g, 백지 3g, 마황 · 천초 · 석창포 · 세신 · 창이자 · 감초 각 2g, 생강 3쪽, 대추 2개, 파뿌리 2개.

축농증

집중력이 높은 학생이 공부도 잘 하기 마련이다. 그러나 숨쉬기도 힘들고 머리도 아파지면서 냄새도 잘 맡지 못하는 축농증이 있으면, 그나마 있던 집중력도 떨어지고 매사에 의욕이 떨어져서 공부까지 지장을 받을 수밖에 없다. 축농증이 있으면 시도때도 없이 줄줄 흐르는 콧물에 코막힘, 얼굴은 쏟아질 듯 무겁고 답답해지기 때문에 집중해야 할 공부에 방해가 될 뿐만 아니라 체력적으로 힘들게 된다.

축농증이란?

축농증은 코 주변의 공기주머니인 부비동에 염증이 생겨 농이 고이는 병으로, 정확한 의학적 명칭은 '부비동염'이다. 부비동은 코 주위 뼈 속에 위치한 공기가 차 있는 공간이다. 종류는 양 눈썹 위의 전두동, 양쪽 뺨 윗부분의 상악동, 양 눈 사이의 사골동 및 코 뒤에 깊숙이 위치한 접형골동이 있다. 부비

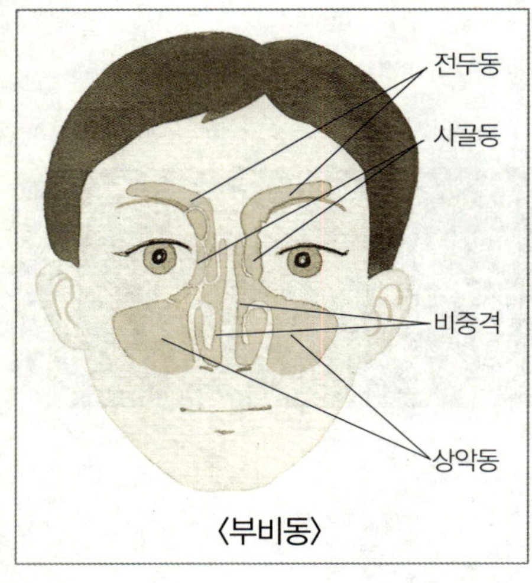

〈부비동〉

동의 점막은 비강점막과 연속되어 있어, 코에 염증이 생기면 부비동까지 같이 침범되기 쉽다.

그래서 오랜 감기나 비염으로 코의 염증이 오래가면 부비동에도 염증이 파급되고, 이 염증이 오래되면 고름이 고여 축농증이 생기는 것이다. 축농증은 단독으로 생기는 것이 아니라 오래된 감기나 만성 비염이 진행되어 생기는 것이므로, 평소보다 감기가 심하고 10일 이상 오래가거나 또는 알레르기 비염이나 만성 비염이 있었던 학생이 누런 코가 계속 나온다면 축농증을 의심해 볼 수 있다.

급성 축농증 vs 만성 축농증

축농증은 생긴 시기에 따라 급성과 만성으로 나눌 수 있다.

급성 축농증은 감기나 비염을 적절히 치료하지 않아 부비동까지 염증이 파급되어 생기는 경우가 가장 많다. 그 외에도 인두염, 치아 감염, 비중격만곡증, 물혹으로 인한 부비동 입구 폐쇄, 외상 등에 의해 유발될 수 있다. 감기를 열흘 이상 앓았거나, 비염으로 오랫동안 고생하다가 누런 코가 10일 이상 계속 나오고 아침에 자고 일어났을 때나 자려고 누웠을 때 기침이 심하다면 급성 축농증을 의심해 볼 수 있다.

아침이나 저녁에 기침이 심한 것은 낮에 서 있을 때 고인 농이 잠자려고 누우면 목뒤로 흘러가 인후를 자극하고, 또는 잠잘 때 고인 농이 아침에 일어나면서 목뒤로 흘러가서 인후를 자극하기 때문이다. 주로 한쪽 코에서 누런 콧물이 나오고, 열이 나고, 눈 주위가 붓고, 코맹맹이 소리가 나며, 킁킁거리며 콧물을 끌어 모아 삼키는 일이 잦다. 또 머리가 심하게 아프며, 양쪽 볼에 뭔가 꽉 찬 듯한 답답한 느낌과 통증이 있고, 빛을 보면 눈이 부시거나 시리다.

이러한 급성 축농증을 적절히 치료하지 않아 2개월 이상 지속되거나 또는 급성 축농증이 여러 번 반복되어 만성적으로 염증이 생긴 경우를 만성 축농증이라 한다. 코막힘과 누런 콧물, 콧물이 목뒤로 넘어가는 증세와 기침, 두통, 양쪽 볼의 통증, 누런 가래 등의 증세가 계속해서 나타난다. 특히 코가 막혀 입으로 숨을 쉬어야 하니, 고개를 숙이고 공부하는 수험생에게는 매우 답답한 일이다. 이는 곧 주의력과 집중력을 떨어뜨리는 원인이 되고 학습 장애의 요인으로 작용할 수 있다.

축농증을 예방 · 치료해 주는 식품

1. 머위줄기

머위에는 비타민 A가 풍부해 피를 맑게 하고, 콧속 점막의 염증을 줄여주는 역할을 한다. 특히 농을 해독시켜 배출하는 효과가 커 축농증으로 인한 코막힘을 해소시켜 주는 효과가 있다.

머위줄기 20g을 물 1ℓ로 1시간 30분 정도 달여서 반으로 줄면 하루에 여러 번으로 나누어 마신다.

또는 머위줄기를 2cm 길이로 썰어, 잠들기 전에 한쪽 콧구멍에 머위줄기를 밀어넣어 두고 30분이 지나 빼내고는 다른 쪽에도 똑같이 실시한다. 그러면 코막힘이 해소될 수 있다.

2. 구릿대 뿌리

구릿대라고 하는 산나물의 뿌리가 '백지(白芷)' 이다. 깨끗함이 최고의 지경에 이르렀다는 뜻의 백지는 혈액순환을 좋게 하고 고름을 없애 새살이 돋게 하는 효과가 크다.

따라서 축농증으로 코가 막혀 숨을 쉬기가 답답하거나 축농증이 원인이 되어 두통이 심할 때 차처럼 끓여 마시면, 코의 고름이 배설되면서 콧속에 깨끗한 새살이 생기게 되어 증세가 줄어드는 효과를 볼 수 있다.

백지 20g을 물 1ℓ로 1시간 30분 정도 달여서 하루 동안 여러 번으로 나누어 마신다.

새싹이 돋아나는 이른 봄철에는 구릿대의 여린 순을 뜯어 살짝 데쳐서 무침이나 튀김으로 먹으면, 축농증에도 도움이 될 뿐만 아니라 나른한 봄철에 입맛을 돋울 수 있다.

3. 목련 꽃봉오리

축농증이 있으면 4월 초쯤, 목련나무에 꽃봉오리가 맺히면 그것을 떼어 말려두었다가 약으로 쓰면 좋다. 목련의 꽃봉오리를 한방에서는 '신이(辛夷)' 라고 하는데, 축농증·알레르기 비염·감기 등으로 코가 막혔을 때 코를 시원하게 뚫어주는 작용을 한다.

코가 막힐 때마다 신이 20g을 물 1ℓ로 1시간 30분 정도 달여서 하루에 여러 번으로 나누어 마신다.

또는 신이를 고약으로 만들어 외용 연고로 사용해도 좋다.

축농증 증세를 가라앉히는 세척액, 2가지!

1. 식염수 세척액

생리식염수를 전자 레인 지에 따뜻하게 데워서 사 용하거나 또는 따뜻한 물 1컵에 죽염이나 구운 소금

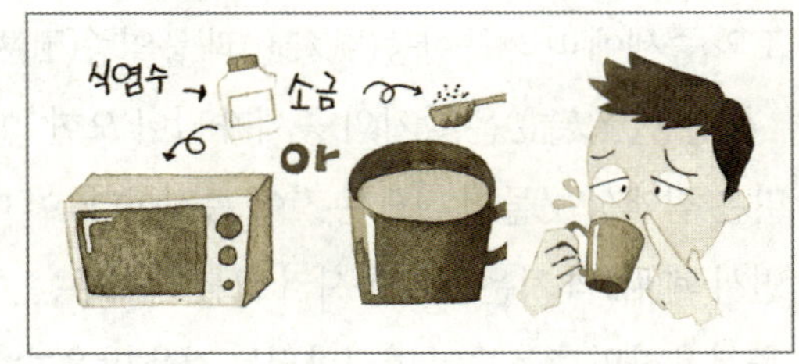

1큰술을 녹여 소금물을 만든다. 한쪽 콧구멍을 막고 다른 쪽 콧구멍으로 그 물을 들이마시고 입으로 뱉는 방식으로 여러 번 코를 세척한다. 이 방법이 어 렵다면, 똑바로 누워서 소금물에 적신 솜을 양쪽 콧구멍에 30분쯤 넣어두었 다가 빼는 것도 좋다.

2. 삼백초 세척액

말린 삼백초 10g을 물 800cc로 1시간 30분 정도 달여서 식힌 다음 구운 소 금이나 죽염 1큰술을 녹여 세척액을 만든다. 한쪽 콧구멍을 막고 다른 쪽 콧 구멍으로 그 물을 들이마시고 입으로 뱉는 방법으로 여러 번 코를 세척한다. 똑바로 누워서 삼백초액에 적신 솜을 양쪽 콧구멍 에 30분쯤 넣어두었다가 빼는 것도 좋다.

또는 삼백초잎을 콧구멍에 막고 있어도 좋다. 깨끗하게 씻은 삼백초잎을 손으 로 비벼 부드럽게 한 후 잎을 둥글게 말 아서 콧구멍 안에 깊이 밀어넣어 둔다. 30분 정도 지나면 콧속의 삼백초잎 을 뽑아내고 나서 코를 풀면 누런 농 이 빠지면서 코가 시원하게 뚫어지 는 것을 느낄 수 있다.

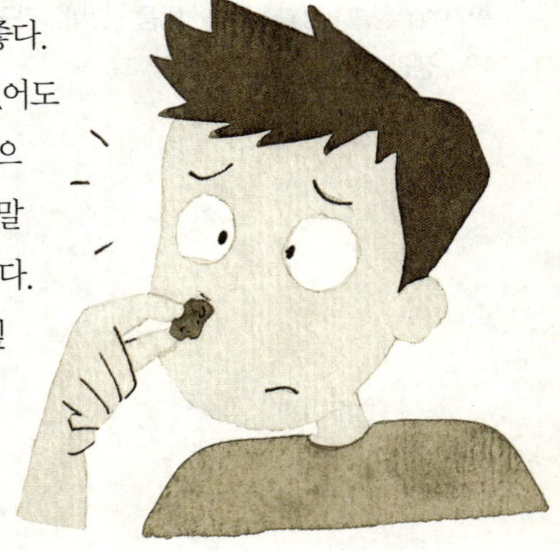

축농증을 치료하는 처방

한의학에서는 축농증을 비연(鼻淵)이나 비색(鼻塞)이라고 하며, 오래된 정도와 증세에 따라 풍한증(風寒證)과 풍열증(風熱證)으로 나누어 치료한다.

풍한증(風寒證)은 감기의 증세가 남아 오한, 발열, 두통의 증세가 있으면서 맑은 점액성 콧물이 나오는 것이 특징이다. 이 때는 감기의 사기를 발산시키면서 폐(肺)의 기운을 소통시켜 코를 뚫어주는 효능이 있는 『통규탕(通竅湯)』을 복용하면 축농증이 만성화되는 것을 막을 수 있다.

풍열증(風熱證)은 감기의 증세는 줄어든 대신, 머리가 터질 듯한 통증이 있으며 기침, 가래, 코막힘이 아주 심하다. 냄새를 잘 맡지 못하고 머리와 코에서 화끈한 열기가 느껴지며 누렇고 끈적한 콧물이 아주 많이 나오는 것이 특징이다. 이 때는 풍열(風熱)의 사기(邪氣)를 발산시키면서 폐(肺)의 기운을 소통시켜 주는 『여택통기탕(麗澤通氣湯)』이 효과적이다.

통규탕(通竅湯)

방풍 · 강활 · 고본 · 승마 · 갈근 · 천궁 · 창출 각 4g, 백지 2g, 마황 · 산초 · 세신 · 감초 각 1.2g, 생강 3쪽, 총백 2뿌리.

여택통기탕(麗澤通氣湯)

황기 4g, 창출 · 강활 · 독활 · 방풍 · 승마 · 갈근 각 3g, 감초 2g, 마황 · 천초 · 백지 각 1.2g, 생강 3쪽, 대추 2개, 총백 3뿌리.

코 피

수업중에 갑자기 친구가 코피를 흘리면 '열심히 공부한 학생만 받는 훈장' 같아 보이기도 한다. 좀처럼 코피가 나지 않는 아이들은 코피 한 번 흘려보는 것이 소원일 정도로, 코피는 오래 전부터 '성실함과 연약함의 상징'으로 여겨졌다. 그러나 당사자의 입장은 그것이 아니다. 가뜩이나 신경이 예민해져 있는 수험생의 경우에는 불안하고 공포스러울 수밖에 없다. 그러나 이럴 땐 당황하지 말고 침착하게 처치를 하는 것이 매우 중요하다.

수험생이 코피가 잦은 이유

콧속의 혈관은 한 층의 얇은 점막으로 덮여져 있어서, 작은 자극에도 손상을 받아 파열되기가 쉽다. 더군다나 수험생의 경우 충분한 휴식이나 수면을 취하지 못하고, 영양 공급이 제대로 되지 못해 혈관이 약해져 있는 상태라 늘 조마조마한 상황이다. 그리고 학교나 학원의 건조한 공기로 인해 코의 점막은 늘 말라 있을 수밖에 없고 따라서 점막으로 보호받지 못한 혈관이 잘 터지게 되는 것이다. 특히 수험생은 장기간의 공부와 스트레스로 인해 항상 머리에 열기가 모이게 되는데, 그 열기를 분출하기 위한 자구책으로 마치 화산이 폭발하듯 코피가 터지게 된다.

코피가 나는 원인

1. 외상이나 코의 기형

코피의 90% 이상을 차지한다. 코를 세게 풀거나, 습관적으로 코를 세게 후비는 것이 코피의 가장 큰 원인이다. 주로 건조한 겨울이나 봄, 가을에 손으로 코딱지를 떼다가 상처가 생겨서 코피가 나는 경우가 가장 흔하다.

그리고 코가 기형인 경우 코로 들어가는 공기가 집중적으로 한 곳만 마찰하여 그 곳의 점막과 혈관이 손상되어 코피가 터진다.

2. 코 질환이나 백혈병, 혈우병과 같은 혈액응고 장애

비염 · 부비동염 · 비강내 종양으로 인해 코피가 날 수도 있지만, 이런 경우 코피는 부수적인 증세이고 다른 증세들이 동반되므로 그것으로부터 원인 질환을 진단해서 치료하면 된다.

또한, 백혈병이나 혈우병 같은 혈액응고 장애 질환이 있으면 코피 외에도 양치할 때 잇몸에서 피가 자주 나거나 피부에 얼룩덜룩 멍이 잘 들고 상처가 나면 피가 잘 멈추지 않는다. 때로는 머리가 아프거나 어지럽다는 증세를 보이기도 한다.

만약 이와 같은 증세들이 보이면 병원에서 검사를 해보도록 한다.

3. 대상성 월경

생리주기에 일치하여 자궁 외의 장소에서 출혈이 있는 경우를 대상성 월경
이라고 한다. 가장 빈번히 일어나는 것은 코피이고 토혈이나 객혈을 하는 사
람도 있으며 위, 장, 피부 등에서 출혈이 발생하기도 한다. 이것이 일시적이
면 크게 신경쓸 필요는 없지만, 반복된다면 병원에서 검사를 받아야 한다.

4. 아스피린, 와파린, 헤파린 등의 약물 복용

아스피린, 와파린, 헤파린 등의 약물을 먹다가 코피가 나기도 한다. 이들 약
품은 항응고제로서 혈관 내 혈액이 응고를 막아 혈액순환을 촉진하는 장점이
있는 반면, 사람에 따라 출혈을 일으키기도 한다. 따라서 약물 복용 중 코피가
나면 의사와 상의하여 약물 복용을 중단하도록 한다.

코피가 날 때의 응급처치법

① 등받이에 비스듬히 등을 기대어 편안하게 앉고 머리를 약간 앞으로 숙여

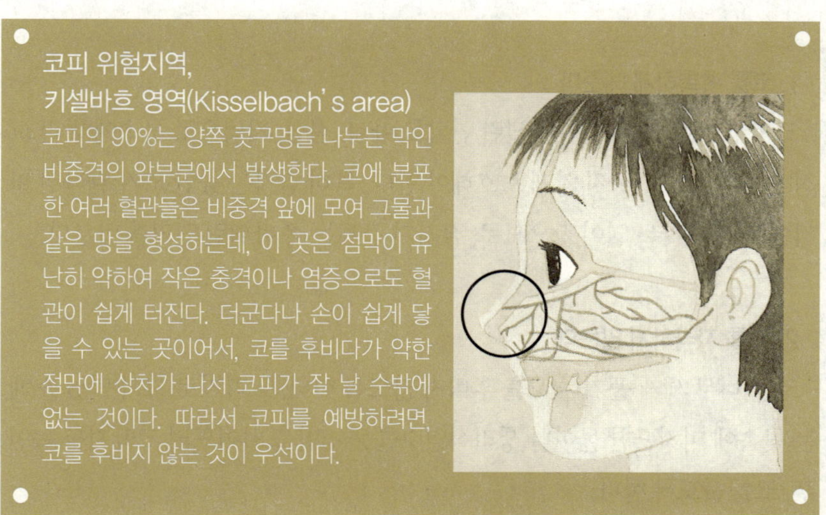

**코피 위험지역,
키셀바흐 영역(Kisselbach's area)**
코피의 90%는 양쪽 콧구멍을 나누는 막인
비중격의 앞부분에서 발생한다. 코에 분포
한 여러 혈관들은 비중격 앞에 모여 그물과
같은 망을 형성하는데, 이 곳은 점막이 유
난히 약하여 작은 충격이나 염증으로도 혈
관이 쉽게 터진다. 더군다나 손이 쉽게 닿
을 수 있는 곳이어서, 코를 후비다가 약한
점막에 상처가 나서 코피가 잘 날 수밖에
없는 것이다. 따라서 코피를 예방하려면,
코를 후비지 않는 것이 우선이다.

서 코에서 코피가 흐르도록 한다. 똑바로 눕거나
목을 뒤로 젖혀 콧구멍을 휴지 등으로 틀어막으면
코피가 목뒤로 흘러 기도를 막을 수 있기 때문에
피하도록 한다.

　② 목과 가슴 부위의 옷을 느슨하게 풀어주어 호흡
을 편하게 해준다.

　③ 입으로 숨을 쉬게 하며, 입 속에
있는 피는 뱉어내도록 하고 입과 코
주위의 피를 닦아준다.

　④ 코의 앞부분을 엄지손가락과 둘째 손가락으로 10분 정도 꼭 눌러주고,
콧등에 작은 얼음주머니를 대준다.

　⑤ 피가 멈춘 후, 최소한 4시간 동안은 심하게 코를 풀거나 무리하게 힘을
쓰는 일을 하지 않는다.

코피 예방법

1. 코를 촉촉하게 해준다

　코피가 자주 나는 경우 바셀린 연고를 아침, 점심, 저녁으로 콧속에 발라 코
점막의 수분을 마르지 않게 보호해야 한다. 특히 잠자는 동안 코가 말라서 아
침에 코피가 나는 일이 잦으므로, 잠자기 전에는 꼭 바셀린 연고를 바른다.

2. 코를 자극하지 않는다

　코를 너무 세게 풀거나 코를 후비지 않도록 한다. 코딱지로 코가 막혔을 때
는 콧속에 미지근한 물이나 생리식염수를 2~3방울 떨어뜨려 코딱지를 녹인
후, 코를 풀도록 한다.

3. 충분한 휴식과 안정, 영양을 취한다

 과열된 머리의 열을 식히기 위해 쉬는 시간에 맑은 공기를 마시도록 하며, 잠잘 때는 숙면을 취해서 그 날의 피로가 풀어지도록 해야 한다.

4. 연근을 이용한 음식을 먹거나 연근즙을 콧속에 넣는다

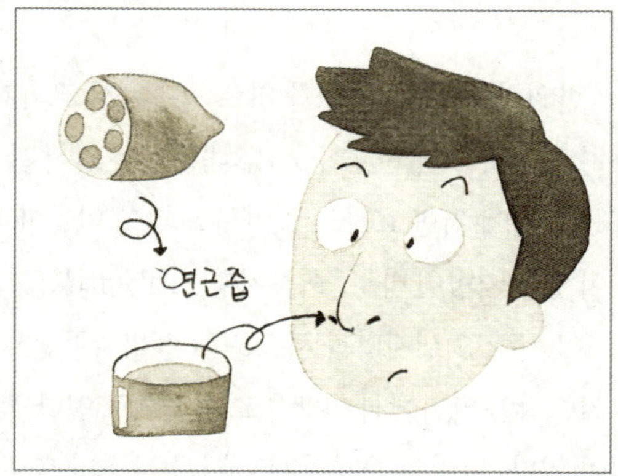

 연근을 한방에서는 '우절(藕節)'이라고 하는데, 지혈 작용이 강한 타닌 성분이 다량 함유되어 지혈제로 많이 쓰이고 있다. 코피가 나면 연근을 생으로 갈아서 탈지면에 묻혀 콧속에 넣으면 금방 지혈이 될 수 있다. 그리고 평소 코피가 잦으면 연근즙을 꾸준히 마시도록 한다.

코피, 겁먹지 말자!

자녀가 자주 코피가 나면 '무슨 큰 병이 있는 건 아닐까?' 걱정되는 것이 모든 부모님의 마음이다. 그러나 코피는 이렇다 할 질병도 없이 발생하는 경우가 90%이상이다. 특별한 질병이 있다면 멍이 잘 들거나, 잇몸에 피가 잘 나거나, 고열이 나고 몸이 아픈 등의 다른 증세가 동반될 터인데, 이런 여타의 증세 없이 코피만 난다면 크게 걱정할 필요는 없다. 오히려 열이 많은 체질이나 열감기에 걸렸을 때는 코피가 터짐으로써 속에 있던 열이 발산되어 열이 뚝 떨어지는 효과를 얻을 수 있다.
물론 멍이 잘 들거나 고열이 나는 등 이상 증세가 있는데도, 코피를 그냥 방치하는 것은 금물이다. 따라서 자녀가 코피가 나면 질환에 동반된 다른 증세를 호소하는지 잘 관찰하고, 그렇지 않다면 충분한 영양을 공급해 주고 피로회복을 도와주는 것이 좋다.

연근 200g을 강판에 갈아 간이 되도록 소금을 조금 타서 마시면 코피 예방에 도움이 된다. 반찬으로 연근튀김이나 연근조림, 연근부침개 등을 자주 먹는 것도 좋다.

잦은 코피를 치료하는 처방

한의학에서는 화(火)가 위로 치솟아서 코피가 난다고 본다. 따라서 코피의 치료는 위로 치솟은 화(火)를 내려주는 것이 관건이다. 혈액의 열을 식혀주면서 동시에 지혈 효과도 있어서 코피를 비롯한 각종 출혈 질환에 탁월한 효능이 있는 처방이 바로『서각지황탕(犀角地黃湯)』이다.

이 처방 중 생지황과 서각은 열을 내려주면서 지혈을 시키는 우수한 약재로 일반적인 코피에서 혈액응고 질환으로 인한 출혈까지 다스리는 탁월한 효능이 있다. 그런데 안타깝게도 서각(무소의 뿔)은 사용이 금지되어, 효능이 비슷한 승마나 우각(소의 뿔)로 대용하고 있다.

서각지황탕(犀角地黃湯)

생지황 12g, 적작약 8g, 서각(승마나 우각으로 대용한다) · 목단피 각 4g.

건망증

등교 버스에 도시락이나 우산을 두고 내린다거나, 어젯밤 챙겨둔 준비물을 아침이면 집에다 두고 빈손으로 학교에 간다거나, 또는 몰래 용돈을 숨겨두었다가는 몇 년이 지나서야 발견하게 된 경험은 누구나 있을 것이다. 흔히들 '깜빡했다' 고 하는 건망증이다. 그러나 수험생들에게서 나타나는 건망증은 병적이기보다는 마음이 여유롭지 못하고, 자신이 처한 상황에 대한 압박감에 의해 나타나는 경우가 대부분이다.

건망증이란?

건망증이란 머릿속에 들어 있는 정보가 잘 떠오르지 않아 어떤 일을 순간적으로 깜빡 잊어버리는 현상으로, 다시 상기시켜 주면 잊었던 것을 생각하게 된다. 건망증이 발생하는 이유는 뇌 속에 정보를 효율적으로 저장하지 못하여, 그것을 끄집어내어 회상하는 과정에 혼선이 빚어져 기억력이 다소 떨어지는 것이다.

특히 수험생의 경우에는 한꺼번에 워낙 방대한 양의 정보를 저장해야 하는 과정에서 공부에 관한 중요한 정보는 제자리에 차곡차곡 저장시키려 노력하지만, 사소한 것은 대충 아무 곳에 저장시켜 놓기 때문에 다음에 그 정보가 잘 꺼내지지 않는 것이다. 따라서 건망증은 뇌 세포의 영구적 손상에 의한 것이 아니므로 그리 걱정할 필요는 없다.

기억력을 증진시키는 훈련을 통해 뇌의 회로를 단련시키면 충분히 회복될 수 있기 때문이다.

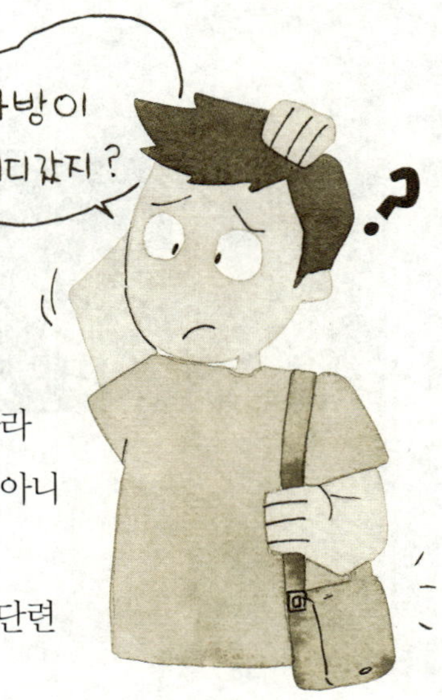

수험생의 건망증은 지나친 스트레스가 원인

문제는 공부에 지장을 줄 정도로 심한 건망증이다. 《동의보감》에서 '건망증은 심장(心臟)과 비장(脾臟)이 허(虛)해서 생긴다.'고 했다. 근심, 걱정, 두려움이 지나치면 심장과 비장의 기능이 떨어져서 뇌로 가는 혈류가 줄어들고, 그에 따라 기억력과 정신력이 떨어져서 건망증이 생긴다는 것이다.

수험생 건망증도 같은 원리에 속한다. 지나친 스트레스와 신경과민으로 인해 심장과 비장이 상하여 심각한 건망증이 생기는 것이다.

이밖에 수험생의 건망증 발생 원인을 구체적으로 찾아본다면 다음과 같다.

① 입시에 대한 지나친 스트레스나 긴장감으로 인해 뇌가 복잡해졌다.

② 미래에 대한 불안, 초조, 우울한 감정이 강하여 집중력이 떨어졌다.

③ 공부에 지쳐 뇌가 무기력해졌다.

④ 심하게 공부에 집착하거나 강박증이 있을 경우, 오히려 사소한 것을 잘 잊어버리게 된다.

⑤ 수면 시간의 부족으로 정보의 저장이 잘 이루어지지 않는다.

⑥ 운동부족으로 기억회로가 둔해진다.

⑦ 영양 결핍으로 뇌에 영양이 부족해졌다.

수험생의 건망증 퇴치법

수험생의 건망증은 뇌 세포의 손상에 의한 것이 아니므로, 기억력을 증진시키려는 노력을 통해 뇌의 회로를 단련시키면 충분히 회복될 수 있다. 건망증을 퇴치하고, 기억력을 증진하기 위해 다음의 방법들을 참고해 보자.

1. 메모하는 습관을 기른다

기억력을 기르기 위한 아주 효율적인 방법이 바로 메모하는 습관이다. 메모를 하는 동안 정보 자체에 주의를 기울이게 되므로 정보가 제대로 저장이 될 수 있다. 또한 며칠 후 메모장을 보면서 최근의 일들을 기억해 내면 반복 연상 훈련도 되는 것이다.

2. 여러 가지 일을 동시에 하지 않는다

음악을 들으면서 공부를 한다든가, TV를 켜 놓고 공부를 한다든가, 메모를 하면서 TV를 보는 등 동시에 여러 가지 일을 하면 어느 한 곳에도 집중이 되지 않아 머릿속에 제대로 저장되지 않는다. 따라서 집중력과 기억력을 기르기 위해서는 한 번에 한 가지만 하도록 한다.

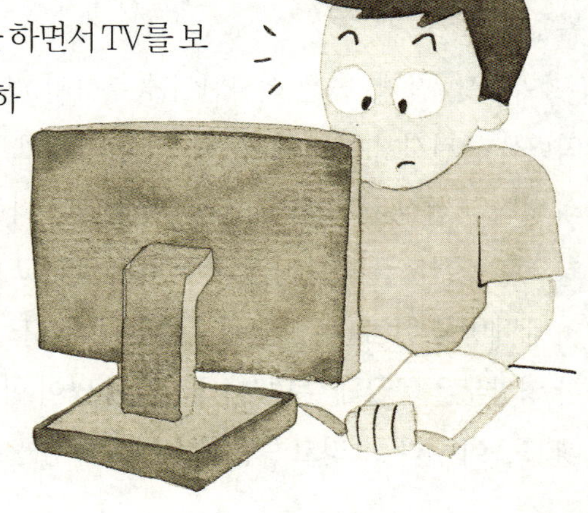

3. 연상훈련을 한다

문자로 된 정보보다는 시각적인 정보가 훨씬 더 입력되기 쉽고, 출력 또한 쉽다. 따라서 기억해야 할 것을 그림과 연관시키거나 도표화해서 기억하도록 한다. 또는 새로운 정보를 무작정 암기하려 하지 말고, 이미 알고 있는 것과 연관시켜서 저장하면 쉽게 기억된다.

4. 기억해야 할 일을 소리내서 말한다

문자로 된 정보보다는 시각 · 청각적인 정보가 더 잘 기억된다. 따라서 외워야 할 것을 한 번 소리내서 읽거나 또는 그림이나 도표로 만든 후 그것을 소리내어 읽어 청각 · 시각적 방법을 모두 동원하면 훨씬 더 잘 기억된다. 예를 들어 운동화의 모습을 떠올리면서 '내일은 체육수업이 있으니, 운동화를 신고 가야겠다.' 라고 말을 하면, 다음 날 쉽게 떠오르게 된다.

5. 야채와 과일, 견과류를 많이 먹는다

기억력 증진을 위해서는 뇌의 에너지원인 당분이 많은 현미, 잡곡, 과일 등을 충분히 섭취해야 한다. 또한, 간식으로는 뇌 세포의 구성 성분인 레시틴이 풍부하게 함유된 견과류를 즐겨 먹도록 한다.

호두, 잣, 참깨, 콩은 레시틴이 풍부하여 기억력을 증진시켜 주는 대표적인 식품이다. 호두의 딱딱한 껍질은 두개골과 닮았고, 열매는 좌우 대칭으로 쪼글쪼글 주름진 것이 뇌와 닮았다고 하여 예로부터 기억력 증진과 치매 예방을 위해 많이 먹어왔다. 잣과 참깨도 고칼로리 식품으로 뇌에 충분한 영양분을 공급해 주면서, 레시틴이 많이 함유되어 있어 암기력을 높이는 데 도움이 된다. 그리고 콩은 레시틴이 가장 풍부한 식품이므로, 콩으로 만들

참깨와 건망증

《아라비안 나이트》에 보면 "열려라 참깨!" 라는 주문이 있다. 굳게 닫힌 돌문을 여는 주문을 왜 하필 '참깨' 라고 했을까? 《아라비안 나이트》가 쓰일 당시, 아라비아에서는 참깨가 매우 귀한 식품으로 주술적인 의미를 부여할 만큼 신성시했다고 한다.

참깨는 그만큼 우수한 식품으로 뇌의 구성 성분인 레시틴과 질 좋은 단백질, 지방이 함유되어 있기 때문이다. 이러한 참깨의 영양 성분으로 인해, 수험생들의 기억력과 집중력을 강화하여 건망증을 예방할 수 있다. 그러므로 수험생들은 참깨로 강정을 만들어 먹거나, 참깨를 가루내어 꿀과 1:1로 반죽하여 팥알 크기의 환을 만들어 한 번에 20알씩 하루에 2~3번 먹으면 훌륭한 간식이 될 수 있다.

이처럼 참깨의 기억력 강화 작용을 이미 알아챈 아라비아인들이, 중요한 주문을 잊어버리지 않기 위해 참깨를 많이 먹었던 것은 아닐까?

어진 두유, 두부 등을 자주 먹는 것이 아주 좋다.

그러나 커피, 탄산 음료, 인스턴트 식품은 기억력 증진에 도움이 되지 않으므로 피하는 것이 좋다.

6. 규칙적인 운동을 한다

손·발을 이용한 정기적인 반복 운동은 몸과 뇌의 기억회로 성능을 좋게 한다. 따라서 자기가 좋아하는 운동을 정해두고 1주일에 3회 이상 땀이 약간 날 정도로 운동을 한다.

7. 숙면을 취한다

기억이란 잠을 자면서 머릿속에 체계적으로 저장된다. 그러므로 밤샘 공부를 해도 잠을 자지 않으면 정보가 제대로 저장되지 않기 때문에 다음 날 정확하게 기억나지 않아 알쏭달쏭하게 된다.

따라서 기억력을 높이기 위해서는 하루에 최소한 5시간 정도는 숙면을 취해야 한다.

8. 끊임없이 새로운 일을 시도하고, 창조적인 생각을 한다

매일 똑같은 일만 반복하는 사람들이 건망증이나 치매에 잘 걸린다. 왜냐하면 뇌에 색다른 정보가 들어가지 않아, 뇌 세포의 기능이 점점 둔화되기 때문이다. 따라서 지금 현재의 생활에 만족하지 말고 항상 새로운 것에 도전하고 관심을 가지도록 한다.

9. 마음을 편안히 가진다

수험생의 건망증은 심리적인 원인이 크게 작용한다. 그리고 건망증 자체에 너무 신경쓰다 보면 불안, 초조함이 더해져 집중력이 떨어지게 되어 건망증이 더 심해질 수 있다. 건망증은 누구에게나 생길 수 있는 것이므로, 자신감을 갖고 마음을 편히 갖는 것이 건망증 퇴치를 위해 가장 중요하다.

건망증을 극복하는 약차

1. 인삼오미자당귀차

인삼, 오미자, 당귀는 건망증을 쫓고 기억력을 높이는 대표적인 약재이다. 인삼은 중추신경계의 조건반사를 형성하고 기억력을 증진시키는 작용을 한다. 오미자는 뇌파를 자극하는 성분이 있어서 졸음을 쫓을 수 있고, 대뇌 피질의 흥분과 억제

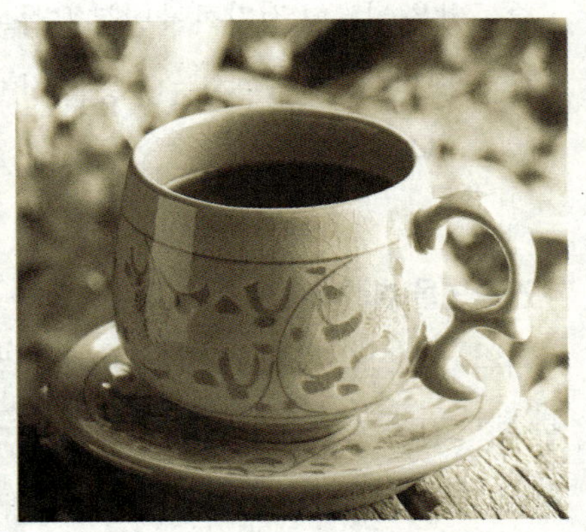

작용의 밸런스를 조절하여 주의력을 상승시키고 인내력을 증진시켜 준다. 당귀는 뇌 세포 핵분열을 촉진해서 뇌 세포의 생명력을 연장하고 기억 세포의 기능을 강화한다. 인삼·오미자 각 6g, 당귀 8g을 물 1ℓ로 1시간 30분 동안 끓여 하루에 여러 번으로 나누어 수시로 마신다.

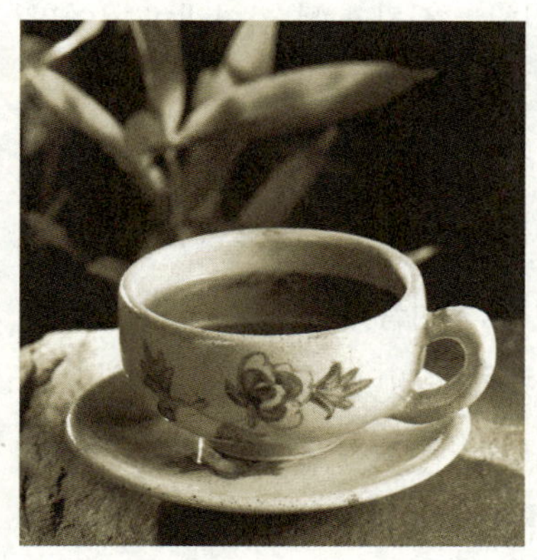

2. 구기자차

구기자는 그 한 가지에 많은 영양분이 함유되어 있어, 예로부터 도를 닦는 사람들이 영양원으로 애용했다는 말이 전해지고 있다. 구기자는 뇌척수액을 보충해 주는 작용이 있어 기억력 증진에 도움이 되며, 뇌의 노화를 예방해 주는 역할을 한다. 또한 구기자에는 비타민 C가 레몬보다 21배나 많이 함유되어 있어서 피로회복에도 좋다. 구기자 40g 정도를 물 1ℓ로 1시간 30분 동안 끓여서 하루 동안 여러 번으로 나누어 수시로 마신다.

3. 녹차

녹차에는 중추신경을 흥분시키고 대뇌 피질을 각성시키는 카페인 성분이 있어서 졸음을 쫓고, 집중력을 높이는 데 도움이 된다. 또한 비타민 C가 풍부하여 뇌 세포를 견고하게 하고, 피로회복에도 좋다. 수험생들은 녹차를 연하게 우려낸 물을 물병에 넣어다니면서 물 대신 마시도록 한다.

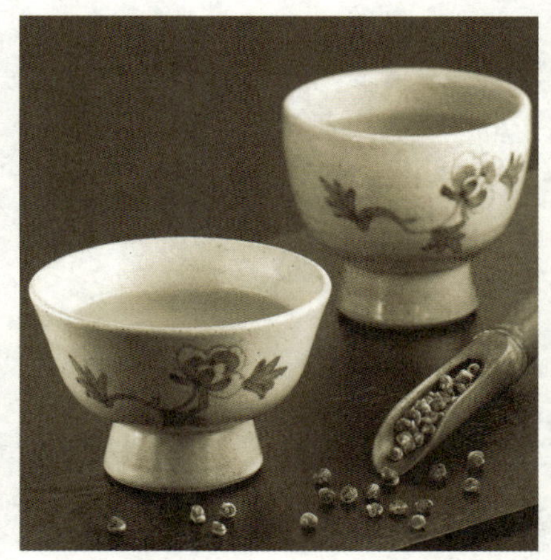

기억력을 높이고 건망증을 치료하는 처방

　수험생의 기억력 증진과 건망증 치료에 대표 처방은 바로 『총명탕(聰明湯)』이다. 《동의보감》에서 '총명탕은 건망증을 치료하고 오랫동안 먹으면 하루에 천 마디의 말을 외울 수 있다.'고 하였다. 『총명탕』은 정신을 안정시키고 뇌를 맑게 하며 스트레스를 줄여주는 백복령, 뜻을 원대하게 하고 기억력을 증진시키는 원지, 머리를 맑게 하고 안정시키는 석창포 등 수험생의 기억력 증진에 가장 중요한 세 가지 약재로 구성되어 있다.

　수험생이 오랫동안 공부를 하거나 너무 어려운 문제를 풀다 보면, 머리가 과열되어 꽉 막힌 듯 답답하고, 더 이상 지식을 입력시킬 수 없는 한계에 부딪치는 상황을 경험한다. 이 때는 뇌에 쌓여 있는 열기를 내려주고, 무거운 머리를 시원하게 해주어야 새로운 정보가 잘 저장될 수 있다.

　이런 효과가 있는 것이 『총명탕』이다. 『총명탕』은 뇌에 쌓여 있는 피로한 물질을 제거해 주고 뇌를 맑고 시원하게 해줌으로써, 집중력과 기억력을 증진시키도록 도와주는 기능이 있기 때문이다.

총명탕(聰明湯)

백복신 · 원지(감초달인 물로 축여 심을 빼고 생강즙에 담가둔 것) · 석창포(생강즙에 담가둔 것)를 각 12g을 달여서 하루 세 번 나누어 먹거나, 가루내어 8g씩 찬물에 타서 마신다.

어지럼증

어지럼증은 수험생 중에서도 여학생들이 많이 호소하는 증세 중의 하나이다. 어지럼증을 한방에서는 '현훈(眩暈)' 이라고 한다. 현(眩)은 '눈앞이 캄캄해지는 것' 이고 훈(暈)은 '빙글빙글 도는 느낌' 으로, 결국 현훈이란 '눈앞이 캄캄해지면서 주변의 모든 것들이 빙글빙글 도는 것처럼 느껴지는 것' 이다. 그런데 기운이 정체되어 나타나는 어지럼증은 빈혈과는 다르다.

어지럼증과 빈혈을 구별해야 한다

누워 있었거나 앉아 있다가 일어서려고 할 때 갑자기 머리가 핑 돌면서 어지러워 쓰러질 것 같은 경우가 누구나 한 번쯤은 있을 것이다. 이처럼 대부분의 사람들은 어지럼증이 있으면 가장 먼저 떠올리는 것이 빈혈이다. 그러나 어지럽다고 해서 모두 빈혈인 것은 아니다. 물론 빈혈이 있으면 어지럼증이 나타나기도 하지만, 빈혈 외의 많은 원인에 의해서도 어지럼증이 생길 수 있기 때문이다. 실제로 어지럼증을 호소하는 사람들 중 빈혈이 원인인 경우는 극히 적은 편이고, 여자의 경우도 월경과 관련 있는 경우를 제외하면 적은 편에 속한다. 그러므로 어지럽다고 해서 무턱대고 빈혈을 걱정할 필요는 없다.

수험생은 왜 어지러운가?

　수험생 어지럼증의 대부분은 기운(氣運)이 정체되어서 발생한다. 고정된 자세와 운동부족, 누적된 스트레스로 인해 인체의 기혈(氣血) 순환이 잘 되지 못하고, 이로 인해 머리까지 기운이 올라오지 못하니 어지럼증이 발생하는 것이다. 과도한 긴장도 한 몫을 한다. 오랫동안 긴장된 자세로 있다 보니, 뒷목이 뻣뻣해져서 어지럼증이 발생할 수 있는 것이다.

　특히 시험을 본 날은 더욱 심해지기도 하는데, 이 때는 쉬는 시간마다 목과 어깨를 돌려주면서 긴장을 풀어주거나, 옆머리에서 뒷머리로, 이마에서 뒷머리로 손가락으로 빗질하듯 쓸어주면 어지럼증을 예방할 수 있을 것이다.

　그리고 '기립성 저혈압'에 의한 경우도 아주 흔하다. 의자나 화장실에서 앉았다가 일어설 때 갑자기 눈앞이 캄캄해지고 빙빙 도는 것이 바로 기립성 저혈압이다. 우리 몸은 오랫동안 앉아 있으면 앉은키만큼 혈액을 공급하도록 혈압이 낮게 유지된다. 그런데 갑자기 일어서면 낮게 적응된 혈압으로 키높이만큼의 혈액을 빨리 공급할 수밖에 없으므로, 뇌가 일시적으로 빈혈에 빠져서 어지럼증이 생기는 것이다. 심한 경우에는 몸이 갑자기 휘청거리거나 쓰러질 듯 하기도 하는데, 그 순간 빈혈이나 여타 무서운 질병에 대한 공포감이 밀려온다. 하지만 이것은 생리 현상의 일종이며, 곧 정상으로 회복되므로 지나치게 걱정할 필요는 없다.

그 외 시력 저하를 비롯한 눈의 이상, 시력에 맞지 않는 안경, 다이어트로 인한 영양 부족, 실내의 산소 부족, 빈혈에 의해서도 어지럼증이 발생할 수 있다. 이런 경우 안경 조절을 잘 하고, 충분한 영양 섭취를 하면 어지럼증은 줄어들 수 있을 것이다.

어지럼증의 예방 · 치료에 효과가 좋은 식품

1. 시금치

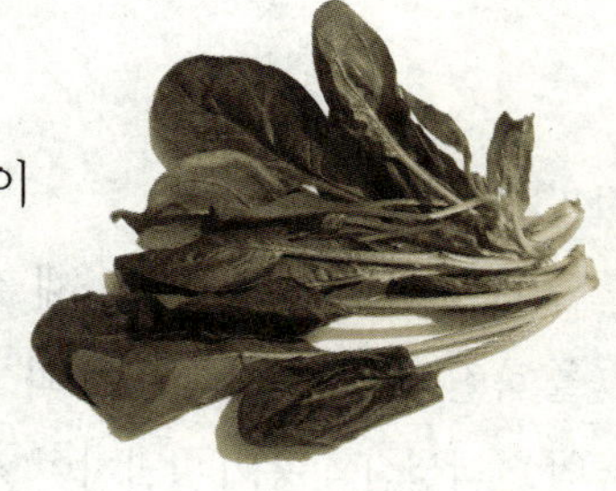

시금치는 '자연산 빈혈약'이라 해도 과언이 아니다. 혈액의 구성 성분인 철분 · 엽산과 철분 흡수를 도와주는 비타민 C까지 풍부하므로, 어지럼증과 빈혈에 꼭 필요한 식품이다. 매일 꾸준하게 3개월 이상 먹으면 필요한 양의 혈액이 충분하게 생성되어 어지럼증이 많이 호전될 것이다.

2. 은행, 대추

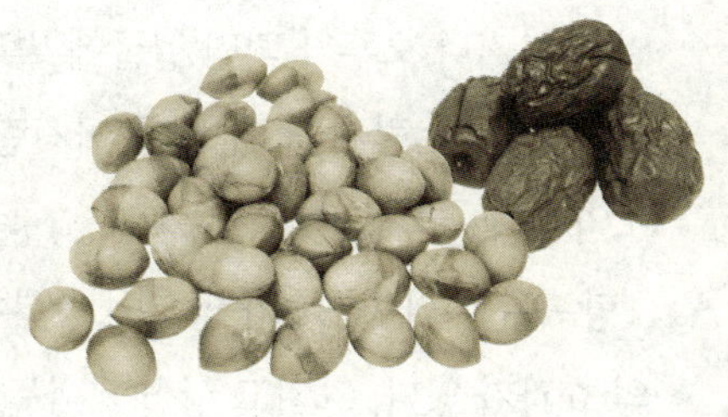

은행에는 혈액 구성 성분인 단백질 · 철분 · 인이 풍부하여 새로운 피를 만들어 줄 수 있고, 또한 뇌의 에너지원인 당분과 뇌 세포 성분인 레시틴도 함유되어 있어서 수험생들의 건뇌보양식으로 그만이다. 은행을 한방 신경안정제인 대추와 함께 먹으면 허약 체질로 인한 어지럼증을 개선시킬 수 있고, 기억력과 집중력 향상 효과를 기대할 수 있다.

주의할 점은 은행은 중독을 일으킬 수 있는 청산을 소량 함유하고 있기 때문에 충분히 구워서 먹어야 한다. 그러나 충분히 구워도 완전히 안심할 수는 없으므로 하루에 20알 이상은 먹지 말아야 한다.

어지럼증에 효과 좋은, 은행대추조림

재료 은행·대추 10개씩, 조청이나 엿 5큰술, 물 100cc, 참깨 1큰술.
만드는 법 ① 은행을 프라이팬에 노릇하게 볶아 속껍질을 벗겨낸다.
② 대추를 깨끗하게 씻은 다음, 씨를 빼고 얇게 저민다.
③ 프라이팬에 은행과 대추, 조청, 물을 넣어 처음에는 센 불로 끓이다가 거품이 생기면 약한 불로 낮춰 끈기가 생길 때까지 졸인다.
④ 그릇에 담아 참깨를 뿌린다.

3. 인삼당귀대추차

인삼은 따뜻한 성질의 약재로 원기를 보하고, 진액을 늘려주며, 소화 기능을 촉진시켜 영양분의 흡수와 신진대사를 증진시켜 준다. 또한 인삼은 골수의 혈액생산 작용이 활발하여 맑은 혈액을 생산하게 도와 빈혈이나 혈액순환 장애로 인한 어지럼증을 해소시켜 줄 수 있으며, 면역력을 증진시켜 잔병치레를 줄어들게 해준다. 따라서 인삼은 원기가 부족하여 추위를 잘 타고 손·발이 차거나 오후가 되면 얼굴에 벌겋게 열이 올라오고 소화가 잘 되지 않을 때, 얼굴이 누렇게 뜰 때, 자주 어지럽고 빈혈기가 있는 수험생에게 아주 좋은 보약이다.

당귀는 비타민 B_{12}와 엽산이 풍부하여 혈액 생성을 촉진하므로 빈혈 예방의 효과가 있다. 그리고 성질이 따뜻하여 혈액순환을 개선시켜 주므로, 뇌로 혈액이 잘 공급되도록 도와준다. 이러한 인삼과 당귀에 진액을 보충하고 신경을 안정시켜 주는 대추를 함께 달여 마시면 몸이 냉한 체질의 학생에게 원기를 보충해 주어 어지럼증, 소화불량, 빈혈, 신경예민, 불면증 등을 두루 해소시켜 줄 수 있다.

인삼·당귀 각 8g, 말린 대추 10개를 물 800cc와 함께 1시간 30분 정도 달여 하루 동안 여러 차례로 나누어 마신다.

4. 삼계탕

원기 회복에 좋은 약재인 인
삼, 대추, 황기를 넣고 삼계탕
을 끓여 먹으면 어지럼증을 줄
일 수 있다. 몸이 차가운 체질
의 수험생이 입이 깔깔하고 체
력이 떨어져 머리가 어지럽고
집중력이 떨어질 때 이만한 보
약이 없다. 그러나 더운 성질의
삼계탕은 몸에 열이 많고 뚱뚱
한 학생에게는 해로우므로 많
이 먹지 않도록 주의한다.

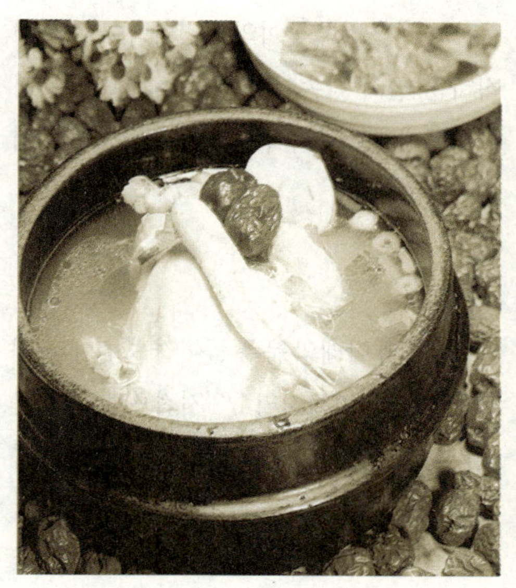

어지럼증을 가라앉히는 지압요법

갑자기 어지러울 때에는 머리를 맑게 하는 백회(百會)와 각손(角孫)을 지압
한다. 귀의 가장 위쪽 높이의 두피(각손)에 엄지손가락을 대고, 머리꼭대기
(백회)에는 가운뎃손가락을 닿게 하며 나머지 손가락과 손바닥으로는 머리
를 감싼다. 그러고는 천천히 백회와 각손을 꾹꾹 눌러주며, 머리를 감싼 나머
지 손가락으로는 두피를 앞뒤로 움직여 준다.

스트레스로 인한 만성적인 어지럼증에는 풍지(風池)가 도움이 된다. 풍지
는 스트레스를 가라앉히고 혈압을 조절해 주는 효과가 있기 때문이다.

그리고, 음식을 먹고 체하거나 가슴이 답답하면서 머리가 어지러울 때에는
사관혈(四關穴)을 지압한다. 사관혈은 인체 상부를 대표하는 합곡(合谷)과
하부를 대표하는 태충(太衝)으로 이루어져 우리 몸의 기운을 아래위로 시원
하게 터주는 작용을 한다.

1. 백회, 각손

귀의 가장 위쪽 높이의 머리카락이 나기 시작하는 점이 각손이며, 양쪽 각손으로부터 머리꼭대기로 올라가면 만나는 정중점이 백회이다.

2. 풍지

뒷머리뼈 아래의 움푹 들어간 중점에서 귓불 뒤 유양돌기까지의 1/3 지점으로, 승모근이라는 2개의 굵은 근육의 양쪽 바깥에 움푹 들어간 점이다.

3. 사관혈(합곡, 태충)

합곡은 손의 엄지손가락과 둘째 손가락을 따라올라가다 두 뼈가 만나는 곳의 바로 앞 점이며, 태충은 발의 엄지발가락과 둘째 발가락 사이에서 발등을 따라올라가다가 뼈에 걸려 멈춰지는 곳의 바로 앞 옴폭 들어간 점이다.

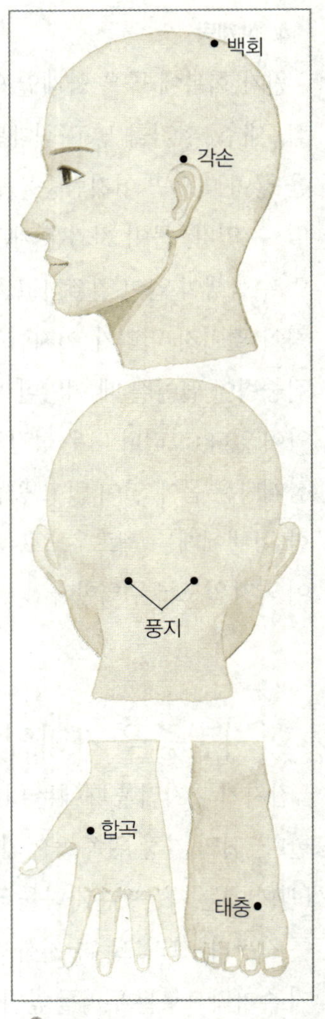

어지럼증을 다스리는 처방

운동부족으로 늘 소화가 잘 되지 않으면서 어지럼증을 호소하는 수험생에게는 『반하백출천마탕(半夏白尤天麻湯)』이 효과적이다. 수험생들은 운동부족과 스트레스로 내부의 기운이 많이 정체되어 소화되지 못하고 남아 있는 잉여 수분이 몸에 쌓여 있기 쉽다.

이것을 한방에서는 담(痰)이라고 하는데, 이러한 담으로 인해 맑은 기운이 머리로 가지 못해 어지럼증이 잘 발생하는 것이다. 이를 담훈(痰暈)이라고 한다. 담훈(痰暈)의 증세로는 '평소 소화가 잘 안 되어 속이 메스껍다, 신트림이 나온다, 눈밑이 거무스름하다, 눈이 터질 듯하거나 머리가 아프다, 눈앞이 빙빙 돌아 견디기 힘들다' 등을 호소한다.

『반하백출천마탕』은 정체된 기운을 소통시키고 담(痰)을 몸 밖으로 배출시킴으로써 어지럼증을 줄여주는 효과가 있어, 수험생 담훈(痰暈)에 특효를 발휘한다.

반하백출천마탕 (半夏白朮天麻湯)

반하 · 진피 · 맥아 각 6g, 백출 · 신곡 각 4g, 창출 · 인삼 · 황기 · 천마 · 백복령 · 택사 각 2g, 건강 · 황백 1g, 생강 5쪽.

빈혈

혈액 성분 중의 적혈구는 헤모글로빈이라는 혈색소를 포함하고 있는데, 이 헤모글로빈은 폐에서 산소를 받아 우리 몸 구석구석에 산소를 운반해 주는 역할을 한다. 이러한 헤모글로빈이나 적혈구가 감소되어 몸 구석구석으로 산소를 충분히 운반할 수 없는 상태를, '빈혈' 이라고 한다.

수험생은 철결핍성 빈혈이 많다

빈혈의 원인은 크게 네 가지로 나눌 수 있다.

골수에서 적혈구 생산이 충분치 못한 경우, 적혈구를 만드는 재료인 철분·엽산·비타민 B_{12}가 부족한 경우, 적혈구 파괴가 지나친 경우, 또는 출혈이 심한 경우가 있다.

이 중 수험생은 철분 부족으로 인한 '철결핍성 빈혈' 이 가장 많다. 또한 빈혈은 남학생들보다도 여학생들에게서 많은데, 한 연구기관의 조사결과에서는 여고생의 25~30%가 철결핍성 빈혈이 있다는 놀라운 결과가 나왔다. 여학생은 매달 월경을 하면서 규칙적으로 철분이 손실되기 때문에 손실된 만큼 공급을 해주지 않으면 빈혈이 생기기 쉽다.

그런데 수험생들의 경우에는 식생활이 규칙적이지 못하고, 집에 있는 시간이 적어 철분이 많이 함유된 야채나 과일을 제대로 먹지 못하기 때문에 빈혈이 잘 걸릴 수밖에 없다. 과일이나 야채가 아니더라도 힘든 공부를 하려면 기본적으로 세 끼 밥이라도 잘 챙겨먹어야 하는데, 간혹 외모 때문에 끼니를 거르다 빈혈이 생기는 경우도 종종 볼 수 있다.

성적이 부진한 수험생, 혹시 빈혈은 아닐까?

빈혈이 있어도 초기에는 크게 특징적인 증세가 나타나지 않는다. 처음에는 얼굴, 입술, 잇몸, 손톱이 핏기가 없어지며 창백하게 변한다. 빈혈의 정도가 심해지면 두통, 어지럼증, 귀울림, 피로, 식욕부진, 메스꺼움 등이 발생한다. 빨리 치료하지 않으면 입안과 목구멍이 헐어서 음식을 삼키기 어려울 수도 있다. 조금 무리하게 움직이면 가슴이 두근거리고 맥박이 빨라지며 다리가 휘청거리고 심하면 쓰러지기도 한다.

머리를 많이 써야 하는 수험생의 경우에는 뇌로 공급되는 산소가 충분하지 못하므로 기억력이나 집중력이 떨어져 학습에 장애가 오고 성적이 부진하게 된다. 공부에 의욕이 생기지 않고 지구력도 떨어진다. 따라서 부쩍 얼굴이 창백해지고, 공부가 잘 되지 않는다면 빈혈을 한번 의심해 볼 필요가 있다.

빈혈을 예방·치료하는 식이요법

① 철분, 엽산, 비타민 B$_{12}$가 들어 있는 음식을 매끼마다 챙겨 먹는다.

② 비타민 C는 철분 흡수를 도와주므로 철분이 함유된 식품을 먹을 때는 비타민 C가 풍부한 과일이나 야채를 함께 먹는다.

③ 철분 흡수를 방해하는 식품은 철분제나 철분 함유식품과 3시간 정도 차이를 두고 먹도록 한다.

철분	선지·간·지라·콩팥 등 내장, 살코기, 생선, 콩, 달걀 노른자, 미역, 김, 톳, 파래.
엽산	시금치, 상추, 흰 강낭콩, 아스파라거스, 레몬, 바나나, 멜론, 키위, 간, 콩팥, 버섯. ※엽산은 열에 파괴되기 쉬우므로 생으로 먹거나 기름에 재빨리 튀겨 먹도록 한다.
비타민 B$_{12}$	쇠고기, 간, 생선, 달걀, 우유 및 유제품.
철분 흡수 방해 식품	녹차, 커피, 홍차, 감, 우유.

빈혈을 이기는 3대 식품, '선지·지라·간'

'이에는 이, 눈에는 눈'이라는 말처럼 피가 부족한 병은 피를 공급하는 것이 가장 좋다. 그렇다고 일부러 피를 수혈 받을 수도 없는 노릇. 그 대신 혈액을 많이 함유하고 있는 선지, 지라, 간을 먹으면 된다.

동물의 피를 굳힌 선지는 혈액 성분이 모두 함유되어 있으니 빈혈에 좋은 것은 당연하다.

지라는 비장이라는 장기로 혈관이 얼키설키 뭉쳐서 만들어진 '핏덩어리 장기'라 할 수 있다. 비장은 혈액 중에서도 면역에 관계된 세포들이 많이 모여 있는 장기로, 몸에 들어온 나쁜 균이나 바이러스가 비장을 통과하면서 파괴되고 또 수명이 다 된 혈구들은 비장을 통과하면서 죽음을 맞이한다. 그런 까닭에 비장 또한 혈액 성분의 보고라 할 수 있다.

간은 위에서 흡수한 영양분들이 들어오면 새로운 피를 만들어 온몸으로 공급하고 남는 것을 저장한다. 간 역시 혈액의 저장고라 할 수 있다.

따라서 혈액 성분이 충분하게 함유된 간, 선지, 지라는 혈액을 위한 완전식
품이라 할 수 있다. 이 음식들을 적어도 1주일에 한 번씩 먹는다면 빈혈 예방
과 치료에 크게 도움이 될 것이다.

빈혈을 치료하는 대표처방

　당귀 · 천궁 · 백작약 · 숙지황, 이 4가지 약물로 구성된 『사물탕(四物湯)』
은 빈혈 치료의 대표 처방이다. 골수의 조혈 기능을 촉진하는 당귀, 철분이 풍
부하여 혈액 성분을 제공하는 숙지황, 혈액을 수렴하여 쓸데없는 소모를 막
아주는 백작약, 그리고 혈관을 깨끗이 청소해 주고 혈액순환을 촉진시켜 맑
은 피를 온몸에 공급해 주는 천궁. 이처럼 혈액의 생산과 공급에 관계된 모든
것을 다스리는 약재들로 조성되었으므로, 빈혈치료의 기본이 되는 것이다.
　실제로 빈혈을 일으킨 개에게 사물탕을 투여했더니 5일 후 적혈구 수치가
상승하였고, 사물탕을 투여하지 않은 개에 비하여 적혈구 상승율이 15.6%나
높게 나와, 사물탕의 빈혈에 대한 효과가 실험적으로 증명된 바가 있다.

사물탕(四物湯)

숙지황 · 당귀 · 천궁 · 백작약 각 4g.

허약하면서 빈혈이 있을 때는 『녹용대보탕』

　예전부터 몸이 상당히 허약한 체질의 빈혈 환자라면 『녹용대보탕(鹿茸大
補湯)』을 먹는 것이 좋다. '에너지가 극도로 바닥이 나서 목소리에 기운이 없
다, 동작이 굼뜬다, 얼굴이 창백하다, 입술이 파랗다, 눈동자가 희미하고 총
기가 없다, 조금만 움직여도 식은땀이 흐른다, 손발이 차갑다, 입이 깔깔하여
밥을 잘 먹지 못한다, 어지럼증으로 픽픽 쓰러질 것 같다' 는 증세에는 『녹용
대보탕』이 아주 효과적이다.

『녹용대보탕』은 말 그대로 '크게 보(補)하는 약'으로서 인체에 에너지원을 공급하여 골수의 혈액 생성을 도와주고 신진대사를 촉진시켜 주는 효능이 있다. 그래서 체력이 허약한 빈혈 환자뿐만 아니라 오랜 병으로 몸이 많이 허약해지거나 수술 후 체력이 쇠약해진 환자의 기력 회복에 큰 도움이 된다.

녹용대보탕(鹿茸大補湯)

육종용 · 두충 각 4g, 백작약 · 백출 · 부자 · 인삼 · 육계 · 반하 · 석곡 · 오미자 각 3g, 녹용 · 황기 · 당귀 · 백복령 · 숙지황 각 2g, 감초 1g, 생강 3쪽, 대주 2개.

※주의 : 이 약은 부자라는 맹독성 약재를 포함하므로 반드시 전문 한의사의 진단 아래 복용해야 한다.

아토피

아토피 피부염이 있는 학생들은 건조한 늦가을에서 겨울, 초봄이 되면 여기저기가 가려워 긁적긁적 긁어대느라 정신이 없다. 한참 열심히 공부해야 할 마당에, 한번 가렵기 시작하면 신경이 온통 거기로 가 공부에 집중이 안 되고 그 결과 학습 효과도 상당히 떨어지게 된다. 아토피가 오래되면 성격이 예민하고 날카롭게 변해 친구나 선생님과 원만한 관계가 유지될 수 없어 학교생활에 많은 지장이 생긴다.

아토피란?

아토피 피부염이란 알레르기 질환의 하나로, 흔히 태열(胎熱)이라고 불리는 만성 피부 질환이다. 건강한 사람에게는 특별한 문제가 되지 않는 자극에 대해 아주 민감하게 반응하여 피부에 염증이 생기고 그로 인해 붉은 발진, 가려움, 습진, 진물, 긁어서 점차로 두꺼워지는 피부, 인설(비듬처럼 벗겨지는 피부 껍질) 등의 증세가 나타난다.

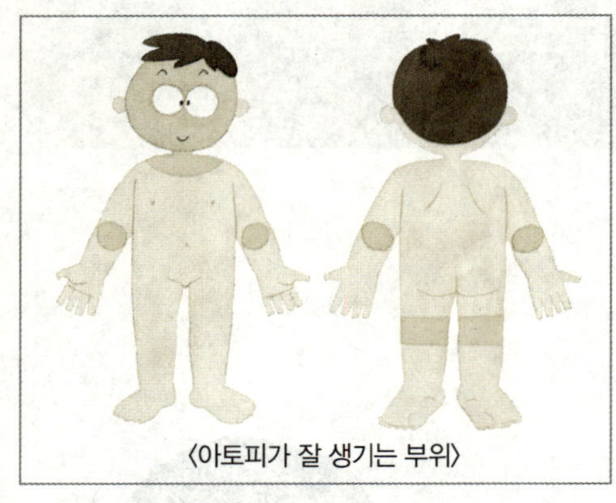

〈아토피가 잘 생기는 부위〉

주로 얼굴, 목, 팔꿈치 안쪽, 무릎 뒤쪽 등 피부가 접히는 부위에 잘 생긴다. 계절적으로는 겨울이면 공기가 건조해져 가려움증과 인설의 증세가 악화되는 편이며, 여름에는 땀이 피부를 자극하여 진물과 가려움증이 유발된다. 이처럼 피부가 너무 습하면 진물이 생기고, 반대로 너무 건조해지면 가려움증이 심해지는 등 습도 변화에 상당히 민감하게 반응하므로 관리에 있어서 상당한 주의가 필요하다.

임상통계에 의하면 전 인구의 1% 이상, 어린이의 10~15% 정도가 아토피 피부염을 앓고 있는 것으로 나타났다. 대부분의 사람들은 태열이 어릴 때 잠시 지나가는 병쯤으로 인식하고 있으나, 환자의 50% 정도만 2세 전에 증세가 없어지고, 25%는 청소년기까지 증세가 계속되고 나머지 25%는 성인이 되어서도 증세가 지속되어 고통을 받고 있다. 더 심각한 것은 환자의 80%는 아토피 피부염만 있는 것이 아니라 알레르기 비염 · 천식 · 결막염 · 두드러기 등 갖가지 알레르기 질환을 같이 동반한다는 것이다.

아토피는 알레르기 질환의 일종으로, 알레르기가 코에 오면 비염, 기관지에 오면 천식, 눈에 오면 결막염, 소화관이나 피부에 오면 두드러기로 나타나는 것이다. 따라서 알레르기 체질인 경우 알레르기는 몸의 어디든 발생할 수 있기 때문에 여러 가지 알레르기 질환이 함께 동반하기 쉽다.

아토피는 전염이 될까?

"피부병 옮아, 저리 가!"라며 아토피 피부염으로 소위 왕따 당하는 학생들이 적지 않다. 피부에서 피가 나고, 진물이 흐르는 특성상 일부 사람들은 아토피가 전염될 것이라는 편견을 가지고 있기 때문이다.

그러나 아토피 피부염은 세균이나 바이러스에 감염되어 발생하는 것이 아니기 때문에 다른 사람에게 전염되지는 않는다. 아토피 피부염은 인체의 면역체계 이상으로 외부의 자극에 대해 너무 민감하게 반응하여 나타나는 질환이므로, 환자로부터 병균이 전염되지 않을까 걱정할 필요가 없는 것이다.

아토피 환자는 가뜩이나 외모에 대한 자신감이 결여되어 있어 무심코 지나치는 한 마디 말에도 큰 상처를 받을 수 있다. 이런 마음의 상처들로 인해 성격은 점점 내성적으로 변하고, 심하면 대인기피증과 우울증으로 진행되기도 한다. 따라서 아토피 환자의 회복을 돕기 위해서는 전문적인 치료나 관리도 중요하지만, 무엇보다 부모님과 친구들의 따뜻한 관심과 사랑이 절실히 필요하다.

아토피, 유전보다는 환경에 영향을 많이 받는다

10여 년 전만 해도 아토피를 유전적 질환으로 많이 여겨왔다. 사실 아토피 환자의 가족 중에는 아토피를 비롯한 알레르기 질환을 앓는 사람이 많아서, 아토피는 체질과 유전적인 영향이 상당히 크다고 볼 수 있다. 그러나 요즘 들어서는 어릴 때는 없었는데 청소년이나 성인이 되어 갑자기 아토피가 생기거나 또는 부모님은 아토피가 없는데 자녀가 아토피가 생기는 경우도 종종 있어, 단순한 유전 질환만은 아님을 알 수 있다.

그렇다면 유전적인 인자도 없는 사람이 왜 아토피가 걸리는 것일까?

① 환경 오염을 들 수 있다.

선진국이나 현대화된 도시일수록 아토피 환자가 점차 많아지는 것은 심각한 환경 오염의 영향일 것이다. 오염된 물, 식품, 공기를 먹고 마시다 보니 그것이 독소가 되어 아토피 피부염으로 나타나는 것이라고 추측할 수 있다.

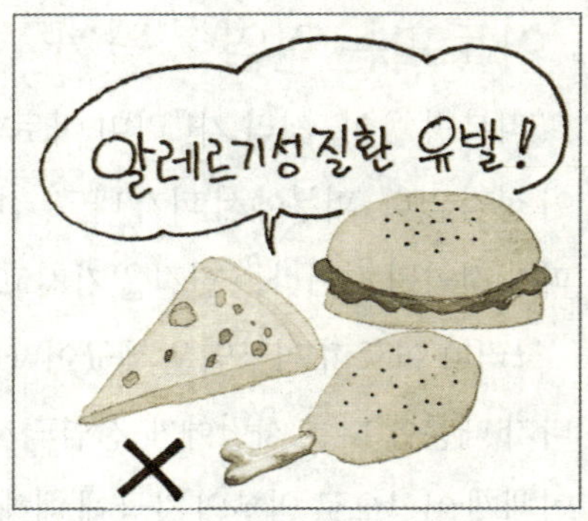

② 인스턴트와 가공 식품 일색인 현대의 식생활 패턴을 들 수 있다.

요즘 아이들이 즐겨먹는 피자, 치킨, 햄버거 등에 함유된 방부제를 비롯한 식품첨가물은 인체 면역기관에 나쁜 영향을 미쳐 알레르기 질환을 유발·악화시킨다는 것이 이미 많은 연구를 통해 밝혀졌다.

③ 정신적 스트레스를 들 수 있다.

심리적 스트레스가 많아지면 신경계에 변화가 오고, 신경계를 통해 면역기관에도 영향을 미쳐 알레르기 질환을 유발할 수 있는 것이다. 특히 아토피 피부염의 경우 정신적 스트레스가 심해지면 가려움증이 유발되고, 또 가려움증 때문에 정신적 스트레스는 더욱 커지는 악순환을 겪게 되므로 스트레스를 잘 관리하는 것이 아주 중요하다.

수험생의 아토피가 악화되는 이유

수험생이 되면서 아토피 증세가 점점 악화되었다고 병원을 찾는 환자가 많다. 아토피 피부염은 일상생활의 관리를 어떻게 하느냐에 따라 증세의 호전과 악화가 크게 좌우되는데, 수험생이 되면 아무래도 생활 관리가 잘 될 수가 없다. 밀폐된 학교와 학원의 건조한 공기, 그 속에 떠도는 먼지와 분필가루 등은 피부를 건조하게 한다. 또한 운동은 고사하고 햇볕도 제대로 쬐지 못해 떨어질 대로 떨어진 면역력 탓에, 피부에 세균이나 바이러스가 들어와 쉽게 염증을 일으킨다. 갈수록 심해지는 입시에 대한 스트레스와 불안감으로 가려움증이 심해져 자꾸 긁게 된다. 이처럼 수험생을 둘러싼 이 모든 조건이 복합적으로 작용하여 아토피 증세는 점점 악화되는 것이다.

수험생이 되어 아토피 관리에 자칫 소홀해질 수 있으나, 아토피 피부염을 잘 극복해야 수험생활도 원만히 이겨낼 수 있다는 것을 명심하고 일상생활 관리에 각별히 신경 쓰도록 한다.

아토피 피부염을 악화시키는 요인	
알레르겐	식품 : 닭고기, 돼지고기, 달걀, 땅콩, 우유, 두유, 밀가루, 생선, 기름기 음식, 육류.
	환경 : 먼지, 집먼지진드기, 동물의 털·비듬, 꽃가루.
피부 자극	세제, 비누, 꽉 조이는 옷, 양모, 실크, 합성섬유, 체온의 변화, 태양열, 땀.
정서 변화	정서적 불안, 스트레스, 긴장, 좌절, 분노를 가려움과 긁는 것으로 표출하려고 한다.

아토피 피부염의 관리법

아토피 피부염은 증세의 악화와 완화가 반복되는 난치병으로서 치료에 많은 어려움이 있다. 따라서 일반적으로 아토피 환자를 치료함에 있어서 완치보다는 증세를 완화시키고 고통을 최소화하는 관리의 개념에 중점을 둔다.

무엇보다도 수험생 스스로 주의사항과 관리법을 익혀 이를 실천하는 것이 가장 중요하며, 가족들과 주변 사람들의 적극적인 도움도 필요하다.

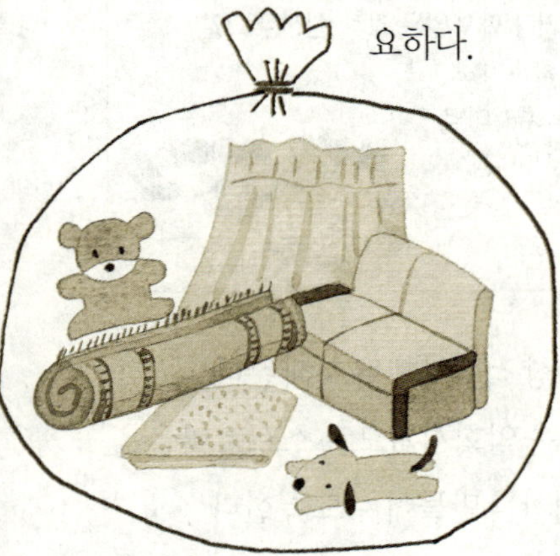

① 집먼지진드기의 서식처인 카펫, 커튼, 소파, 털이불, 인형, 애완동물 등을 치운다.

② 알코올을 함유하는 스킨로션은 피부의 수분을 증발시키므로 발라서는 안 되며, 대신 보습제를 자주 바른다. 특히 건조한 가을, 겨울, 봄에는 피부 관리에 세심한 주의를 해야 한다.

③ 여름에 땀이 나면 가려움이 심해지므로 곧바로 흐르는 물에 씻어준다.

④ 손톱을 짧게 자르고, 가급적 긁지 않도록 한다.

⑤ 세수나 목욕을 자주 하는 것은 좋지 않으며, 증세가 심할 때는 하루에 두 번 정도가 적당하다. 목욕은 미지근한 물에서 약 20분 정도 하도록 하며, 때를 미는 것은 금물이고 가벼운 샤워가 좋다. 중성·저자극성 비누를 사용하며, 염증 부위는 피해서 비누칠을 한다. 닦을 때는 부드러운 면수건으로 가볍게 톡톡 두드려 주고, 물기가 마르기 전에 보습제나 오일을 발라준다.

⑥ 아토피 학생의 빨래는 무자극성 비누로 하고 속옷은 삶아 빨고, 빨래 후에는 세제가 남지 않도록 잘 헹군다.

⑦ 면으로 된 옷을 입으며, 새 옷은 빨아서 입는다.

⑧ 스타킹이나 거들, 청바지 같이 꼭 끼는 옷이나 목·손목을 조이는 옷은 피하고, 헐렁한 옷을 입는다. 속옷은 상표나 바느질한 부분이 자극이 될 수 있으므로 뒤집어서 입는다.

⑨ 수험생들이 자주 먹는 인스턴트 식품, 피자, 치킨, 햄버거, 고기, 아이스크림, 튀김 등은 아토피를 악화시키므로, 무공해 자연식 위주로 먹는다.

해로운 식품	이로운 식품
●인스턴트 식품 : 라면, 피자, 햄버거 등. ●기름기 음식 : 튀김, 돼지고기, 닭고기, 　오리고기, 돈가스 등. ●탄산 음료 : 콜라, 사이다 등. ●방부제 함유 식품 : 소시지, 햄, 과자 등. ●아이스크림, 초콜릿, 코코아 등. ●매운 음식 : 고추, 마늘, 겨자, 생강 등. ●분유.	●현미 잡곡밥, 콩, 율무, 팥. 된장찌개, 　청국장 등 전통발효식품. ●맵거나 짜지 않은 김치, 신선한 과일, 　녹황색 채소. ●해조류 : 미역, 　다시마, 김. ●모유.

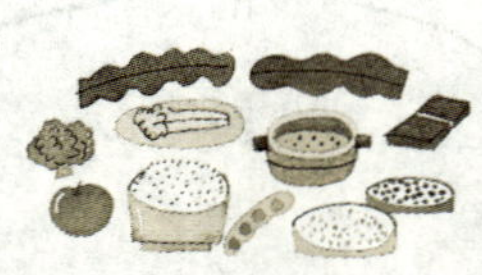

⑩ 실내 온도 18~20℃, 습도 40~48%로 항상 적정하게 유지해 준다.

⑪ 수험생 스트레스와 불안은 가려움을 더욱 악화시키므로 스스로 마음을 편히 갖고, 가정에서는 부드럽고 편안한 분위기를 만들어 주도록 한다.

새집증후군(Sick House Syndrome)

1. '새집증후군'과 아토피

아토피 피부염 유발 원인으로 요즘 떠오르고 있는 것이 바로 '새집증후군'이다. '새집증후군'이란 새로 지은 집의 벽지, 바닥재, 페인트 등 각종 건축 자재에서 나오는 유독성 화학 물질 때문에 아토피 피부염을 비롯하여 알레르기 비염·천식·두통·위장 장애 등의 증세가 나타나는 것이다.

그 중 가장 눈에 띄는 심각한 증세는 피부가 짓무르고 가렵고 건조해지는 아토피 피부염으로, 특히 면역력이 약한 아이들에게서 많이 발생한다. 옛날에는 오염되지 않은 진흙과 나무로 집을 짓고 직접 쑤어 만든 찹쌀풀을 이용하여 도배를 했기 때문에 '새집증후군'이라는 것이 생기지 않았다. 오히려 진흙과 나무, 창호지에서 나쁜 물질을 정화시켜 주고 몸에 좋은 음이온을 방출시켜 주는 공기청정기 역할을 해주었기 때문에, 옛날 사람들은 요즘과 같은 알레르기 질환으로 고생을 하는 경우가 거의 없었다.

2. '새집증후군'을 줄이는 방법

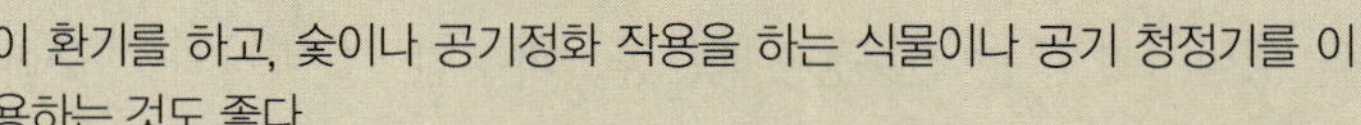

'새집증후군'을 줄이는 최선의 방법은 자주 문을 열고 실내 환기를 하는 것이다. 집을 새로 짓고 나서 최소한 3개월 정도는 집을 비워둔 채 보일러를 세게 틀고 24시간 환기시키도록 한다. 입주 후에도 틈틈이 환기를 하고, 숯이나 공기정화 작용을 하는 식물이나 공기 청정기를 이용하는 것도 좋다.

새 집으로 이사를 가서 도배를 해야 할 때는 직접 찹쌀풀을 쒀서 도배를 하는 것이 효과적인 예방법이다. 요즘 도배를 할 때 일반적으로 쓰는 화학풀은 접착력은 좋지만, 그만큼 유독한 화학 물질이 많이 함유되었다는 증거이므로 가능한 한 풀은 직접 쒀서 그 풀로 도배를 해 달라고 부탁하도록 한다.

아토피와 열성 식품

아토피 피부염의 재발을 막기 위해서는 열성 식품을 피하고, 가급적 화도 내지 말고, 너무 더운 환경도 피해야 한다.

그렇다면 열성 식품이란 무엇일까?

한의학에서 말하는 열성과 냉성이란 온도가 높고 낮은 개념이 아니라, 본연의 기운이 맹렬하고 에너지를 많이 가지고 있으면 열성이고 기운이 가라앉고 에너지가 적으면 냉성이라 한다. 예를 들어 아이스크림과 얼음이 똑같이 냉동실에 얼려져 있지만, 아이스크림은 칼로리가 높아 몸에 에너지를 공급하므로 열성이라 볼 수 있고 얼음은 칼로리가 없어 몸에 에너지를 공급하지 않고 오히려 소변으로 에너지를 배설시키므로 냉성이라 볼 수 있다.

그런 의미에서 열성 식품이란 아이스크림 · 초콜릿 · 코코아 · 치킨 · 피자 · 햄버거 등 칼로리가 높은 식품과 고추 · 생강 · 마늘 등 매운 식품으로, 아토피 환자들은 이들 열성 식품을 가급적 피하도록 한다.

아토피에 도움이 되는 처방

'피를 생성시키고, 피부를 윤기나게 한다' 는 뜻의 『생혈윤부음(生血潤膚飮)』은, 가려움과 피부 건조함이 주요 증세인 아토피 피부염을 치료하는 대표적인 처방이다.

진액을 생성시켜 주는 천문동 · 맥문동 · 과루인 · 오미자와 깨끗한 피가 생성되도록 도와주는 생지황 · 숙지황 · 당귀 · 홍화로 구성되어 피부가 건조하고 가려우며, 피부가 갈라지는 증세를 덜어주고 상처 부위의 새살이 잘 돋도록 도와주는 효과가 있다.

생혈윤부음(生血潤膚飮)

천문동 6g, 생지황 · 숙지황 · 맥문동 · 당귀 · 황기 각 4g, 황금 · 과루인 · 도인 각 2g, 승마 1g, 홍화 0.5g, 오미자 9개.

여드름

한참 외모에 신경쓰는 청소년기에 느닷없이 돋아난 여드름. 누구는 여드름을 '청춘의 꽃'이라고도 표현했지만, 사실 그 누구에게도 환영받지 못할 불청객이다. 멍게처럼 울퉁불퉁 튀어나온 여드름은 대인 컴플렉스를 피해갈 수 없게 만드니 '청춘의 꽃'이 아니라 '청춘의 고통'이다. 한 연구기관의 조사결과, 국내 청소년의 약 80%가 여드름이 있다고 대답했다. 거의 대부분의 청소년들이 한 번쯤은 여드름으로 고민한다고 볼 수 있다.

여드름은 왜 생기는가?

피지선에서 피지가 분비되면 정상적으로는 모낭 벽을 타고 올라가 밖으로

배출된다. 그런데 피지선에서 피지가
너무 과다하게 분비되거나, 또는 모공
입구가 좁아져 피지가 피부 밖으로 배
출되지 못하고 모낭 주위에 갇히면 피
부가 볼록하게 솟아오르는데, 이것이
여드름이다.

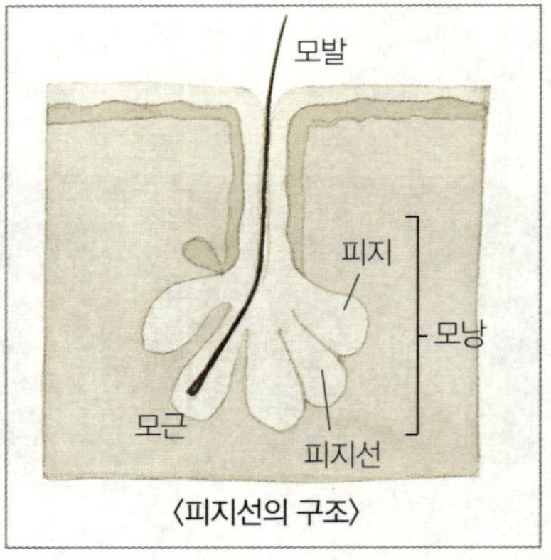

여드름이 생기면 그 주위로 세균이 모
여들어 염증이 발생하는데 그로 인해
점점 붉게 변한다. 시간이 지나 세균의 증식이 왕성해지면 비로소 누렇게 곪
아 밖으로 터져나오는 것이다. 그런데 이 때 자꾸 손을 대거나 짜는 등 청결치
못하게 관리를 하면 세균이 과다 증식하여 모공 주변까지 넓게 침범하게 되
는데, 그 결과 피부가 움푹 파이거나 넓은 구멍이 생기게 된다.

청소년 여드름의 원인

청소년기 여드름의 가장 큰 원인은 피지선의 피지 분비를 촉진시키는 안드
로겐이라는 남성 호르몬 때문이다. 사춘기가 되면 남녀 모두 안드로겐이 왕
성하게 분비되는데, 안드로겐은 피지선의 피지 생성을 촉진하는 작용이 있
다. 그래서 사춘기가 되면 과다한 피지 분비로 인해 모낭 속에 피지가 가득차
게 되고, 여기서 세균이 증식하여 여드름이 생기게 되는 것이다. 더구나 심리
적인 스트레스와 수면 부족, 인스턴트 음식 섭취 등은 피지 분비를 촉진시켜
여드름 생성을 더욱 부추긴다.

한의학에서의 여드름

한의학에서는 여드름을 '면포(面皰)' 또는 '폐풍분자(肺風粉刺)'라고 한

다. 이는 여드름의 발생이 폐장(肺臟)과 밀접한 관련이 있기 때문이다. 한의학에서 폐(肺)는 피부와 상통하기 때문에, 폐나 폐와 상응 장부인 대장에 무슨 변화가 생기면 그것이 피부로 나타난다고 본다. 즉 폐에 열이 가득차거나 변비 등으로 인해 대장에 열이 가득차면, 체표면을 통한 열 발산 작용으로 인해 피부의 여드름으로 표출되는 것이다.

또한, 한방에서는 여드름 발생 부위에 따라 내부 장기의 이상을 파악할 수 있다. '얼굴은 몸 상태를 반영하는 거울' 이라는 말과 같이 오장육부의 이상이 얼굴에 그대로 반영되기 때문이다. 따라서 여드름은 단순히 피부만의 문제가 아니라 오장육부의 기능을 판단하기 위한 진단적 가치로도 큰 의미가 있다.

여드름이 나타나는 부위에 따라 그 원인을 다음과 같이 추측할 수 있다.

① **이마** 스트레스로 인한 심장의 화(火), 자극적이고 기름진 음식 섭취로 인한 소장의 열.

② **뺨** 변비, 대장의 숙변, 예민하거나 세심하고 또는 신경질적인 성격, 간장의 이상.

③ **아래턱과 입 주위** 신장과 방광의 이상.

④ **코** 과식이나 자극적이고 뜨거운 음식 섭취로 인한 위장의 열, 위염 · 위하수 · 위무력증 등 위장 기능 이상.

여드름 관리법

① 세수는 아침 · 저녁으로 하루 두 번 정도가 적당하며, 자주 씻는 것보다는 깨끗이 씻는 것이 중요하다. 일단 따뜻한 물로 모공을 확장시킨 후, 손으로 구석구석 마사지하듯 비누칠을 해준다. 그 후 미지근한 물로 여러 번 말끔하게 헹구고, 마지막에는 모공을 수축시키기 위해 찬물로 헹군다. 만약 모공을 수축시키지 않으면 다시 세균이 침범할 틈이 생기고 또한 피부에 탄력도 떨

어지므로 반드시 마지막에는 찬물로 씻도록 한다.

　② 여드름을 함부로 짜거나 습관적으로 손을 대지 않는다. 여드름에 손을 대는 것은 여드름에 세균을 붙여주는 것과 똑같으므로 가급적 손을 대지 않는다.

　③ 머리를 감을 때 샴푸가 피부에 남지 않도록 깨끗이 헹구고, 무스·젤·스프레이 등 피부를 오염시킬 수 있는 것들은 가급적 쓰지 않는 것이 좋다. 만약 스프레이를 쓸 경우에는 수건으로 얼굴을 가리고 뿌리도록 하며, 머리카락이 얼굴로 흘러내리지 않도록 고정을 한다.

　④ 이마나 볼에 머리카락이 흘러내리지 않도록 한다. 이마와 턱 옆선의 여드름은 머리카락으로 인해 악화되는 경우가 많으므로 꼼꼼하게 정리하도록 한다.

　⑤ 턱과 목에 여드름이 있는 경우 목까지 올라오는 옷은 피하고, 가급적 순면으로 된 부드러운 옷을 입도록 한다. 남학생은 교복 와이셔츠 라인을 따라 여드름이 잘 생기므로, 목이 부드러운 재질로 된 와이셔츠를 선택하는 것이 좋으며 매일 깨끗한 옷으로 갈아입도록 한다.

　⑥ 여름철이면 덥고 습해서 여드름이 악화되기 쉬우므로 가급적 피부를 건조한 상태로 잘 유지하도록 한다. 또한 강한 햇볕을 직접 쬐지 않도록 챙이 있는 모자를 쓰고 다닌다. 더운 날 외출 후에는 반드시 미지근한 물과 찬물을 교대로 깨끗이 씻도록 하며, 역시 마지막에는 차가운 물수건으로 피부를 진정시켜 주도록 한다.

　⑦ 스트레스는 여드름을 악화시키므로 충분한 수면을 취한다. 또한 여드름에 대해 너무 신경을 쓰다 보면 신경이 예민해지고 날카로워지므로, 여드름

으로 너무 고민하지 않도록 한다.

⑧ 변비나 위염, 위궤양 등 내장 질환이 있으면 먼저 치료한다.

⑨ 여드름 치료의 기본은 식사 습관의 교정이다. 요즘 학생들이 고질적인 여드름으로 고생하는 경우가 많은데, 대부분이 기름진 음식·육류·맵고 짠 자극성 음식·튀긴 음식·유제품 등을 좋아하기 때문이다. 이런 경우 피부를 깨끗이 치료하더라도 식사 습관을 바꾸지 않으면, 오장육부의 열이 피부로 올라와 재발율이 높다. 따라서 과식과 폭식을 피하도록 한다.

이로운 음식	해로운 음식
신선한 야채와 과일, 싱겁고 담백한 음식, 현미, 잡곡밥, 콩, 녹차, 생수 등.	피자, 치킨, 초콜릿, 아이스크림, 과자, 빵, 고기, 유제품(치즈, 버터), 튀김, 커피, 뜨거운 음식, 술, 자극적 음식(카레, 후추, 겨자, 양파, 생강, 마늘, 고춧가루) 등.

⑩ 하루 1.8ℓ 이상의 물을 마신다. 물은 피부에 수분 공급을 해주는 동시에, 내장과 혈관의 노폐물을 배설시켜 주므로 깨끗한 피부를 위해서는 하루에 1.8ℓ 이상 마시도록 한다.

여드름을 예방·치료하는 지압요법

《동의보감》에서 '피부는 폐(肺)와 상통하므로, 폐에 이상이 생기면 피부로 반영된다'고 한다. 따라서 여드름이나 아토피와 같은 각종 피부 질환은 폐 기능의 저하와 밀접한 관련이 있다고 볼 수 있다.

폐수(肺兪)라는 경혈점은 폐 기능의 반응점으로, 폐에 이상이 있을 때

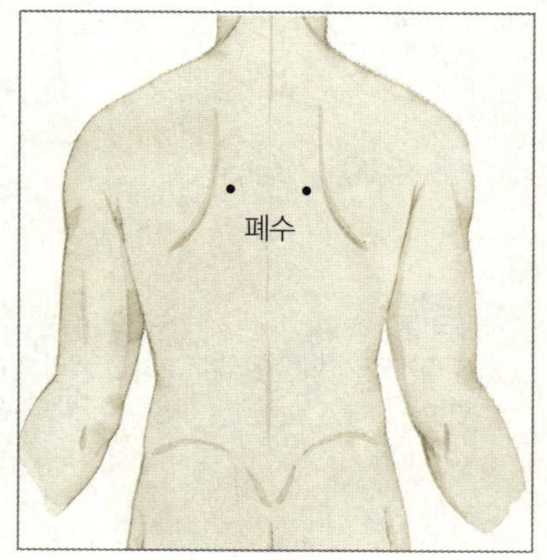

한국형 여드름 진단 기준

삼성서울병원과 서울아산병원 등 5개 병원 피부과 의료진은 얼굴의 여드름을 단계별로 구분해 진단하도록 한 「한국형 여드름 진단기준」을 마련했다고 밝혔다. 이번에 마련된 여드름 진단기준은 250명의 환자를 대상으로 실시된 기초연구를 바탕으로 한 것이다.

그동안 여드름 치료 기준에는 백인을 기준으로 한 진단 기준표와 사진이 활용되어 한국인의 역학적인 차이와 특성을 반영하지 못해 치료법의 통일성과 효율이 부족했다. 또 기존의 분류법은 종류는 많은 반면 기준 내용 설명이 지나치게 단순해 정확성이 떨어졌다.

「한국형 여드름 진단 기준」은 얼굴에 생긴 여드름의 개수와 형태에 따라 크게 6단계로 나뉘었다. 그림과 자세한 설명을 바탕으로 환자의 상태를 판정할 수 있다.

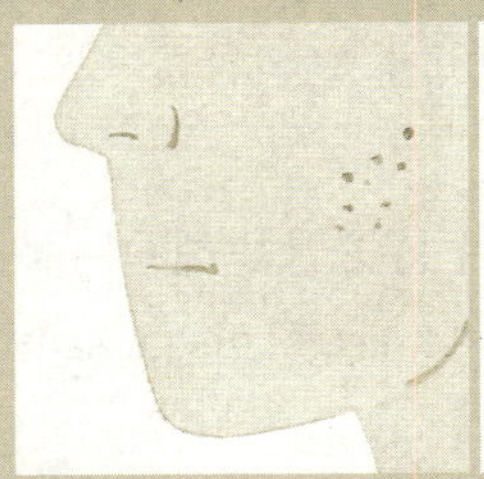

1등급 좁쌀같이 생긴 지름 5mm 이내의 빨간색 여드름이 10개 이하로 솟아난 상태다.

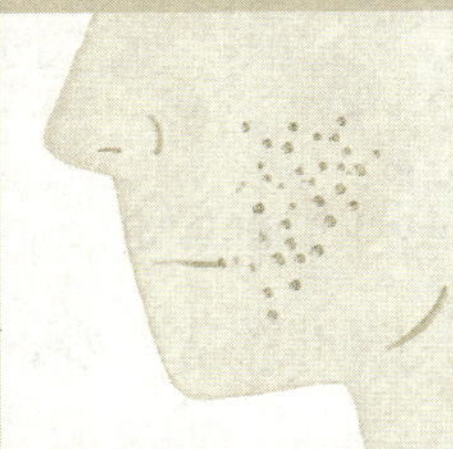

2등급 11~30개.

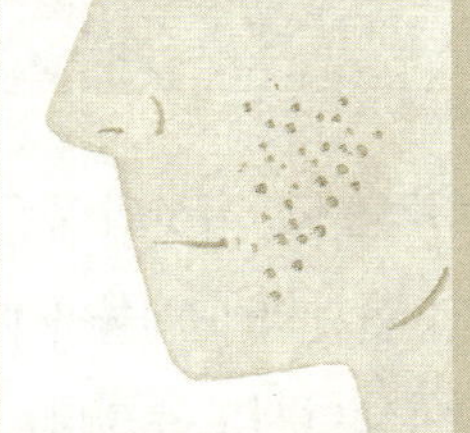

3등급 31개 이상의 작은 여드름이 있고 지름 5mm 이상의 큰 여드름이 10개 이하이다.

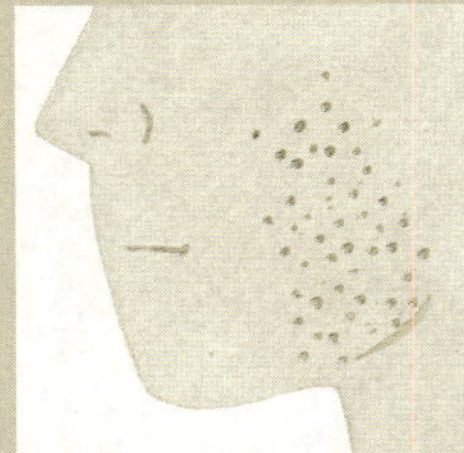

4등급 큰 여드름 11~20개와 가벼운 흉터가 있는 상태.

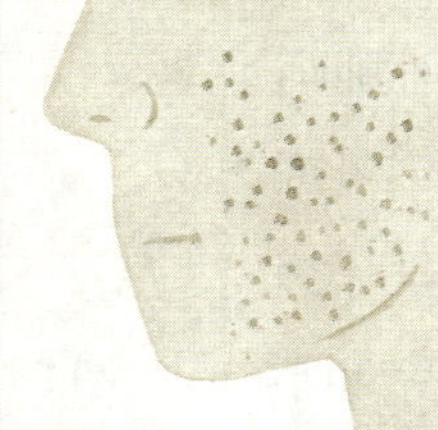

5등급 큰 여드름 21~30개와 약간 깊은 흉터가 있는 상태다.

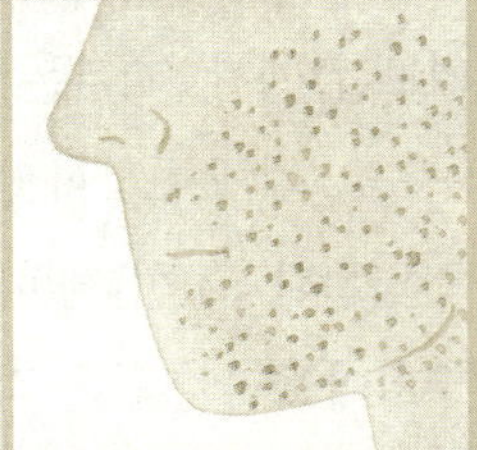

6등급 큰 여드름이 31개 이상이고 심한 진행성 흉터가 있으며 가장 심한 상태이다.

이 경혈을 지압하면 통증이 있을 수 있고, 또한 이 경혈을 지압해 주면 폐 또는 피부나 코와 같은 폐와 상통하는 기관의 기능을 강화시켜 줄 수 있다. 따라서 여드름이 계속 나서 고생할 때에는 폐수를 지압하는 것이 도움이 된다.

폐수는 제3흉추 극돌기에서 좌우 양쪽으로 손가락 1마디 반만큼 떨어진 곳에 있다. 엄지손가락으로 꾹꾹 누르면서 지압을 하거나 손바닥 두터운 부분으로 지긋이 마사지를 해도 좋다.

여드름 치료를 돕는 처방

청소년들은 식사가 불규칙하고 인스턴트 음식에 길들여져 폐와 위장에 열이 차서 여드름이 생기는 경우가 많다. 이 때는 『청상방풍탕(淸上防風湯)』으로 여드름의 근본 원인인 내부의 열을 해소해 주어야 한다.

청상(淸上)이란 '얼굴을 시원하게 씻어준다' 는 의미이며, 방풍(防風)은 '풍열(風熱)을 막아준다' 는 의미로, 청상방풍탕은 몸 안에 열이 가득차 얼굴로 열(熱)이 올라가서 여드름이 났을 때 이를 깨끗이 씻어주는 처방이다. 열성 체질로 평소 땀이 많고, 손발이 뜨거우며, 과식 또는 고기나 기름진 음식을 즐기며, 얼굴 색이 탁한 학생의 여드름에 좋다. 특히 여드름이 피부 속에 있는 것이 아니라, 붉고 화끈거리는 여드름이 툭툭 튀어 오르는 타입에 쓰면 아주 효과적이다.

청상방풍탕(淸上防風湯)

방풍 4g, 백지 · 연교 · 길경 · 황금 · 천궁 각 3g, 형개 · 치자 · 황련 · 지각 · 박하 각 2g, 감초 · 죽력 각 1g.

생리통

초경이 지난 우리 나라 10대 여학생들의 80%가 생리통이 있다고 한다. 그렇다면 거의 대부분의 여학생이 생리통을 앓고 있다고 볼 수 있다. 그 중에서도 47%는 통증을 심하게 느끼며, 14%는 학업에 지장을 받을 정도로 그 증세가 심각하다는 결과가 보고되었다. 매달 찾아오는 고통을 피할 수 있는 방법은 없을까?

생리통으로 나타나는 증세

생리통은 보통 월경이 시작되기 하루나 이틀 전부터 나타나 월경이 시작되면서 서서히 없어진다. 처음에는 하복부 불쾌감이나 통증으로 시작되어 요통·식욕부진·소화불량·오심·구토·두통·유방통·변비나 설사 등이 있을 수 있고, 심하면 실신하는 경우도 있다.

이런 생리통의 고통을 모르는 사람들은 '남들 다하는 것 가지고 괜히 꾀병을 부린다.'며 속 모르는 소리를 하는 경우도 있어, 드러내 놓고 아프다고 할수도 없다. 하지만 신경이 온통 아픈 데로 가 있어 공부에 집중될 리 없으며, 운 나쁘게도 생리날짜가 시험 기간과 겹칠 때는 아예 성적 하락을 감수해야 한다.

실례로 필자의 친구에게서 '자신의 여동생이 명문대 입학은 따 놓은 당상이라 할 정도로 자타가 인정하는 우등생이었는데, 시험 당일 갑자기 생리를 시작하면서 생리통이 극심하여 문제를 다 풀지도 못하고 결국 재수를 하게 되었다.'는 억울한 사연을 들은 적이 있다. 이처럼 시험 당일의 생리통은 여학생들에게 있어서 최대의 공포대상이라 할 수 있다.

하지만 문제는 대부분의 여학생들이 생리통을 어쩔 도리 없이 참아야만 한다고 여기는 데 있다. 그러다 보니 영문도 모르는 부모님은 시험 결과가 잘 못 나왔다고 원망만 하게 되는 것이다. 참는 것은 미덕이 아니라 어리석은 것이다. 적극적인 해결책을 찾는 사람만이 결국 원하는 목표를 얻을 수 있다.

수험생은 '원발성 생리통'이 많다

생리통은 '원발성 생리통'과 '속발성 생리통'으로 나눌 수 있다.

'원발성 생리통'은 자궁이나 난소에 질병 없이 나타나는 생리통이고, '속발성 생리통'은 골반의 질병으로 인해 2차적으로 나타나는 생리통이다.

수험생 생리통의 대부분은 원발성 생리통이다. 원발성 생리통의 특징은 초경 때부터 생리통이 계속되다가 출산 후에는 자연히 없어지는 경향을 보인다. 원발성 생리통의 원인은 확실치 않으나, 배란 후 자궁내막에서 분비되는 프로스타글란딘이라는 물질이 자궁을 과도하게 수축시켜서 통증을 유발하는 것이라 추측하고 있다. 따라서 양방에서는 생리통 환자에게 프로스타글란딘의 생성을 억제하는 약물인 아스피린이나 이부프로펜 등의 진통제를 처방한다.

속발성 생리통은 자궁근종, 자궁내막증, 자궁기형, 골반염 등 골반의 질환으로 인해 생리혈이 원활히 배출되지 않아 통증이 생기는 것이다. 따라서 속발성 생리통은 골반에 질환이 생긴 이후에 시작되므로, 만약 예전에는 생리통이 없었는데 갑자기 생리통이 시작되면 골반의 질환을 의심하고 그 원인 질환을 찾아서 치료해야 한다.

다행히 속발성 생리통이 많지는 않았으나 요즘은 환경 오염이나 환경 호르몬이 들어 있는 음식물 등으로 인해 청소년들 사이에서도 가끔 자궁 질환이 발견되기도 한다. 따라서 진통제에도 효과가 없고 일상생활이 불가능할 정도로 생리통이 심한 경우, 산부인과의 검사를 통해 골반의 질환이 있는지 반드시 확인해 볼 필요가 있다.

생리통이 있을 땐 이렇게……

1. 아랫배와 허리에 따뜻한 찜질을 해준다

생리통에는 몸을 따뜻하게 하여 자궁의 혈액순환을 돕는 것이 가장 중요하다. 생리통이 있을 때 가장 통증이 심한 곳은 허리와 아랫배이다. 따라서 허리와 아랫배에 따뜻한 찜질팩을 대주도록 한다.

천장을 보고 똑바로 누워 허리 밑과 배 위에 찜질팩을 하나씩 얹어둔

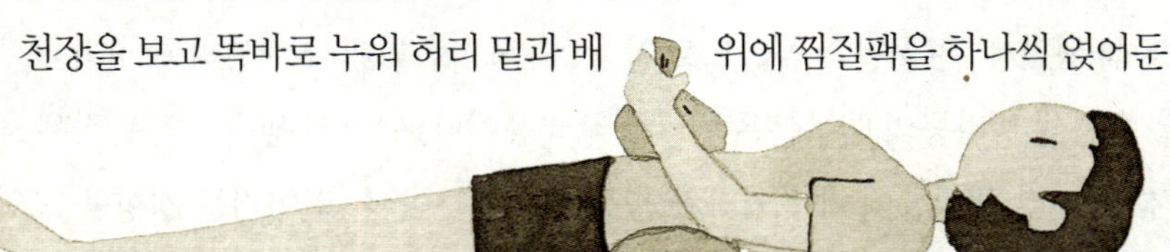

다. 페트병에 따뜻한 물을 넣어 아랫배에 얹어 놓거나, 프라이팬에 굵은 소금
을 볶아 광목주머니에 넣어 배꼽 위에 얹어두어도 좋다.

2. 족탕을 한다

뜨거운 물에 다리를 담그고 있으면 다리의 혈관이 확장되면서 혈액이 다리
로 이동하게 되므로, 자연히 자궁의 부담이 줄어들고 혈액순환이 개선되어
통증이 많이 줄어드는 효과를 볼 수 있다. 40~42℃의 뜨거운 물을 복사뼈 위
3cm 만큼 채우고 발을 10분 정도 담그고 있으면 된다. 이 때 물이 식으면 중
간중간 따뜻한 물을 조금씩 부어주는 것이 좋다.

3. 따뜻하고 헐렁한 옷을 입는다

평소에도 그렇지만 특히 생리기간에는 약간 부피가 있으면서 헐렁한 옷을
입어 몸을 따뜻하게 보호해야 한다. 자궁에 차가운 기운이 들어가면 혈액순
환에 장애가 생겨 통증이 더욱 심해지기 때문이다. 따라서 차
가운 바닥에 바로 앉지 말고 항상 방석을 이용하도록 하며, 찬
물로 씻지 않도록 한다. 꽉 조이는 옷은 자궁의 혈액순환을
방해하여 생리통을 악화시키므로 느슨하고 통풍이 잘 되
는 옷을 입도록 한다.

4. 가벼운 운동이나 산책, 스트레칭을 한다

생리 기간이면 아예 꼼짝없이 누워만 있는 학
생들도 있는데, 이는 생리통 해소에 별 도움
이 되지 않는다. 누워만 있으면 골반의 혈
액순환이 잘 되지 않아 통증이 더 심해
질 뿐더러, 또한 아픈 데로만 신경이
쓰여 원래의 통증보다 더 과장되게 느

끼게 된다. 따라서 생리 기간에는 가벼운 운동이나 산책 등을 하는 것이 좋다. 운동을 하면 혈액순환이 잘 되고 좋은 공기를 마심으로써 두통도 해소될 수 있다. 무엇보다 기분이 좋아지고 신경이 다른 데로 분산됨으로 인해 통증을 약하게 느끼게 된다.

5. 신선한 채소와 단백질 식품을 충분히 섭취한다

혈액 손실이 많은 생리 기간에는 손실된 양만큼을 식품으로 보충해야 한다. 채소·곡류·육류를 균형 있게 섭취하되, 특히 단백질이 풍부한 돼지고기나 쇠고기 등 육류를 충분히 먹는 것이 중요하다. 고기에는 혈액의 구성 성분인 철분, 인, 비타민 B_{12}, 단백질 등이 풍부하기 때문이다.

그러나 찬 음식, 카페인 음료(커피, 콜라, 홍차), 설탕, 초콜릿, 소금 등은 생리통을 악화시키므로 생리예정일 2~3일 전부터 섭취를 줄이도록 한다.

생리통을 예방하는 『익모초고』

익모초(益母草)는 '엄마 즉, 여성을 유익하게 하는 약초'라는 이름처럼 생리통, 생리불순, 냉대하, 손발이 찬 냉증 등 여성의 병에 두루 유익한 약재이다. 자궁으로 가는 혈관을 확장시켜 혈액순환을 개선함으로써 자궁을 튼튼하게 하기 때문이다.

생리통이 있을 때는 익모초 말린 것을 하루에 20g씩 물 800cc를 붓고 반으로 줄 때까지 달여서 하루 동안 여러 번으로 나누어 마시도록 한다. 매달 생리통으로 고생한다면 미리 익모초를 조청으로 만들어 놓고 두고두고 먹으면 더욱 편리하다.

만드는 법 ① 잘게 썬 익모초 600g에 물 5ℓ를 넣고 끓여 반으로 줄면 약물만 걸러서 냄비에 붓는다.

② 익모초 약물을 약한 불에서 주걱으로 저어가면서 서서히 곤다. 조청처럼 걸쭉해지면 익모초고가 완성된 것이다.

③ 익모초고를 냉장 보관하고 하루 2~3회, 1큰술씩 온수에 타서 수시로 차처럼 마신다. 입맛에 따라 꿀을 타서 마셔도 좋다.

생리 때 먹으면 좋은 음식	생리 때 먹으면 나쁜 음식
콩, 두부, 참깨. 수정과, 쑥차. 꽁치, 참치, 돼지고기, 동물의 간. 쑥, 쑥갓, 상추, 호박, 키위, 익모초.	초콜릿, 설탕, 과자. 커피, 홍차, 탄산 음료. 인스턴트 식품. 짠 음식(장아찌, 젓갈).

생리통을 가라앉히는 지압요법

생리통, 생리불순, 생리전 증후군 등 여성의 생리와 관련된 문제에는 관원(關元)과 자궁으로의 기혈 순환을 도와주는 삼음교(三陰交)와 혈액의 바다라는 뜻인 혈해(血海)를 지압하면 아주 효과적이다.

1. 관원

흔히 단전이라고 불리는 경혈로 배꼽에서 5cm 아래 또는 손가락 세 마디 아래에 위치한다.

이 곳에 뜸을 뜨면 효과가 좋다.

2. 삼음교

안쪽 복사뼈에서 5cm 위의 지점으로 생리통, 생리불순, 냉대하 등 일체의 여성 생식기 질환을 다스린다.

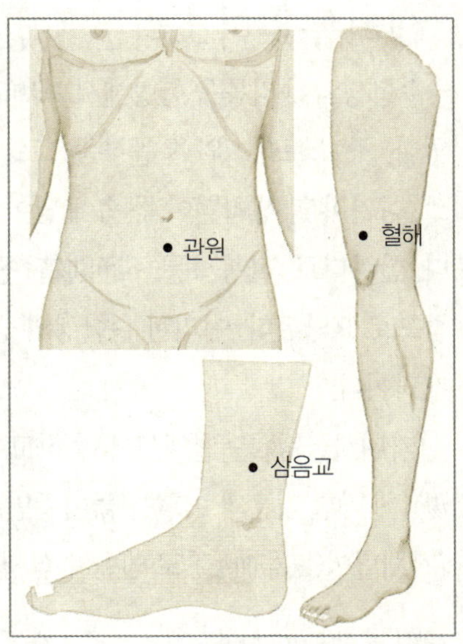

3. 혈해

슬개골 안쪽에서 손가락 세 마디 정도 위쪽에 위치한다. 혈해(血海)란 혈액이 모이는 곳이라는 의미로 자궁의 혈액순환과 생리 출혈양을 조절하는 효과가 있는 경혈이다.

생리통을 다스리는 처방

수험생의 생리통을 한방에서 보면 '기체혈어(氣滯血瘀)'의 현상으로 볼 수 있다. 즉 스트레스와 운동부족으로 인해 인체의 기혈(氣血) 순환이 안 되므로, 나가야 할 생리혈이 몸 속에 남아서 어혈을 만들어 통증을 일으키는 것이다. 한마디로 '불통즉통(不通則痛 ; 통하지 못하여 통증이 생긴다)'의 메커니즘으로 요약된다. 이러한 수험생의 생리통에는『가미사물탕(加味四物湯)』이 제격이다.

『가미사물탕』은 혈액을 보충하고 혈행(血行)을 좋게 하는『사물탕(四物湯)』에 막힌 기운과 어혈을 뚫어주면서 진통 작용도 탁월한 약재가 가미되어 '기체혈어(氣滯血瘀)'로 인한 수험생의 생리통에 탁월한 효능을 발휘한다.

가미사물탕(加味四物湯)

향부자·오약·현호색·숙지황·당귀·천궁·작약 각 6g, 삼릉·봉출·도인·홍화·목단피·창출·육계 각 4g, 감초 2g.

생리 전 증후군

대부분의 여학생들은 생리가 시작되기 전 신경이 예민해져 신경질을 부리거나 짜증을 내고, 이유 없는 우울함과 불안감으로 인해 곧잘 울기도 한다. 또한 유방이나 아랫배의 팽만감과 통증, 헛배부름, 피로, 두통, 여드름 등 자신의 몸에서 일어나는 여러 가지 변화를 통해서 '그 날이 오고 있구나!' 를 느낀다. 이렇게 생리 시작 전 4~10일부터 나타났다가 생리가 시작되면서 사라지는 정신적 · 육체적인 변화를 '생리 전 증후군' 이라고 한다.

생리 전 증후군이 나타나는 원인

생리 전에 나타나는 일련의 변화들로 인해 고통을 받고 있는 여성들이 많음에도 불구하고, 생리 전 증후군의 확실한 원인이 밝혀지지 않아 치료 또한 쉽지 않다는 것이 문제이다. 현재까지 알려진 바로는, 배란 후 분비되는 황체 호르몬이 뇌, 신장, 기타 장기에 영향을 미쳐 정신적 · 육체적 증세가 나타났다가 생리의 시작과 함께 황체 호르몬 분비가 감소되면서 증세가 소실된다는 것이다.

더군다나 수험생의 경우 입시 스트레스로 인해 호르몬 체계가 정상을 벗어나기 쉽고, 그로 인해 생리 전 증후군이 많을 수밖에 없다. 운동부족 또한 한몫을 차지한다. 내내 앉아 있으니 몸이 냉해질 수밖에 없고 더구나 아랫배에 살이 붙어 자궁으로의 혈액순환이 잘 되지 않는다. 그 결과 몸에 잉여 수분이 쌓여 생리 전 부종, 유방 팽만, 유방통, 복부 팽만, 체중 증가 등의 증세가 유독 심하게 나타나는 것이다.

생리 전 증후군의 증세

'생리 전 증후군'의 증세는 150여 가지로 매우 다양한데, 일반적으로 다음과 같이 신체적 증세와 정신적 증세로 분류할 수 있다.

신체적 증세	정신적 증세
① 유방이 커지거나 아프기도 하고, 민감해진다.	① 성격이 과민해지면서 공격적이 되고 긴장, 불안, 무기력, 불쾌함이 나타난다.
② 몸이 붓는 느낌이다.	② 짜증과 함께 화를 잘 내고 참을성이 적어진다.
③ 체중이 증가하거나 또는 줄어든다.	③ 단 음식이나 탄수화물 등의 음식을 원하는 쪽으로 식욕이 변한다.
④ 두통, 어지럼증, 피로를 느낀다.	④ 우울한 기분과 이유없이 울기도 한다.
⑤ 아랫배에 통증이나 불편함이 있다.	⑤ 기분이 금방 좋아졌다가 나빠지는 등 잦은 감정 변화가 나타난다.
⑥ 잠이 안 오거나, 또는 잠이 많아진다.	⑥ 집중력 혹은 기억력이 떨어진다.
⑦ 관절통, 근육통이 나타난다.	⑦ 슬픔과 분노가 반복된다.
⑧ 여드름 등 피부 질환이 발생한다.	
⑨ 소화불량, 더부룩함, 변비나 설사가 있다.	

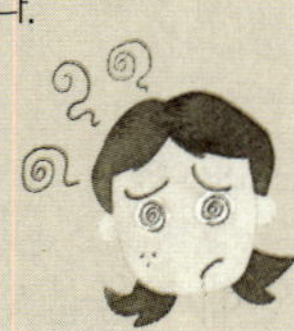

가임기 여성의 약 80% 정도가 위와 같은 생리 전 증후군을 경험하는데, 약 10% 정도는 생활에 지장을 줄 정도로 심각한 증세를 호소한다. 생리가 시작

되기 전 신경이 예민해지거나 유방이 팽만해지는 등의 가벼운 증세는 생활에 큰 불편을 주지 않기 때문에 생리가 끝나기를 기다리면 되지만, 심한 우울증과 도벽, 심지어 자살이나 살인의 충동이 일어나서 정상적인 생활이 불가능한 경우에는 정신과적 치료가 필요하다.

수험생의 경우, 이처럼 심각한 증세가 아니더라도 가뜩이나 공부로 인해 신경이 예민해져 있는 상황인데 생리가 가까워질수록 신경이 더욱 날카로워져 이성적 판단력이 흐려지고, 집중력과 기억력이 저하되어 학습에 큰 지장을 초래할 수 있다. 따라서 무작정 생리가 끝나기만을 기다릴 것이 아니라 '생리 전 증후군'을 최소화하기 위한 적극적인 노력이 필요하다.

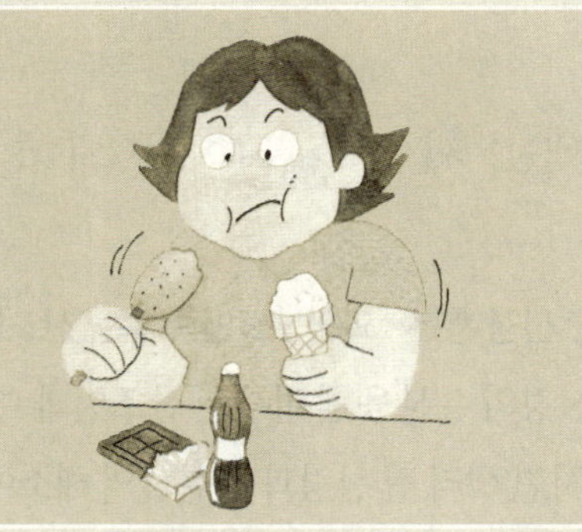

생리 전 증후군을 예방하는 생활요법

생리 예정일 10일 전부터 아래와 같은 방법으로 생활습관을 교정하면 생리 전 증후군을 예방할 수 있다.

① 긍정적인 마음을 갖고 식이요법을 한다. 정상적인 여성이라면 누구나 겪는 생리 전의 변화를 긍정적으로 받아들이고, 자신만의 기분전환 방법을 찾는다. 또한, 생리가 있기 전 1주일 정도부터는 증세를 가중시키는 음식을

되도록이면 피하는 식이요법을 한다.

② 공복을 피하고, 3시간 간격으로 조금씩 자주 먹는다.

③ 햇볕을 하루 30분 이상 쬐고, 저녁에는 불을 밝게 켜두는 것이 우울증 예방에 도움이 된다.

④ 주 3회 이상 20~30분 정도 자전거, 조깅, 산책, 요가, 스트레칭 등 규칙적인 운동을 실시한다.

⑤ 비타민 B6, 마그네슘, 칼슘 등이 생리 전 증후군을 줄일 수 있으므로 종합영양제를 복용하는 것도 좋다.

⑥ 40~42℃의 뜨거운 물을 복사뼈 위 3cm 만큼 채우고 발을 10분 정도 담그고 족탕을 실시하거나, 허리와 배를 따뜻하게 찜질해 준다.

생리 전 증후군 예방에 효과가 좋은 약차

1. 신경 흥분 · 과민 · 불면증에는, 산조인석결명차

신경의 흥분을 줄여주는 산조인과 마음을 진정시키는 석결명을 같이 달여 마시면 생리 전 신경과민 현상의 해소에 많은 도움이 될 것이다.

산조인 12g과 석결명(전복껍질 말린 것) 1개를 물 800cc로 푹 달여서 반으로 줄면 하루 세 번으로 나누어 마신다. 석결명의 비린맛을 줄이기 위해 대추 5~6개를 함께 끓여도 좋다.

2. 체중 증가 · 복부 팽만 · 부종에는, 창출백복령천궁차

생리 전에 수분 대사에 지장이 생겨 몸이 붓고 아랫배가 팽팽해질 때 창출, 백복령, 천궁을 함께 끓여 차로 마시면 도움이 된다.

창출과 백복령은 수분 대사를 원활하게 도와주어 몸에 고여 있는 나쁜 수분을 배출해 주고, 천궁은 자궁의 혈액순환과 여성 호르몬의 분비를 원활하게 도와주는 효과가 있다. 창출, 백복령, 천궁 각 12g을 물 800cc로 달여 반으로 줄면 하루 세 번으로 나누어 마신다.

3. 유방 팽만과 통증에는, 유자차

한방에서는 유자껍질을 '지각(枳殼)'이라고 하는데, 기운을 소통시키는 약재로 많이 쓰인다. 특히 유방으로 약의 기운이 흘러들어가 뭉쳐진 기운을 풀어주는 효과가 강해, 생리 전에 유방이 단단하거나 멍울이 만져질 때 차로 달여 마시면 큰 도움이 된다.

유자청 3큰술을 온수 한 잔에 타서 마신다. 유방통과 변비, 소화불량에도 좋다.

생리 전 증후군이 있는 딸에게 쑥차를 만들어 주세요!

예로부터 쑥은 생리불순, 냉·대하, 하혈 등 모든 여성 질환에 널리 쓰이는 민간약재였다. 쑥은 몸을 따뜻하게 데워주면서, 자궁의 혈류를 원활하게 해주기 때문에 생리 전 증후군을 예방하는 효과도 기대할 수 있다. 또한 쑥의 독특한 향을 내는 성분인 치네올은 진통 효과가 높아, 생리 전에 허리와 배가 아파 고생할 때 먹어도 좋은 효과를 발휘한다.

쑥은 음력 5월 단오에 채취한 것이 가장 좋다. 봄에 여린 쑥을 따서 햇볕에 말려 저장을 해두고, 생리 시작하기 며칠 전부터 생리 시작할 때까지 쑥국이나 쑥차를 끓여 먹거나, 쑥과 쌀가루를 섞어서 쪄 먹어도 좋은 간식이 된다. 단, 쑥은 혈행을 개선시킴과 동시에 지혈 작용이 있으므로 생리를 하고 있는 도중에는 먹지 않도록 한다.

◎ 쑥차 만들기

봄에 연하고 어린 쑥을 구해 깨끗이 다듬어 씻은 다음 채반에 겹치지 않게 널어 햇볕에 바짝 말린다. 완전히 마른 후 믹서기나 분쇄기에 넣고 곱게 가루내어 밀폐용기에 담아 둔다. 생리 전 뜨거운 물 1컵에 쑥가루 1큰술을 타서 하루에 세 번 정도 마신다.

4. 식욕 증가에는, 의이인숙지황차

여학생들 중에는 생리 전에 식욕이 갑자기 좋아지는 경우를 종종 볼 수 있다. 특히 초콜릿이나 사탕, 과자 등 단 것이 당겨 생리중에 살이 찌는 학생들이 적지 않다. 이런 때에는 식욕을 억제하는 숙지황과 의이인을 달여 마시면 좋다. 의이인은 율무의 한약명으로 이뇨 작용이 있어, 부기와 살을 빼주는 효과도 있다.

의이인(율무), 숙지황 각 20g을 물1.5ℓ로 달여 배가 고플 때마다 수시로 마시면 식욕이 줄고 부기도 빠지게 된다.

생리 전 증후군을 예방 · 치료하는 처방

생리 전에 나타나는 변화에는 허증(虛證) 타입과 실증(實證) 타입 두 가지가 있다.

허증(虛證) 타입은 '생리 전 신경이 예민하다, 불안 · 초조하다, 심장이 두근거린다, 잠이 오지 않는다, 입맛이 없고 기운이 없다, 우울하다' 등의 증세를 호소한다.

허증(虛證) 타입은 수험생들에게 아주 많은 경우로 스트레스와 과로로 인해 심장이 약해져 발생하는 것이며, 마음을 안정시키며 심장을 강화하는 『가미귀비탕(加味歸脾湯)』이 좋다.

반대로 실증(實證) 타입은 '화나는 것을 참을 수 없다, 속에서 열이 올라와서 부글부글 끓는다, 주위 사람들과 싸움이 잦다, 머리가 터질 것 같다, 입이 쓰고 입술이 마른다, 가슴이 답답하다' 는 등의 증세를 호소한다.

실증(實證) 타입은 누적된 스트레스가 심장의 화(火)가 된 경우로 뭉쳐진 기운을 풀어주고 심장의 열을 내리는 『단치소요산(丹梔逍遙散)』이 적격이다. 만약 생리 전에 유방이 커지고 아프다는 증세가 있으면 각 처방에 천련자, 귤핵, 지각을 가미하면 더욱 좋다.

가미귀비탕(加味歸脾湯)

당귀 · 용안육 · 산조인 · 원지 · 치자 · 시호 · 인삼 · 황기 · 백출 · 백복령 각 4g, 목향 2g, 감초 1g, 생강 3쪽, 대추 2개.

단치소요산(丹梔逍遙散)

자감초 · 당귀 · 백작약 · 복령 · 백출 · 시호 · 맥문동 · 진피 각 4g, 목단피 · 치자 · 박하 각 2g.

여성의 생리주기에 따른 여성 호르몬의 변화

여성의 생리주기란 월경이 시작되는 날부터 다음 월경이 나타날 때까지의 기간을 말한다. 건강한 여성은 보통 28일 주기로 월경이 반복된다. 생리주기에 따른 호르몬과 자궁내막의 변화를 살펴보면 다음과 같다.

1. 월경을 시작하면 뇌하수체에서 여포자극 호르몬(FSH)이 분비되어 난소 안의 여포를 자극시키면, 여포 안에서 난자가 성숙되고, 여포에서 여포 호르몬(에스트로겐)을 분비한다.
2. 여포 호르몬(에스트로겐)은 자궁벽을 두껍게 해주고, 피드백 조절로 여포자극 호르몬(FSH) 분비를 억제시키며, 뇌하수체에서 황체형성 호르몬(LH)을 분비하도록 촉진한다.
3. 뇌하수체에서 분비된 황체형성 호르몬(LH)은 여포에서 난자를 배출(배란)시키도록 유도한다. 배란은 월경 시작 일에서 14일 전후로 일어난다. 난자를 배출한 여포는 황체로 변한다.
4. 황체에서는 황체 호르몬(프로게스테론)이 분비되어 자궁벽을 더욱 두껍게 하고, 피드백 조절로 여포자극 호르몬(FSH)과 황체형성 호르몬(LH)의 분비를 억제시킨다.
5. 임신 시 수정란의 착상을 위해 자궁벽이 두터워져 있는 것인데, 임신이 되지 않으면 두꺼워진 자궁벽이 파열되면서 출혈되는 월경이 일어난다.

생리불순

매달 규칙적이어야 할 월경이 '빨라지거나 늦어지고, 양이 늘었다 줄었다' 하여 당최 종잡을 수 없는 경우가 생리불순이다. 사실 여학생의 30~40% 정도가 생리불순을 호소할 정도로 흔하지만, 다른 질병과 달리 일상생활에 특별한 지장을 주지 않는다는 이유로 이를 간과해 온 것이 사실이다. 그러나 여성에게 있어서 월경은 건강의 제일 척도로서, 월경에 이상이 있다면 건강에 이상이 있다는 징조이므로 절대 가볍게 지나칠 문제는 아니다.

생리불순이란?

여성의 생리는 일반적으로 주기가 25~35일, 생리기간은 3~7일, 생리혈이 선홍색이면 정상으로 본다. 그러나 생리는 사람에 따라 개인차가 크므로 자신의 생리주기와 생리 기간, 생리양이 매달 일정하다면 정상으로 볼 수 있다.

생리불순의 기준은 다음 4가지로 분류할 수 있다.

① 생리주기와 생리 기간, 생리양이 늘 일정치 않은 경우

② 생리 날짜가 앞당겨지거나 늦어진 경우

● 빈발 월경 : 월경주기가 21일 미만으로 당겨짐.

● 희발 월경 : 월경주기가 40일 이상으로 늦어짐.

③ 생리주기는 규칙적인데, 생리양이 많아지거나 적어지는 경우

● 월경과다 : 월경량이 80ml 이상 또는 월경 기간이 8일 이상인 경우로, 생리대를 20개 이상 쓰거나 일반형 생리대로는 안 되고 항상 나이트형을 써야 한다면 월경과다로 볼 수 있다.

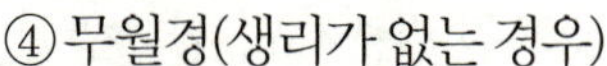

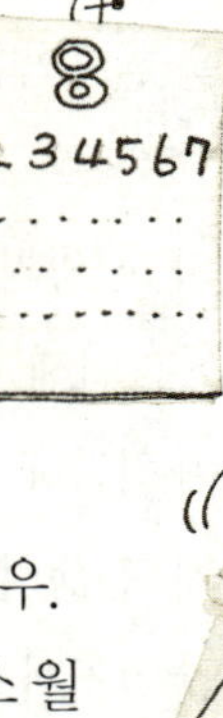

● 월경과소 : 생리대를 10개 이하로 쓰거나, 슬림형이나 팬티라이너로도 가능한 경우에 해당된다.

④ 무월경(생리가 없는 경우)

● 원발성 무월경 : 16세까지 초경이 없는 경우.

● 속발성 무월경 : 월경을 하던 여성이 평소 월경주기의 3배 이상 기간 동안 월경이 없는 경우.

청소년기 여학생들에게 생리불순이 많은 이유

실제로 청소년기 여학생 중 생리가 매달 규칙적인 학생은 별로 없다. 왜냐하면 청소년기에는 생리를 주관하는 기관인 뇌의 시상하부나 자궁의 발육이 아직 미숙하기 때문이다. 하지만 고등학생이 되면서 신체가 차츰 성숙해지면 생리도 규칙적으로 자리잡게 된다.

그런데 여학생들 중 고3이 되면서 갑자기 다시 생리 날짜가 규칙적이지 않고 심지어는 몇 달째 생리를 거르는 경우도 흔히 볼 수 있다. 즉 고3병이 생리불순으로 나타나는 셈이다.

수험생의 생리불순을 일으키는 가장 큰 원인은 정신적인 불안정이고, 과로가 그 다음이다. 여성의 몸은 남성과 달리 너무나도 정교하고 섬세한 호르몬 분비 시스템에 의해 매달 주기적인 변화가 일어난다. 그렇기 때문에 아주 사소한 정신적·육체적 충격이나 스트레스에도 이 시스템은 탈선을 하거나 고장이 나기 쉽다. 호르몬 시스템의 고장으로 나타나는 것이 바로 생리불순이다. 수험생으로서 받는 압박감이나 스트레스, 과도한 긴장, 체력 소모 등은 여성 호르몬의 체계에 변화를 주기에 충분하고, 그로 인해 생리가 앞당겨지거나 늦어지고, 양이 늘거나 줄며 몇 달을 건너뛰기도 하는 것이다.

수험생의 생리불순을 일으키는 원인을 한의학적으로는 다음과 같이 분류할 수 있다.

① 생리주기가 빨라지고, 생리양이 많아진 경우

● 정신적인 스트레스로 인해 자궁의 혈(血)이 뜨거워짐.

● 과로로 인하여 몸이 허약해져 쉽게 출혈이 되고 잘 멈추지 않음.

② 생리주기가 늦어지고, 생리양이 줄거나 또는 생리가 없는 경우

● 찬 곳에서 오랫동안 있거나, 찬 음식을 많이 먹어 자궁이 차가워짐.

● 고정된 자세와 스트레스로 기혈(氣血) 순환의 장애로 어혈(瘀血)이 생김.

● 몸이 허약한 데다 과로하여 혈액이 부족함.

● 비만한 여학생의 몸 속 노폐물로 인한 혈액순환에 장애가 생김.

③ 생리주기가 빨라지거나 늦어지고, 생리 기간이 불규칙적인 경우

● 심리적 불안으로 인해 호르몬 분비가 불규칙해져, 자궁의 기혈(氣血) 순환 또한 조화롭지 못함.

생리불순을 개선하는 생활요법

생리불순은 원인에 따라 증세도 다양하지만, 수험생은 근본적으로 스트레스에 가장 크게 영향을 받으므로, 스트레스를 해소하는 것이 가장 중요하다.

다음은 생리불순을 개선할 수 있는 생활요법이다.

① 규칙적인 생활로 규칙적인 생리를 유도한다. 규칙적이고 영양 있는 식사, 충분한 수면이 규칙적인 생리의 기본이다.

② 과로를 피한다. 특히 밤샘 공부는 신체 리듬에 큰 변화를 가져와 생리불순을 악화시키므로 밤샘은 피하도록 한다.

③ 몸을 따뜻하게 한다. 방석을 준비해서 찬 바닥에 앉지 않도록 하며, 겨울에는 특히 보온에 신경을 쓰도록 한다.

④ 꽉 끼는 옷을 피하고 헐렁한 옷을 입는다.

⑤ 스트레칭이나 조깅, 산보와 같은 간단한 운동을 한다.

⑥ 비만한 학생은 가급적 기름진 음식은 피하고, 살을 빼는 것이 좋다.

⑦ 찬 음식(아이스크림, 콜라, 사이다, 찬 물, 냉면 등)을 피하고 따뜻한 음식을 먹는다.

⑧ 좌욕, 훈증, 반신욕으로 자궁을 따뜻하게 한다. 쑥 끓인 물로 좌욕이나 훈증을 하고, 반신욕을 해도 도움이 된다.

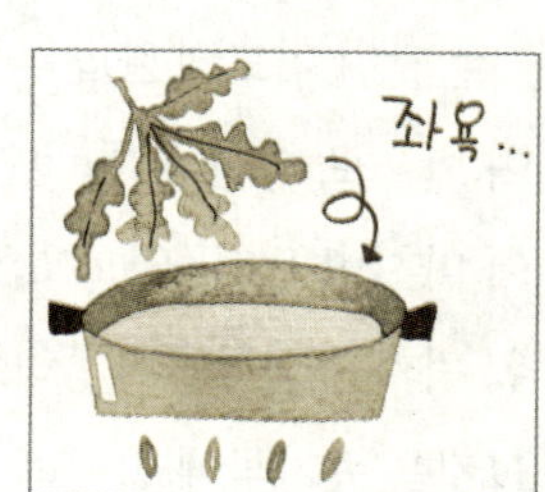

생리불순을 개선하는 약차

1. 향부자차

향부자는 예로부터 '부인병의 선약(仙藥)' 으로 일컬어질 정도로 월경을 순조롭게 하는 데 탁월한 효능을 발휘한다. 또한 신경안정의 효능이 있어서 스트레스, 신경과민 증세가 있을 때에도 이용하면 효과적이다. 따라서 향부자는 여학생의 생리불순 뿐만 아니라 스트레스가 많은 남학생에게도 좋은 약이 될 수 있다.

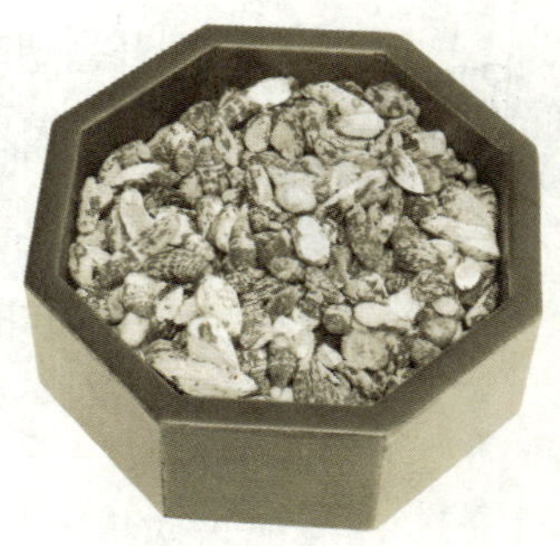

향부자를 반나절 정도 쌀뜨물에 담갔다가 말려서 볶아두고, 향부자 40g에 물 800cc를 붓고 달여서 반으로 줄면 하루 동안 세 번으로 나누어 따뜻하게 마신다.

2. 익모초차

'여성에게 이롭다' 고 해서 익모초(益母草)라고 불리는 이 약재는 여성의 병을 두루 치료하는 효과가 있다. 생리통, 생리 전 증후군, 생리불순 등에 익모초가 이롭다. 생리가 너무 일찍 오든, 생리가 너무 늦어지든, 또는 생리 양이 줄었다 늘었다 하는 등 일체의 생리불순 증세에 익모초차를 마시면 좋은 효과가 있다.

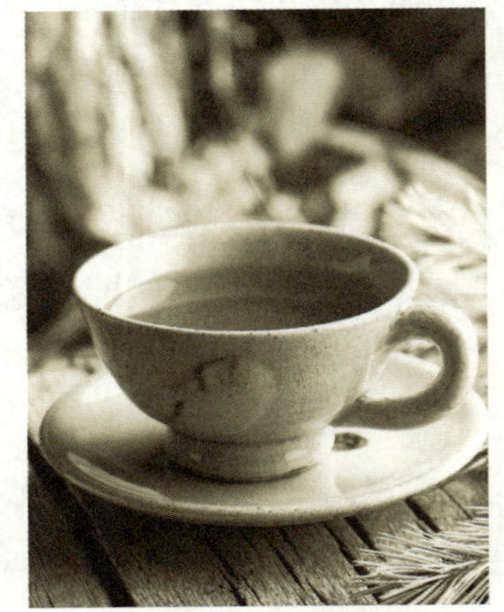

잘 말린 익모초 20g을 물 800cc로 푹 달여 반으로 줄면 하루 동안 세 번으로 나누어 마시면 된다. 익모초의 맛이 쓰고 역겨워 먹기가 힘들다면, 『익모초고』를 만들어 그것을 콩가루에 반죽해 꿀을 적당히 배합한 다음 팥알 크기로 환을 지어먹으면 된다. 『익모초환』을 하루 세 번 1회에 10알씩 온수로 삼키면 먹기가 훨씬 수월해진다.

생리불순을 치료하는 처방

스트레스가 심한 수험생들에게 기막힌 처방이 바로 『조경산(調經散)』이다. 『조경산』은 말 그대로 월경을 조정하는 처방이다. 유난히 신경을 많이 쓰면 생리가 빨라지거나 늦어지거나, 아예 건너뛰기도 하는 등 생리주기의 변화가 심한 여학생들에게 효과가 좋다.

처방 중의 향부자 · 목단피 등이 스트레스로 뭉쳐진 기운을 풀어주며, 익모초 · 애엽 · 작약 · 당귀 등이 자궁을 튼튼하게 해주어 규칙적인 생리를 유도한다.

조경산(調經散)

맥문동 8g, 당귀 6g, 인삼 · 반하 · 백작약 · 천궁 · 향부자 · 목단피 각 4g, 아교 · 자감초 각 3g, 오수유 · 육계 각 2g, 생강 3쪽, 익모초 12g, 애엽 3g.

여학생의 냉·대하증

냉·대하는 보통 질염으로 인해 나타나는데 속옷이 젖을 정도로 분비물이 많은 경우, 색깔이 진하거나 고름처럼 흐를 경우, 또 생선 비린내 같은 악취가 나는 경우 등이 있다. 전체 여학생의 1/3 이상이 대하로 고생하고 있을 정도로 매우 흔한 증세인데도, 엄마에게조차 말을 못하고 혼자서 고민하다가 병을 키우는 경우를 종종 볼 수 있다. 냉·대하증을 오래 방치할 경우 여러 가지 부작용을 초래하므로 증세가 계속될 때는 반드시 전문치료를 받아야 한다.

냉·대하란?

냉·대하는 간단히 말하면 여성 생식기에서 나오는 분비물로서, 여성 건강 진단의 중요한 지표가 된다. 정상적으로 여성의 생식기는 점막 분비물에 의해 적셔져 있지만 생식기 밖으로는 흘러나오지 않는다. 그런데 이 분비물이 과도하게 증가하여 외음부를 적시는 상태를 냉·대하라고 한다.

정상적인 대하와 병적인 대하

정상적인 여성 생식기는 점액에 의해 촉촉히 적셔져 있는데, 이 점액은 바깥으로부터 유해 세균이 들어오지 못하도록 방어하기 위해 분비되는 생리적인 분비물이다. 특히 이전 월경과 다음 월경의 중간인 배란기에는 무색투명하고 물기가 많은 상태로 점액의 양이 늘어나서 속옷을 약간 적시기도 하지만, 이것은 정상적인 것이므로 염려하지 않아도 된다.

그런데 정상적인 대하와는 달리 '분비물의 양이 갑자기 많아진다, 색깔이 평소와 다르다, 악취가 난다, 외음부가 빨갛게 부어 올라 가렵거나 아프다' 면 병적인 대하라고 볼 수 있다.

왜 '냉(冷)' 이라고 하는가?

대하를 흔히 '냉(冷)' 이라고도 하는데, 그것은 주로 자궁이 냉한 여성들에게서 대하가 많기 때문이다. 예를 들어 추운 겨울날 미니 스커트를 즐겨 입는다, 속옷을 잘 챙겨 입지 않는다, 방석 없이 찬 바닥에 오래 앉아 있었다, 손발이 차고 아랫배가 차다고 하는 여성들이 대하가 많이 흘러나와 고민이라는 호소를 자주 한다. 이는 콧물이 나오는 것과 똑같은 원리이다. 찬바람을 맞거나 추우면 콧물이나 가래가 나오는 것과 마찬가지로 자궁도 차가워지면 대하가 늘어나는 것이다.

대하가 있을 때는 꼭 전문치료를 받는다

대부분의 여학생들은 대하가 신체의 은밀한 곳에서 나온다는 이유로, 불편함에도 불구하고 괜히 그 사실을 숨긴다. 그러나 학생들은 그런 점에 있어서는 안심을 해도 된다. 여학생 대하의 원인은 성병과 관련이 없는 세균성 질염과 칸디다성 질염이 대부분을 차지하기 때문이다.

세균성 질염은 여학생들이 인체 저항력이 떨어지면서 질내에 세균이 증식해서 생기는 것이며, 칸디다성 질염은 꽉 끼는 옷 때문에 통풍이 잘 되지 않아 질내에 곰팡이가 증식해서 생기는 것이다. 이런 경우 원인을 찾아서 그에 따른 양방 약물치료와 자궁의 기혈(氣血) 순환을 돕고 저항력을 길러주는 한약 치료를 병행하면 조기에 치료될 수 있다.

하지만 학교나 가정 어디에서도 이러한 정확한 정보를 알려주지 못하기 때문에, 여학생들이 혼자 속으로 끙끙대다가 병을 키우는 것이다. 어떤 여학생들은 가려움을 해소하기 위해 아무 연고나 바르다가 2차 감염이 되어 결국 자궁에 더 큰 문제를 만드는 안타까운 경우를 종종 볼 수 있다. 대하가 있다면, 우선 병원에 가서 진찰을 받고 빨리 치료하는 것이 바람직하다.

대하를 예방하기 위한 생활요법

1. 외음부 세척은 하루 한 번!

'씻어서 병난다' 는 말이 냉·대하에 딱 어울린다. 특히 살균 작용이 있는 여성청결제로 자주 세척하면 질 내의 나쁜 균은 물론, 자궁에 이로운 균도 죽게 되므로 청결제를 이용한 잦은 뒷물은 오히려 해롭다.

뒷물은 깨끗한 미온수 800cc에 식초 2~3큰술을 타서 씻는 것이 좋다. 여성의 건강한 질내 환경은 산성(PH 4.4 정도)이 유지되어야 이로운 균이 정상적으로 잘 살 수 있기 때문에, 산성인 식초를 희석하여 씻는 것이 도움이 된다.

냉·대하를 예방하기 위해서는 욕조 목욕보다는 샤워가 좋으며, 특히 생리 때는 평소보다 청결에 더욱더 신경 쓰고 생리대를 자주 갈아주도록 한다.

2. 헐렁한 순면 속옷을 입는다

거들이나 청바지처럼 꽉 끼는 옷이나 화학섬유로 된 속옷을 입으면 하체에

집에서 손쉽게 만드는 한방 여성청결제

청결을 우선시하는 여성들은, 무엇보다 뒷물에 상당히 공을 들일 수밖에 없다. 몇 가지 약재로 손쉽게 청결제를 만들어 쓰는 방법도 좋다.

질 내에 있는 나쁜 균을 죽이는 고삼, 자궁을 튼튼하게 하면서 이로운 균의 성장을 돕는 사상자, 그리고 건조한 성질로 질의 습도를 낮춰 주는 고백반 분말. 이 세 가지 약재만으로 여성청결제로서 필요한 조건을 충분히 갖추고도 남는다.

만드는 법 고백반 분말 6g, 고삼 · 사상자 각 9g을 물 1ℓ로 푹 달이면 된다. 이 약물로 하루에 한 번 외음부를 세척하면 냉, 대하는 걱정없다.

습기가 차서 곰팡이로 인한 대하가 생기기 쉽다. 때문에 통기성과 흡수성이 좋으면서 헐렁한 순면 속옷을 입도록 하고, 추울 때는 느슨한 속옷을 여러 겹 겹쳐 입도록 한다.

3. 용변 후에는 앞에서 뒤로 닦는다

대변을 보고 나서 뒤에서 앞으로 닦으면, 대장균이 질로 침범하여 질염이 생기기 쉽다. 따라서 여학생들은 반드시 앞에서 뒤로 닦는 습관을 들이고 여건이 된다면 비데를 사용하여 깨끗이 세척하도록 한다.

4. 샤워를 한 후에 속옷은 천천히 입는다

여성의 질은 습해지기 쉬워 곰팡이의 표적이 될 수밖에 없다. 따라서 샤워나 외음부 세척 후에는 속옷을 바로 입지 말고 마른 수건으로 물기를 완전히 닦은 다음 입는다.

5. 비만한 경우에는 체중을 줄이도록 한다

마른 여학생에 비해 비만한 여학생들은 하체에 통풍이 잘

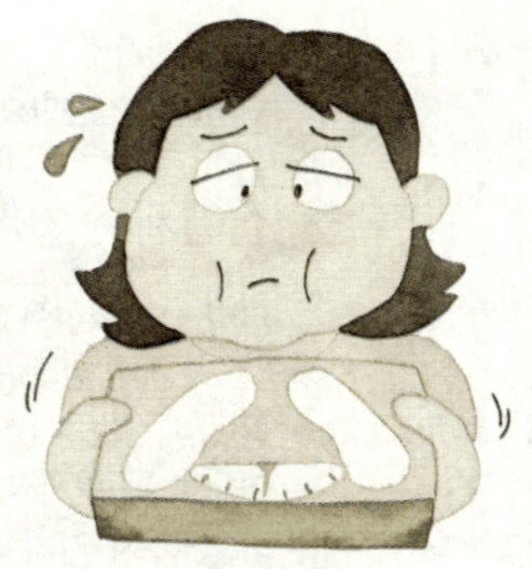

되지 않아 음부에 습기가 차기 쉽고, 그로 인해 곰팡이가 서식하고 냉이 잘 발생한다. 따라서 식사조절과 운동으로 체중을 감량할 필요가 있다.

냉 · 대하를 다스리는 처방

『완대탕(完帶湯)』은 냉, 대하를 치료하는 대표 처방이다. 오랜 수험생활로 비장의 기운이 약해 수분을 몸 안으로 거두어들이지 못하고 생식기로 흐르는 수험생 대하증에 특효를 보인다.

'물 같은 대하가 흘러 팬티가 축축이 젖는다고 하며, 밥맛이 없고 소화가 잘 안 된다, 공부하는 데 체력이 모자라고 기운이 없다, 몸이 차갑다'는 등의 증세를 호소할 때 적합하다.

완대탕(完帶湯)

백출 · 산약 각 40g, 인삼 8g, 백작약 20g, 차전자 · 창출 12g, 감초 4g, 진피 · 시호 · 형개 수 각 2g.

| 어머니! 잠깐만요 |

대하증을 개선하는, 가시연밥은행죽

물 같은 대하가 흐르는 여학생들은 가시연밥(가시연꽃과 씨)과 연자육(연꽃의 씨)이 좋다.
가시연밥과 연자육은 수렴 작용이 강하여 대하, 설사 등을 멎게 하는 효능이 있다. 은행 또한 하체를 튼튼하게 하여 여성의 대하를 치료한다. 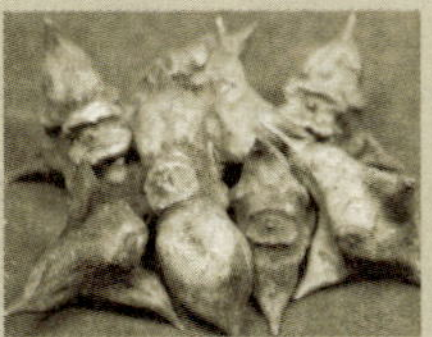
가시연밥과 연자육, 은행을 함께 넣고 죽을 끓여 꾸준히 먹으면 냉, 대하를 그치게 하는 데 더욱 좋은 효과를 볼 수 있다.

재료 가시연밥 · 연자육 각 5큰술, 은행 10알, 불린 쌀 100g.

만드는 법 ① 가시연밥, 연자육, 은행, 불린 쌀을 믹서기로 간다.
② 위의 재료를 냄비에 넣고, 물을 붓고 저어가면서 죽을 쑨다.

수험생의 학습 효과를 높이는 생활요법

수험생을 위한 영양식사법

수험생이 꼭 지켜야 할 식생활 수칙

1. 아침식사는 반드시 먹는다

아침식사가 학습 능력과 사고력·집중력은 물론 대인 관계까지 향상시켜 준다는 연구는 이미 수없이 쏟아져 나오고 있으며, 실제 아침식사를 꼬박꼬박 먹은 학생의 수능 평균성적이 그렇지 못한 학생보다 20여 점이나 높게 나왔다는 결과가 발표되기도 하였다. 그만큼 아침식사가 수험생들에게 아주 중요하다는 증거이다.

사람의 뇌 세포는 여러 가지 영양소 중에서 유일하게 포도당만을 에너지원으로 이용한다. 따라서 끼니를 걸러 혈당이 떨어지면, 뇌의 활동 에너지가 부족하여 집중력과 기억력이 떨어지고, 학습 능률이 떨어질 수밖에 없다. 특히 우리의 몸은 12시간 이상 공복 상태가 지속되면 육체적·정신적으로 피로가

가중되어 모든 활동 능률
이 상당히 떨어지게 된다.
그래서 아침을 거르면 점
심까지 12시간 이상 공복
상태가 지속된다. 따라서
아침 내내 머리가 멍하고
졸립기 때문에 공부가 잘
되지 않는다. 또한 연속하

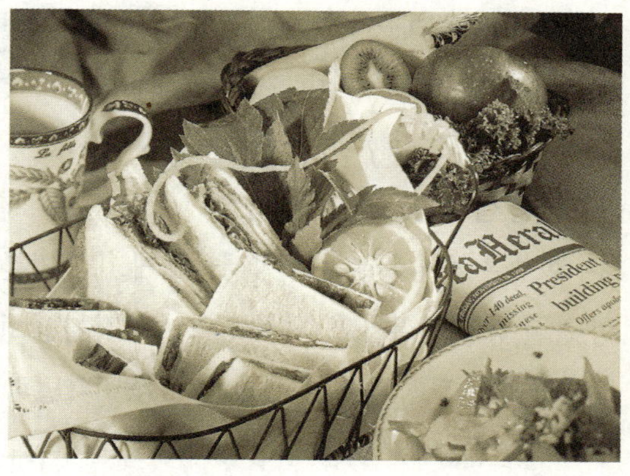

여 아침을 거르면 강한 산성을 띤 위산이 위벽을 공격하여 위염이나 위궤양
이 생길 수 있다. 그리고 아침식사는 잠자고 있던 대장을 깨우는 자명종으로
서 장 운동을 활발히 시켜 대변을 보도록 도와주는 역할을 하는데, 아침을 거
르면 장 운동이 잘 되지 않아 만성적인 변비가 생기게 된다.

아침식사는 포도당이 혈액으로 천천히 스며들 수 있는 현미밥, 오곡밥과
같은 잡곡밥이 좋다. 만약 시간이 없어 식사를 할 수 없을 경우에는 김밥이나
주먹밥, 미숫가루, 호밀빵이라도 학교에 가져가서 먹도록 한다.

2. 과식을 피하고, 식후 휴식을 취한다

학습 능력이나 기억력, 집중력은 배가 불러 있을 때보다는 오히려 배가 약
간 비어 있을 때 더 높아진다. 식사를 많이 하면 음식을 소화하기 위해 많은
혈액이 위장으로 몰리고, 그 결과 뇌에는 일시적으로 혈액이 부족해져서 공
부에 집중하지 못하고 꾸벅꾸벅 졸게 된다. 뇌 세포 활동에 포도당이 필수적
이기는 하지만, 배가 조금 고픈 정도는 대뇌 피질을 자극하여 두뇌 회전을 민
첩하게 만든다. 그러므로 식사는 조금 아쉬울 정도의 양을 먹고, 간식으로는
과일이나 야채 등을 조금씩 자주 먹는 것이 좋다.

또한 식후에는 혈액이 위(胃)로 몰리기 때문에 두뇌 활동이 둔해져 공부를
해도 능률이 오르지 않는다. 이 때 머리를 쓰면 소화효소가 잘 분비되지 않아

소화불량이나 위무력증 등 신경성 위장 장애를 일으키기 쉽다. 식후 30분 정도는 휴식을 취하고, 가벼운 운동으로 뇌에 산소를 충분히 보낸 후 공부한다.

3. 균형 잡힌 영양을 섭취한다

수험생은 물론 공부하는 학생들에게 가장 기본적이면서도 중요한 것이 균형 잡힌 영양 섭취이다. 뇌 세포의 에너지원인 포도당의 공급을 위해 현미·잡곡과 같은 도정되지 않은 곡식, 각종 비타민과 미네랄이 풍부한 녹황색 채소와 과일류, 뇌 세포를 구성하는 레시틴이 함유된 콩·호두·잣·참깨 등 견과류, 스트레스를 잘 이겨낼 수 있도록 도와주는 단백질이 풍부한 고기·생선·달걀·치즈, 집중력을 높여주는 칼슘이 풍부한 멸치·뱅어포·우유 등을 식단에서 매일 균형 있게 섭취할 수 있도록 한다.

특히, 단백질 섭취는 두뇌 회전에 도움을 준다. 뇌 속의 단백질은 기억 작용과 큰 관계가 있다. 청소년기에는 신체도 계속 자라고 두뇌 작용도 높아지기 때문에 어느 시기보다 단백질이 많이 필요하다. 그러므로 이 시기에 단백질의 섭취가 적으면 성장·발육도 나빠지고 당연히 두뇌 활동도 떨어지게 된다. 단, 동물성 단백질을 너무 많이 섭취하면 장내에서 여분의 단백질이 이상 발효를 일으켜 독소를 발생시키므로 피로해지기 쉽고, 점차로 두뇌 활동을 둔화시키므로 식물성 단백질을 섭취하는 것이 더 좋다.

4. 육류보다는 생선을, 소금·조미료보다는 식초를 먹는다

고등어·삼치·정어리와 같은 등푸른 생선에는 뇌 세포를 건강하게 하는 DHA가 많이 들어 있어서 기억력 증진에 도움이 되고, 질 좋은 단백질이 풍부하여 효과적으로 필요한 영양소를 섭취할 수 있다. 또한 육류보다 소화도 훨씬 잘 되기 때문에 뇌 활동이 왕성한 수험생에게는 매우 좋은 음식이다.

양념을 할 때는 소금이나 조미료 대신 식초를 쓰도록 한다. 소금에 함유된 나트륨은 뇌압을 올려 두통을 일으키거나 피로를 가중시킬 수 있고, 수분의 배설을 막아 몸에 노페물이 쌓이도록 한다. 반면, 식초는 인체의 피로 물질을 배출하는 과정인 크레이브스 사이클을 잘 돌게 함으로써 신진대사를 촉진하는 역할을 한다. 그 결과 운동이나 공부로 생긴 피로 물질이 배설되어 육체적·정신적인 피로가 빨리 회복될 수 있기 때문에 식초를 많이 이용하는 것이 좋다.

5. 기름기 많은 음식, 인스턴트 식품은 가급적 삼간다

요즈음 학생들에게 가장 인기 있는 음식은 바로 햄버거, 라면, 피자, 콜라, 과자, 튀김과 같은 기름진 음식이다. 이런 인스턴트 식품은 비만과 뇌혈관 질환의 원인이 되며, 수험생의 뇌를 피로하게 하여 학습 효과를 떨어뜨릴 수 있으므로 삼가는 것이 좋다. 특히 인스턴트 식품이나 패스트 푸드에는 방부제로 첨가된 인산염이 몸 속의 칼슘을 배설시켜서 뼈의 성장을 방해하고, 신경을 흥분시켜 집중력을 떨어뜨린다.

그리고 수험생의 간식은 영양가가 높고, 포만감이 적은 식품이 좋다. 밤에 많이 먹으면 숙면에 방해되고 다음 날 아침 식욕을 떨어뜨릴 수 있으므로, 야식은 호두나 땅콩, 잣 몇 개에 우유를 곁들인 정도로 가볍게 먹는 것이 좋다.

6. 탄산·카페인 음료를 마시지 않는다

공부중에 졸음을 쫓기 위해 커피나 콜라, 사이다를 즐겨 마시는 학생들이 있다. 사실 이런 음료를 먹으면 카페인의 각성 작용으로 인해 일시적으로 졸음이 없어질 수도 있다. 그러나 카페인은 심장을 두근거리게 하고 마음을 불안·초조하게 해서 오히려 주의가 산만해질 수 있고, 내장 신경을 흥분시켜 대·소변을 자주 보게 하기 때문에 전체적으로는 수험생의 집중력을 떨어뜨

집중력이 필요할 때는, 사탕보다는 엿이나 꿀물을……

밥과 같은 곡류는 위에서 소화가 시작되어 뇌에 이용되기까지 3~4시간 이상이 걸린다. 그런데 엿이나 꿀은 그 자체가 당분으로 되어 있어 소화 과정을 거치지 않고 위장에서 혈관으로 바로 흡수될 수 있으므로, 뇌로 가는 데 별로 시간이 걸리지 않는다. 따라서 시험을 보기 직전이나 집중력이 필요할 때에는 엿이나 꿀물을 먹어서 뇌 세포를 활성화시키는 것이 좋다.

사탕이나 초콜릿을 지나치게 많이 섭취하면 혈액이 산성화되고 체내의 비타민 B_1 · B_2, 칼슘의 소모를 가중시킨다. 또한, 이런 가공 식품은 방부제가 첨가되어 있어서 성장을 방해하고 미네랄 밸런스를 파괴시키며 오히려 신경을 불안정하게 만든다. 시험 보기 전에 엿이나 꿀이 없다면 임시로 먹어도 되지만 자주 먹는 것은 좋지 않으니, 엿을 미리 구비해 두고 가방에 넣어 다니는 것도 좋은 방법이다.

린다. 또한 탄산은 뇌에 산소 공급을 저해하여 오히려 졸음을 유발할 수 있고, 복부에 팽만감을 주어 집중력을 감소시키며 칼슘 흡수가 방해되어 성장과 숙면을 저해하므로 스트레스 해소를 위해 어쩌다 먹는 경우가 아니라면 먹지 않는 것이 좋다.

밤늦게까지 공부를 해야 하는 학생들은 커피나 콜라 대신 녹차를 마시도록 한다. 또는 쌀엿을 먹는 것도 좋다. 입안에서 엿을 굴리면 뇌가 자극되어 잠이 달아나게 되고 뇌에 당분도 공급되므로 일석이조의 효과를 얻을 수 있기 때문이다.

7. 야식은 시장기가 가실 정도만 먹는다

늦게까지 책상에 앉아 있다 보면 자신도 모르게 허기를 느끼게 된다. 라면을 먹기도 하고, 샌드위치나 과일도 자주 먹고……. 하지만 간단히 먹는 이런 야식(夜食)도 세심한 주의를 요한다. 위장이 약하거나 소화가 잘 되지 않을 때는 야식을 금하는 것이 좋다. 늦은 밤의 간식은 위산 분비를 증가시켜 위궤

양, 위염을 일으킬 염려가 있기 때문이다. 또한 고칼로리 음식을 많이 먹는 것
도 좋지 않다. 피로나 공복감이 크다고 해도 다량의 에너지가 소모된 것이 아
니라 정신적 피로가 큰 것이다.

그러므로 야식은 시장기를 가시는 정도만 먹는 것이 바람직하다. 칼로리는
낮고, 비타민 A · B₁ · B₂, 양질의 단백질을 적당히 포함한 것이면 좋다. 양은
보통 식사량의 절반 정도가 좋으며 육류나 지방질 음식은 되도록 삼가야 한
다. 야식으로 야채 · 해초 · 멸치류 · 지방이 적은 닭고기 · 달걀 · 우유 등을
먹되, 위에 머무는 시간이 짧은 조리법을 택한다. 달걀은 완숙보다는 반숙으
로 한다. 그리고 과일을 많이 먹는 것도 좋지 않다.

가장 삼가야 할 음식은 매일 밤 즐겨 먹게 되는 라면! 출출할 때 먹는 라면은
그 맛을 뿌리치기 힘들지만, 라면의 첨가물은 위장과 간장에 부담을 주므로
가뜩이나 입시에 대한 스트레스를 안고 있는 수험생에게는 좋지 않은 영향을
끼친다. 첨가물은 체내의 효소 분비를 저하시키고, 또 비타민이나 미네랄 등
의 흡수를 곤란하게 한다. 더구나 라면에는 전분과 지방밖에 없어 영양 면에
서도 좋지 않다. 굳이 라면을 먹으려면 1주일에 1~2회 정도로 하되, 달걀 ·
당근 · 피망 같은 비타민 A를 함유한 야채와 해조류를 섞어 먹는다. 이는 라
면과 달걀이 산성이기 때문에 산과 알칼리의 균형을 이루기 위해서다.

수험생의 뇌 세포 활동을 돕는 영양소

<table>
<tr><td>당질</td><td>

뇌에 필요한 에너지를 공급한다

당질 하면 단 음식을 생각하는 경향이 있는데, 당질은 쌀이나</td></tr>
</table>

보리에 많이 든 탄수화물, 감자에 많이 든 녹말 등을 말한다. 당질은 몸 속으
로 들어가 포도당으로 분해되어 인체 에너지원이 되는데, 체중의 4%에 불과
한 뇌가 우리 몸이 사용하는 포도당의 20% 이상을 사용한다.

　사람의 뇌 세포는 포도당 없이는 움직이지 않는다. 뇌에는 당이 저장되어 있지 않기 때문에 원활한 뇌 활동을 위해서는 혈액을 통해 지속적으로 포도당을 공급해 에너지를 만들어야 한다. 오전중에 두뇌를 활발하게 움직이고 싶

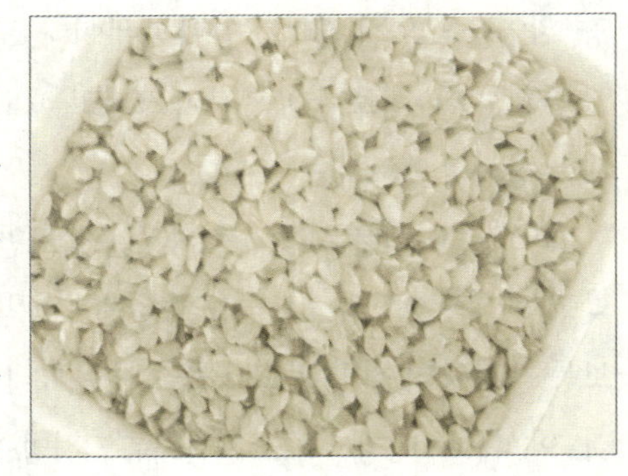

다면 포도당이 부족한 상태인 아침에 식사를 거르면 안 된다.

　각종 미량 영양소와 섬유질이 들어 있는, 도정하지 않은 곡식(현미, 통밀, 보리, 메밀, 조, 수수, 팥 등)은 혈당을 서서히 공급해 뇌의 활력을 지속시킨다. 뇌가 활동할 때는 포도당만을 에너지원으로 삼는다. 이러한 사실은 학생들 사이에 많이 알려져, 시험보기 전에 초콜릿을 먹는 학생이 꽤 많다. 그러나 이상적으로는 현미나 엿과 같은 음식물을 통해서 섭취한 포도당이 뇌가 활동하는 데 훨씬 좋으며, 초콜릿은 포함된 인산염이나 방부제에 의해 흡수가 저하되거나 내분비계에 이상을 일으킬 수도 있으므로 효과면에서 떨어진다. 하지만 달고 맛이 좋기 때문에 정신적인 면에서는 효과가 더 좋을 수 있으므로, 중요한 시험에만 가끔 이용하면 도움이 될 수도 있다.

　지나치게 많이 섭취하면 비만이 될 수 있으므로 밥을 잘 먹는 수험생은 당분이 많은 과자나 주스 같은 간식을 삼간다. 또 흰설탕, 흰쌀, 흰 밀가루 등 정백 식품, 스낵류도 피하는 것이 좋다.

당질이 풍부한 식품 쌀·보리 등의 곡류, 감자, 고구마, 메밀, 흑설탕, 엿, 조청, 꿀 등.

단백질 — 뇌 성장, 민첩한 두뇌 회전의 밑거름이다

단백질은 세포 생산의 주재료로써, 뇌 세포 발달을 위해서도 필수적이다. 또한, 사고와 자극에 대한 반응 속도를 높이고 집중력을 높여

준다. 만일 단백질이 부족하면 뇌 세포의 성장이 방해되고, 기억력·사고력·자극에 대한 반응 능력이 떨어지게 된다. 따라서 수험생이나 뇌 성장이 이루어지는 시기의 아이들은 매끼마다 단백질을 섭취해야 하는데, 단백질 중에서도 식물성과 생선류에 들어 있는 질 좋은 단백질을 먹는 것이 좋다.

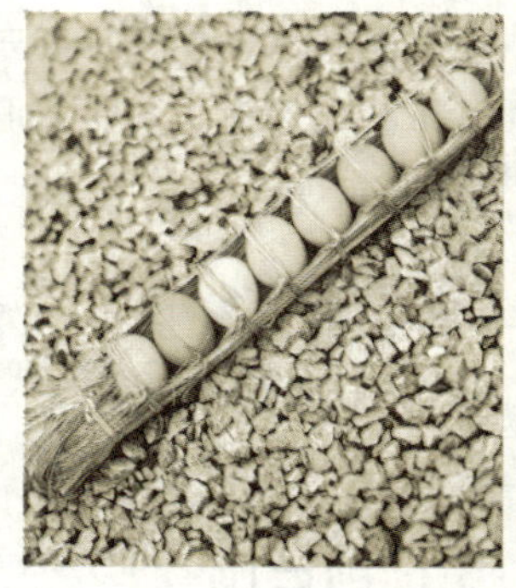

 쇠고기, 돼지고기, 닭고기, 우유, 콩, 두유, 두부, 청국장, 흰살생선, 조개류, 해조류, 달걀, 치즈 등.

지방

뇌막을 만드는 데 필요하다

뇌는 세 겹의 막(경뇌막, 지주막, 연뇌막)으로 싸여 있으며, 영양 결핍으로 이 막들이 생기지 않으면 아주 심한 경우 정신박약이 올 수 있다. 뇌막이 형성되려면 지방이 필요한데 체내에서 합성되는 것을 '불필수지방산', 합성될 수 없거나 충분한 양이 합성되지 못해 반드시 음식으로 섭취해야 하는 것을 '필수지방산' 이라고 한다.

빠르게 성장하는 아이들은 충분한 양의 필수지방산이 필요하다. 이것이 결핍되면 제대로 성장이 되지 않고 피부가 상하며, 뇌를 포함한 많은 기관에 부분적 기능 저하를 가져올 수 있다. 지방에는 포화지방산과 불포화지방산이 있는데, 포화지방은 실내 온도에서 고체인 쇠기름이나 돼지기름·버터 등의 동물성 식품이며, 불포화지방은 실내 온도에서 액체인 채소·견과류·씨앗류에서 짜낸 식물성 기름과 생선기름이다(단, 식물성 식품 중 팜유와 야자유는 포화지방이 비교적 많다). 필수지방산이 함유된 것은 바로 불포

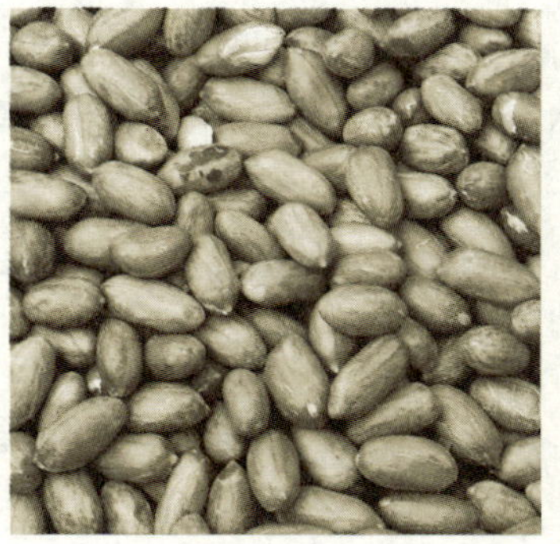

화지방 식품이다. 평소 요리할 때 참기름·들기름 등의 식물성 기름으로 조리하고, 간식으로 호두·잣·땅콩 등의 견과류와 해바라기씨·호박씨 등의 씨앗류를 자주 먹으면 좋다.

 땅콩, 참기름, 잣, 아몬드, 씨앗류, 식물성 기름, 고등어, 삼치, 정어리, 등푸른 생선 등.

레시틴

기억력을 높여준다

뇌가 활발히 움직이기 위해서는 질 좋은 단백질 못지않게 충분한 산소를 가지고 있는 혈액이 꼭 필요하다. 뇌에 산소 공급을 원활히 하려면 혈액에 노폐물이나 콜레스테롤, 지방 등이 쌓이지 않게 해야 하는데, 이러한 작용을 하는 것이 바로 레시틴과 비타민 E다.

레시틴은 뇌 세포나 신경세포의 주성분으로 뇌 전체의 20%나 차지하며, 뇌 세포에 활력을 주어 그 기능을 높이고 뇌의 노화를 막는다. 레시틴 속의 콜린이 신경전달 물질을 늘려, 레시틴을 많이 섭취하면 기억력은 물론 집중력과 학습력도 증대된다.

레시틴은 동물의 간이나 달걀 노른자, 콩 등에 많이 들어 있다. 콩은 그대로 먹기보다 콩기름, 두부, 비지, 두유 등으로 가공해 다양한 맛을 즐기도록 한다. 레시틴은 열에 약하기 때문에 끓이는 조리법을 되도록 피하는 것이 좋다.

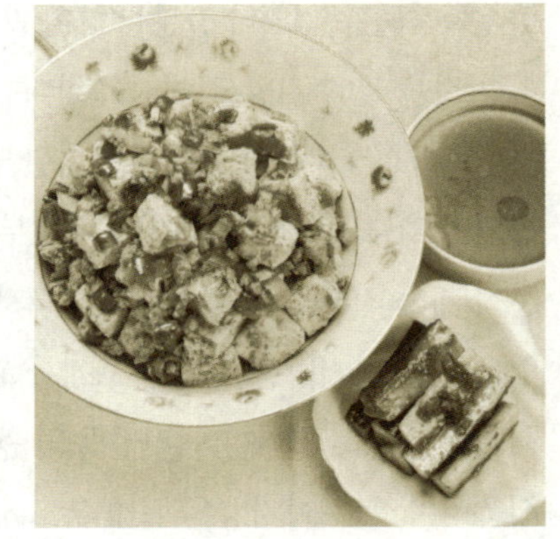

 콩, 비지, 두유, 청국장, 참기름, 두부, 쇠간, 생선살 등.

칼슘

집중력과 기억력을 강화한다

수험생들이 낮 동안 공부한 것은 밤에 잠을 자면서 뇌에 저장되어 기록된다. 그런데 숙면을 취하지 못하면 지식을 뇌에 깊이 저장시키지 못해 기억력이 떨어지게 된다. 영양소 중에서 수면에 가장 큰 영향을 주는 것은 바로 칼슘이다.

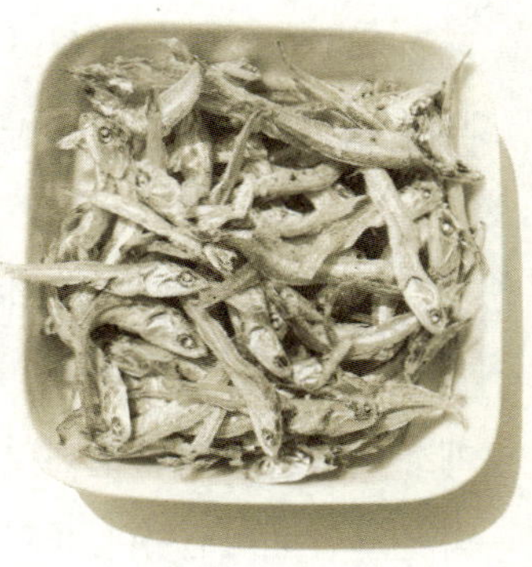

칼슘은 뇌 세포의 흥분을 가라앉혀서 숙면을 취하게 하고, 정서적으로 안정이 될 수 있게 한다. 따라서 칼슘이 부족하면 성격이 예민해지고 신경질적이 되며, 숙면을 취하지 못해 기억력과 집중력이 떨어지게 되므로 칼슘을 충분히 섭취하되, 사이다나 콜라 등의 탄산 음료는 칼슘의 섭취를 방해하므로 삼가는 것이 좋다.

칼슘이 풍부한 식품 깨, 멸치, 뱅어포, 미역, 호두, 우유, 콩, 두부, 두유 등.

비타민 B

사고력 · 기억력 향상을 위한 촉매제이다

비타민 B군은 뇌의 피로를 감소시키고 신경조직을 활성화시키며, 빈혈을 예방하는 역할을 한다. 특히 비타민 B_1은 우리 몸에서 섭취한 당질을 에너지의 형태로 바꿔 뇌와 손 · 발의 말초신경에서 이용되도록 도와준다. 만약에 비타민 B군이 결핍되면 성격이 급해지고, 기억력 · 판단력 · 집중력이 떨어지므로 머리를 많이 쓰는 수험생이나 두뇌 성장이 빠른 성장기 아이들은 비타민 B_1을 충분히 섭취해야 한다.

비타민 B_1이 부족하면 피로, 우울증, 신경 과민, 막연한 두려움, 불면증, 감정의 혼란이나 불안정, 신경의 염증(마비의 원인이 된다), 기억력 감소, 신경 반사 작용의 상실, 신경 주위의 통증, 피부에 작은 벌레가 기어다니는 느낌, 부자연스러운 손놀림 등의 증세가 나타난다.

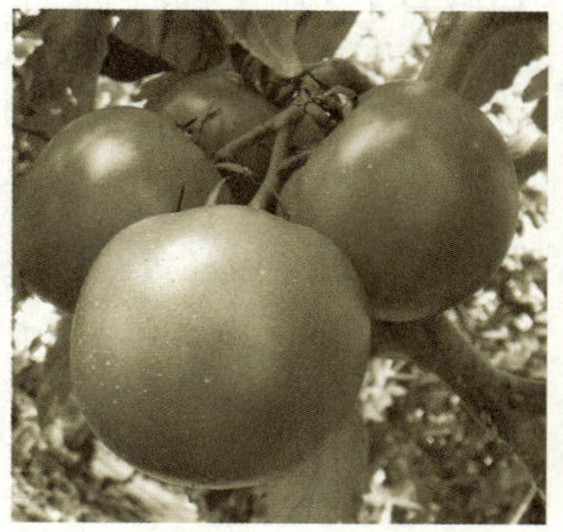

 현미, 효소, 소맥배아, 콩, 토마토, 감자, 쑥, 셀러리, 우엉, 냉이, 호두, 참깨, 땅콩, 돼지고기, 뱀장어, 멸치, 정어리, 쌀눈 등.

비타민 C

피로회복과 스트레스 해소를 돕는다

비타민 C는 스트레스에 의한 장애를 억제하는 '항스트레스 비타민' 이라고 알려져 있을 정도로 공부로 인한 스트레스, 피로회복에 꼭 필요한 비타민이다. 또한, 뇌 혈관을 튼튼하게 해주고 혈액순환을 원활하게 하여 기억력을 높여줄 뿐만 아니라 좌·우뇌의 긴밀한 연결을 돕는다. 한편 철분 흡수를 도와 빈혈을 예방하는 효과도 있으며, 피부를 구성하는 콜라겐의 생성에 관여한다.

주의할 점은 비타민 C는 열에 쉽게 파괴되고, 물에 잘 녹기 때문에 가급적 날것으로 먹고 영양소가 파괴되지 않도록 빨리 조리하는 것이 중요하다.

 신선한 야채와 과일(브로콜리, 감, 토마토, 당근, 귤, 오렌지, 레몬, 딸기, 양배추, 양상추 등), 김, 고구마 등.

비타민 E

뇌의 혈액순환을 원활하게 한다

혈액순환을 좋게 하고 동맥경화를 예방하는 비타민 E는 토코페롤이라고도 하는데, 세포의 노폐물 제거 및 항노화 작용이 있다. 세포가 건강하려면 노폐물이 없어야 하듯이 뇌도 마찬가지다. 뇌에 노폐물이 쌓이면 반응이 둔해지고 학습 능력이 떨어지게 된다. 따라서 비타민 E는 뇌 세포의 노폐물을 제거함으

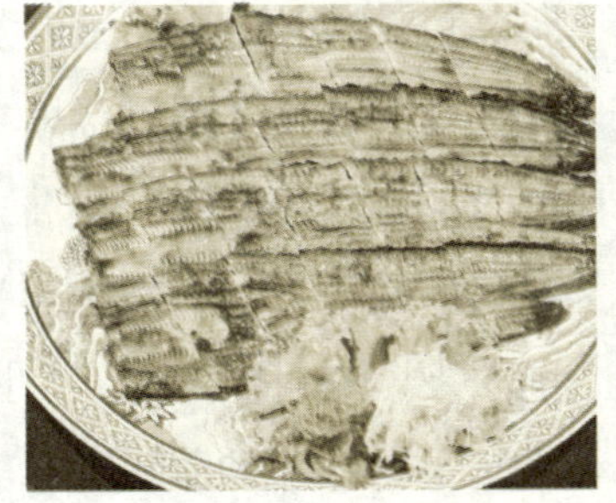

로써, 두뇌 활동을 민첩하게 하여 학습 능력을 향상시키며, 뇌의 노화를 방지하여 건망증이나 치매를 예방하는 중요한 영양소이다. 비타민 E는 전통 압착식으로 짜낸 기름과 견과류, 씨앗류, 콩류, 녹황색 채소, 통곡식의 배아에 들어 있다.

 현미, 쌀겨, 소맥배아, 밀씨눈, 옥수수, 콩류, 우유, 달걀 노른자, 수수, 생선류(장어, 가다랑어, 고등어, 참치 등), 식물성 기름(올리브유, 땅콩기름, 참기름, 들기름 등) 등.

DHA·EPA

두뇌 기능을 강화시킨다

DHA는 두뇌 기능을 강화시키는 대표적인 영양소로서, 뇌 세포 구성 성분으로 알려진 레시틴을 만들어 낸다. 따라서 기억력을 증진시키고, 두뇌 활동을 민첩하게 하도록 도와준다.

DHA는 고등어와 정어리와 같은 등푸른 생선에 풍부하며, 콩·호두·잣·땅콩·달걀 노른자에도 많이 들어 있다. 멸치나 뱅어포와 같은 뼈째 먹는 생선에도 DHA가 풍부한데, 뼈째 먹는 생선에는 칼슘, 인, 셀레늄 등의 무기질이 많이 있어서 뼈의 성장에 도움이 되고, 주의가 산만한 아이들의 정서를 안정시키는 효능도 있다.

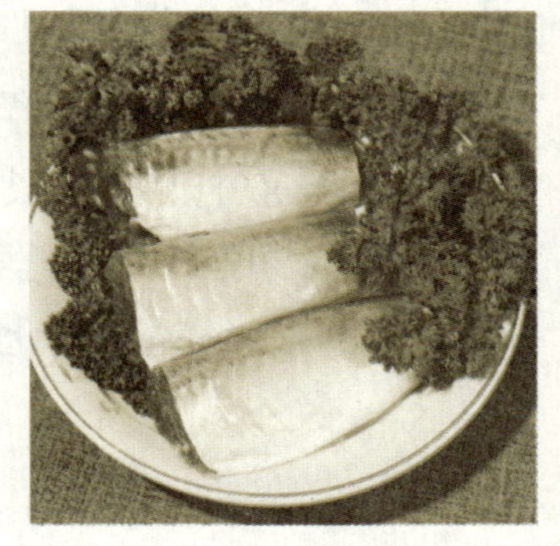

EPA는 혈관에 콜레스테롤이나 지방이 쌓이는 것을 예방하는 효과가 있어 혈액순환을 원활하게 한다. DHA는 사람을 비롯한 동물의 뇌를 구성하는 주요 물질로, 외지질의 약 10%를 이루고 뇌신경 돌기와 뇌 세포막을 구성한다. 따라서 충분히 섭취하면 뇌를 충실하게 하며 두뇌 회전을 빠르게 한다. 특히 뇌의 조직을 한창 만들어 가고 있는 어린이나 청소년의 경우라면 효과가 더욱 크다.

 고등어, 꽁치, 정어리, 참치 등.

수험생의 건강과 두뇌 활동을 돕는 대표 식품

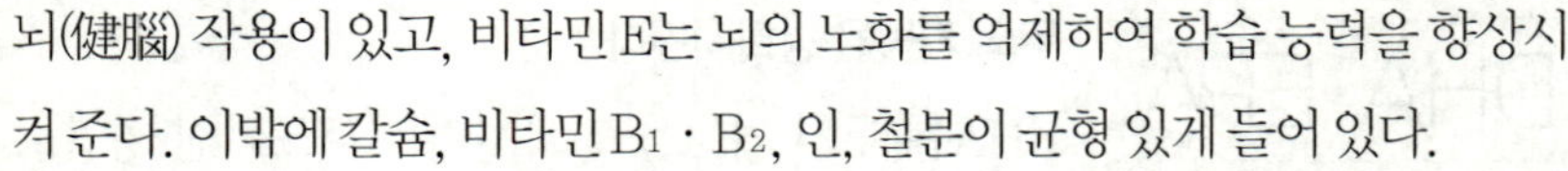

참깨 《동의보감》에서는 참깨를 '흑지마'라고 하여 '과로가 심한 경우에 참깨를 먹으면, 오장을 보충하고 기력을 돕고 피부를 부드럽게 하고 뇌를 충실히 한다.'고 했다. 참깨는 육체와 두뇌 활동을 좋게 하는 효능이 있다.

참깨에는 질 좋은 단백질과 레시틴이 함유되어 건뇌(健腦) 작용이 있고, 비타민 E는 뇌의 노화를 억제하여 학습 능력을 향상시켜 준다. 이밖에 칼슘, 비타민 B_1 · B_2, 인, 철분이 균형 있게 들어 있다.

그리고 참깨에는 소화 효소가 많이 들어 있어서 소화를 촉진시키고, 변비를 예방해 준다. 따라서 운동량 부족으로 소화가 잘 안 되고, 변비가 있는 수험생들은 참깨로 죽을 쑤어 먹어도 좋다.

호두 · 잣 호두와 잣은 레시틴이 풍부하여 기억력을 증진시켜 준다. 호두의 모양을 보면, 딱딱한 껍질 속에 열매가 있고, 그 열매는 좌우 대칭으로 쪼글쪼글 주름진 생김새가 마치 뇌와 비슷하여 예로부터 건뇌 작용이 있다고 하였다.

잣과 호두는 고칼로리 식품으로 학생들이 기운이 없을 때나 입맛을 잃었을 때 죽을 끓여서 간식이나 아침식사 대용으로 먹으면 적은 양으로도 큰 효과를 볼 수 있다.

호박 · 호박씨 호박은 당질이 매우 풍부한 식품으로, 뇌 활동의 중요한 에너지원이 된다. 특히 호박의 당질은 다른 식품에 비해 소화 · 흡수가 잘 되며, 위점막을 보호하는 기능이 있어서, 위장이 약하고 소화가 잘 안 되는 학생에게 좋다. 또한 호박은 이뇨 작용이 있어서 하루 종일 앉아 있는 수험생들의 하지 부종에 의한 부기도 내려주므로, 죽이나 범벅을 만들어 간식으로 먹도록 한다.

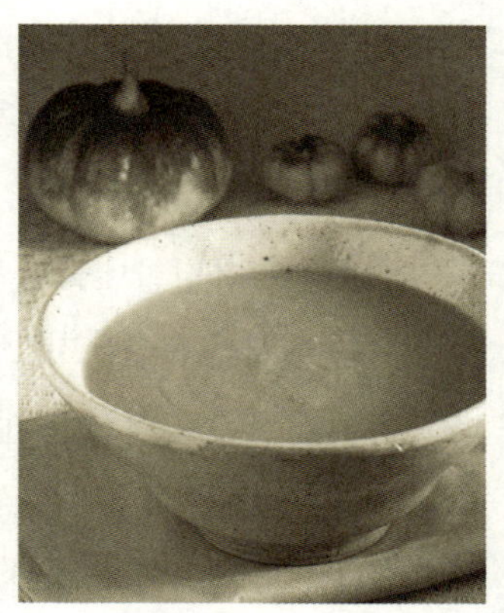

호박씨는 100g당 550kcal의 열량을 내는 식품으로 수험생의 체력보강에 큰 도움을 준다. 호박씨는 양질의 불포화지질로 구성되어 있고, 머리를 좋게 하는 레시틴과 필수아미노산이 골고루 들어 있어 지친 수험생들의 뇌 피로를 풀어준다.

해조류

'바다의 보석'으로 알려진 다시마, 미역, 김 등의 해조류에는 비타민 및 각종 미네랄이 다량 함유되어 있어 뼈의 성장·발육을 돕고, 부기를 가라앉히고, 숙변제거 효과가 있어서 비만 예방에도 좋다.

또한 미역과 다시마에는 갑상선 호르몬의 주요 성분인 요드가 풍부하여 신진대사를 활발하게 하며, 학생들에게 활력을 불어넣어 주고, 각종 질병에 대한 면역력을 길러준다. 그리고 혈액의 산성화를 방지하므로 공부나 운동으로 지친 아이들의 피로를 풀어주는 데 큰 도움이 된다.

특히 김 1장에는 달걀 2개분의 비타민 A가 들어 있고, 비타민 B_1·B_2·C·D 등이 풍부한 식품일 뿐만 아니라 칼슘, 철, 인 등의 무기질도 풍부하다.

콩류

'콩은 밭에서 나는 쇠고기'라고 말할 정도로 단백질과 지방이 풍부한 식품이다. 콩에 들어 있는 지방은 불포화지방산으로 동물성 지방의 과잉 섭취에서 오는 콜레스테롤을 몸 밖으로 내보내는 역할을 한다.

콩은 성장에 필요한 필수아미노산을 풍부하게 함유하고 있다. 특히 콩은

뇌의 구성 성분인 레시틴이 가장 풍부하게
들어 있는 식품으로 기억력 증진을 위해 많
이 먹는 것이 좋다.

　수험생들 중 유당불내증이 있어서 우유
를 먹으면 설사를 한다든지, 소화가 안 된
다고 하여 우유를 먹지 않을 때는 우유 대
신 두유나 두부 등의 콩 제품을 먹으면
영양을 충분히 섭취할 수 있다.

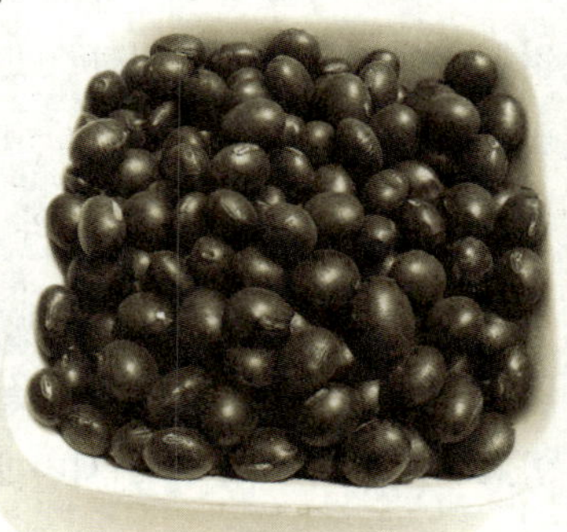

현미

현미는 각종 비타민이나 미네랄, 유기물이 풍부하게 들어 있
고 비타민 B₁은 쌀의 당질을 에너지로 변화시키는 작용을 해
피로에 지친 수험생의 뇌를 회복시킨다. 또한 백미에 부족한 섬유질이 풍부
하여 운동부족으로 인한 수험생의 비만과 변비 해소에도 도움을 준다.

　대체로 밥맛을 잃기 쉬운 수험생들에게는 현미를 타지 않을 정도로 검게 볶
아 물을 붓고 끓여서 그 물만 마시게 해도 효과가 좋다.

감자

감자는 주성분이 녹말인 알칼리성 식품으로 철분·칼륨 등
무기질 성분과 비타민 C, 비타민 B 복합체를 골고루 함유하고
있다. 인체에서 신진대사를 거치고 나서 산화된 노폐물을 중화시키는 역할
을 하므로 수험생의 피로회복에 아주 좋다. 또한 꾸준히 먹으면 입시 스트레
스를 해소시켜 심신을 안정시켜 주기도 한다. 감자를 먹을 때 우유나 치즈를
곁들여 먹으면 칼슘을 보완해 영양 효율이 높아진다.

토마토

비타민 C 덩어리인 토마토는 고기나 생선 등 기름기 있는
음식과 함께 먹으면 위 속에서 소화를 촉진하고 위의 부담
을 줄여주고 산성 식품을 중화시키는 역할을 한다.

레몬·오렌지

레몬에는 비타민, 칼슘, 구연산이 풍부해 몸에 활기를 주며 피로회복에 좋다. 맛과 향이 강해서 얇게 저며 홍차에 띄우거나 즙을 내어 생선구이 등에 뿌려 먹으면 좋다. 비타민 C가 평균 400mg 정도 들어 있으며, 저온에서 장기간 저장해도 영양소의 잔존률이 높다.

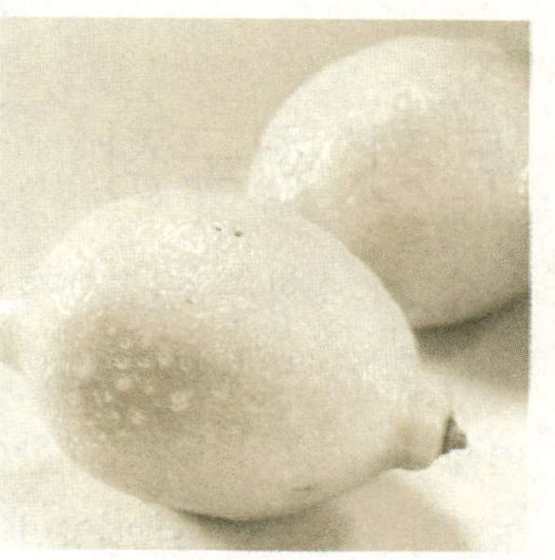

오렌지의 독특한 맛을 내는 주성분은 유기산이며 설탕, 포도당, 과당의 형태로 들어 있는 당질도 함유하고 있다.

두부

콩을 물에 불려서 갈아 만든 두부는 레시틴은 물론 고기 못지 않게 우수한 단백질이 풍부하게 들어 있으며, 칼슘도 많이 든 알칼리성 식품이다. 두부를 만들 때 나오는 비지도 훌륭한 영양식품으로, 두부에는 없는 식물성 섬유와 미네랄이 듬뿍 들어 있다.

우유

칼슘이 풍부한 데다가 칼슘의 흡수를 돕는 젖당·카제인(우유의 주요 단백질)이 들어 있으며, 신경의 흥분이나 초조감을 진정시키고 가슴이 두근거리는 증세를 가라앉히기도 한다. 칼슘이 부족하면 뼈가 약해지고 정신적인 스트레스의 원인이 되기도 한다. 특히 우유에 들어 있는 갈락토스는 뇌 조직의 발육에 없어서는 안 될 물질이다.

참기름·옥수수기름

참깨를 볶아 기름을 짜낸 참기름과 옥수수의 배아에서 추출한 기름인 옥수수기름은 식물성 기름으로 필수지방산과 지용성 비타민의 중요한 공급원이 되는 식품이다. 식물성 기름에는 리놀레산이나 리놀렌산 등의 불포화지방산이 풍부하여 체내에 쌓인 지방을 연소시키고 세포막을 튼튼하게 해준다. 또한, 기름의 산화를 막는 비타민 E는 부신피질 호르몬의 분비를 원활히 하고 면역 세포를 강하게 해주기 때문에 스트레스에 강해지게 한다.

된장·청국장

콩을 원료로 한 된장은 발효 작용으로 인해 단백질이 아미노산으로 변하여 소화가 잘 되는 것이 특징이다. 소화흡수율은 95% 이상으로 식품 중에서 특히 효율이 높다. 된장에 들어 있는 필수아미노산은 달걀에 비해 손색이 없다. 그 중 리신은 밥과 함께 먹으면 한층 더 영양가가 높아지므로 영양면에서도 매우 합리적이다. 된장에 제철 나물이나 조개류를 넣고 국을 끓이거나 데친 야채를 무쳐 먹어도 수험생에게 좋다.

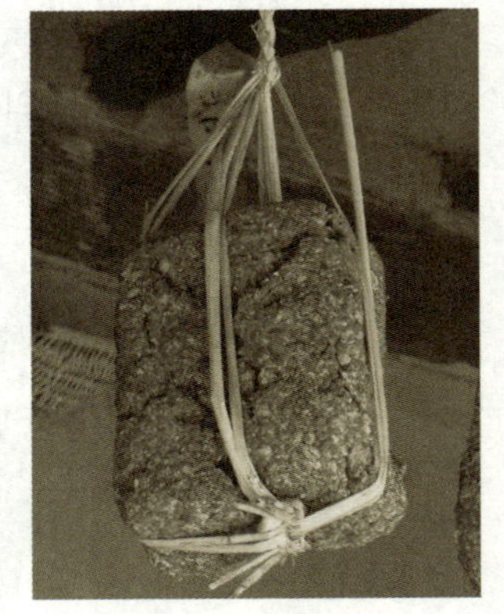

청국장은 몸의 노폐물과 간의 해독 작용을 도와줄 뿐만 아니라 혈관 내에 쌓인 콜레스테롤을 분해하는 작용도 한다.

등푸른 생선

양질의 단백질은 물론 수험생의 뇌 세포 활동을 도와주는 불포화지방산인 DHA·EPA와 각종 영양소가 풍부하게 들어 있어 체력을 돋우어 준다.

등푸른 생선은 바다 밑에 사는 흰살 생선과는 반대로 바다 표면 가까운 곳에 살기 때문에 물살에 따라 이리저리 헤엄쳐 다니면서 운동을 많이 하는 편이다. 그래서 근육이 단단하고 지방 함량이 20% 정도 더 높으며 비린내가 많다는 특징이 있다.

대표적인 등푸른 생선으로는 고등어, 꽁치, 정어리, 전갱이, 청어, 삼치, 가다랑어, 참치, 장어, 연어, 방어 등이 있다.

영양면에서는 흰살 생선에 비해 질 좋은 아미노산이 월등히 많을 뿐만 아니

라 헤모글로빈 성분이 들어 있는 '혈합육(血合肉:dark meat)'이 많아 살색
이 주로 검붉은 빛을 띤다. 등푸른 생선을 조리할 때는 마늘, 생강, 파 등 향이
강한 양념이나 레몬, 식초, 청주 등을 사용하면 맛을 살릴 수 있다.

수험생을 위한 건강식단

수험생의 공부와 건강을 위해서 한번쯤 식단을 점검해 볼 필요가 있다.

스트레스를 받으면 비타민과 무기질의 소모가 커지므로 수험생의 경우 흰
쌀밥이나 라면, 빵 등 탄수화물이 주성분인 식품이나 자극적이고 차거나 뜨
거운 음식은 되도록 줄이고, 고칼로리이면서 영양소가 골고루 있는 식품, 비
타민과 무기질이 풍부한 채소와 과일을 충분히 섭취하는 것이 좋다.

채소와 과일에는 섬유소가 풍부하여 운동부족으로 생기기 쉬운 변비를 예
방하는 데도 도움이 된다. 마음이 불안하고 쫓기는 시간 때문에 아침을 거르
는 것은 좋지 않다. 아침식사를 거르면 공부시간에 집중력이 떨어지고 점심
식사 후에도 식곤증으로 공부에 방해를 받기 쉽다. 그러므로 아침식사는 꼭
하는 것이 바람직하다.

뇌는 포도당을 주 에너지원으로 이용하는데, 잠자는 시간에는 음식을 섭취
할 수 없기 때문에 아침에
일어나면 바로 뇌에 포도
당을 공급해 줘야 한다. 시
간이 없거나 아침식사가
부담스러운 경우 간단한
토스트나 시리얼 등으로
요기를 하는 것도 좋다.

특히 수능시험 당일에는
수리탐구 등 대뇌에서 포

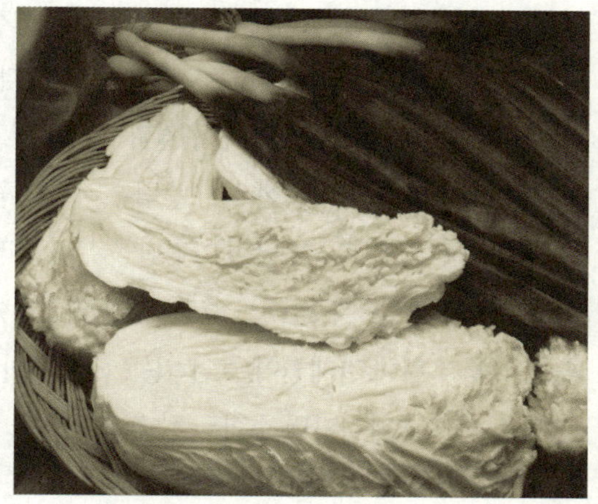

도당이 가장 신속하게 요구하는 시험이 오전에 있는 만큼 아침식사를 통해 포도당을 뇌에 공급해야 한다. 그러나 포도당이 뇌에 좋다고 과식을 하는 것은 금물이다. 기억력과 집중력은 배가 불러 있을 때보다는 약간 비어 있을 때 더욱 좋아진다.

아침 식단은 위장에서 소화되는 가운데 혈액 속으로 천천히 포도당을 내놓을 수 있는 밥 중심의 한식이 바람직하다. 여기에 소화가 잘 되는 무국, 된장국, 미역국 등을 맑게 끓여 훌훌 마실 수 있도록 한다.

또한, 뇌 세포의 에너지 대사에 필요한 비타민 B군이 부족해서는 안 된다. 따라서 비타민이 풍부한 시금치, 쑥갓, 당근 등 녹황색 채소나 도정하지 않은 현미 등의 섭취가 필요하다.

과도한 수능 스트레스를 이겨내기 위해서는 고기와 생선, 달걀 등 양질의 단백질 식품을 먹는 것과 동시에 비타민 C가 많이 함유된 과일을 자주 먹는 것이 좋다. 설탕이 가미된 스낵을 먹을 경우 에너지 저하나 집중력 장애가 발생한다는 연구 보고가 많으므로 밤참으로는 검은깨나 검은콩, 호두 등 피로를 덜어주는 효과가 있는 견과류 제품을 섭취한다.

음료수는 잠을 쫓기 위해 마시는 커피보다는 야채주스나 대추차, 인삼차 등 한방 건강 음료를 조금씩 마시는 것이 좋다. 대부분의 수험생이 운동부족으로 소화 기능이 떨어져 있기 쉬우므로 기름기가 많거나 자극적인 음식, 소금이 많이 들어간 음식은 피하는 것이 바람직하다.

농촌진흥청의 수험생 건강 연구결과에 따르면 "무엇보다도 모든 영양소가 골고루 들어 있는 균형 잡힌 식사를 하루 세 번, 규칙적으로 적당량을 먹는 것이 바람직하다."며 "시험 당일 아침밥을 부담스러워하는 수험생에겐 야채죽이나 닭죽을 만들어주는 것도 효과적"이라고 밝혔다. 또한, 자꾸만 밀려드는 졸음을 쫓기 위해 카페인이 들어 있는 커피를 마시는 것보다는 향긋한 허브차 등을 학교에 가져가면 소화도 잘 되고 정신도 안정시켜 뇌 활동을 촉진시킨다.

1. 견과류영양밥

호두, 잣, 밤 등은 뇌에 좋은 식품이다. 특히 호두는 육류보다 단백질과 불포화지방산이 많은 것이 특징이다. 또 비타민 B_1과 무기질이 풍부해 기억력 · 집중력 향상에 도움이 된다. 대추가 가진 당분은 수험생의 피로를 빨리 회복시켜 준다.

재료 호두 1개, 땅콩 1/2작은술, 밤 3개, 잣 1/2큰술, 대추 · 은행 3개씩, 감자 1개, 쌀 1/2컵.

만드는 법 ① 땅콩과 호두는 잘게 다지고, 감자와 밤은 껍질을 벗겨 씻어 놓는다.
② 잣은 씨눈을 제거한 다음 마른 행주로 닦고, 대추는 씨를 뺀다. 은행은 속껍질까지 벗겨 놓는다.
③ 손질한 땅콩, 호두, 잣, 대추, 은행, 감자, 밤을 불린 쌀과 함께 돌솥에 앉혀 물을 평상시보다 약간 적게 넣어 밥을 짓는다.
④ 밥이 되면 5분 정도 뜸을 들인 다음, 식성에 따라 양념장을 곁들인다.

2. 해물해초비빔밥

칼슘과 지방질이 많아 뼈를 튼튼하게 하고 머리를 맑게 하는 효과가 있다. 매콤한 초고추장과 신선한 해산물, 수수, 현미, 검정쌀, 보리, 조, 흰콩 등을 넣어 고슬고슬하게 지은 밥에 버무려 먹으면 맛좋은 수험생 건강식이다.

재료 수수 · 현미 · 검정쌀 · 보리 · 조 · 콩 20g씩, 톳 · 미역줄기 · 다시마 20g씩, 소라 1개, 한치 1마리, 문어(다리) 1/2개, 은행 3개, 잣 · 호두(다진 것) · 호박씨 1/2큰술씩, 오이 1/4개, 고추장 · 무순 · 참기름 · 다진 마늘 · 식초 · 참깨 · 소금 조금씩.

만드는 법 ① 잡곡을 깨끗이 씻어 물에 충분히 불렸다가 고슬고슬하게 밥을 짓는다.

② 해초류의 재료들을 깨끗이 손질해서 채로 썰어 다진 마늘, 식초, 참기름, 참깨를 넣고 양념한다.
③ 소라, 한치, 문어 등의 해물을 끓는 물에 살짝 데쳐 채썬다.
④ ③에 다진 마늘과 참기름, 소금을 넣고 양념 후 프라이팬에 볶는다.
⑤ 고추장에 다진 마늘, 식초 등 각종 양념한 비빔장을 만들어 두고 오이를 곱게 채썬다.
⑥ 뚝배기 그릇에 잡곡밥을 담고 준비된 재료를 올린다.

3. 단호박된장국수

단호박된장국수의 주재료인 호박은 하체의 순환이 잘 안 되는 수험생들의 노폐물을 제거해 주며 소화도 잘 되게 해준다. 피망은 풍부한 비타민을 함유하고 있어 수험생의 피로회복에 좋으며, 양송이, 다시마, 표고버섯은 기혈 순환에 도움을 주고 풍부한 단백질은 뇌 활동에도 도움을 줄 수 있다.

재료 단호박 1/2개, 밀가루 1/2컵, 말린 표고버섯 3개, 다시마(4×4cm) 1장, 된장 2큰술, 애호박 1/4개, 청 · 홍피망 1개씩, 양송이버섯 3개, 두부 1/4모, 우엉즙 1컵, 참깨즙 1컵, 감자 1개, 참기름 · 소금 조금씩.

만드는 법 ① 단호박은 껍질째 씻은 후 잘게 썰어 찜통에 찐 다음 밀가루, 소금과 섞어 반죽하여 얇게 펴서 썰어 삶는다.
② 말린 표고버섯을 미지근한 물에 담갔다가 표고버섯은 건져 가늘게 채썰고, 물만 받아 다시마를 넣고 5~10분 정도 끓이다가 된장과 소금으로 간을 한다.
③ 애호박, 피망, 양송이는 곱게 채썰고, 두부는 젖은 행주에 꼭 짜서 으깬다. 감자는 껍질을 벗겨 강판에 갈아 놓는다.
④ 우엉은 껍질을 벗기고 잘게 썰어 믹서에 갈고, 참깨도 믹서에 갈아 즙만 받아둔다.
⑤ ②에 ③과 ④를 모두 넣고 끓인 다음 참기름을 넣고 불을 끈다.
⑥ ①의 국수에 ⑤를 붓고 식성에 따라 양념장을 곁들인다.

4. 들깨우엉탕

우엉탕은 변비와 잦은 감기 예방에 효과가 크다. 우엉은 섬유질이 풍부해 따로 식이섬유를 먹지 않아도, 반찬으로 먹으면 변비를 예방할 수 있다. 또 소염·해독 작용이 있어 늦은 시간까지 시험공부를 하느라 체력과 면역력이 떨어져 걸리기 쉬운 목 감기와 잇몸 질환에도 좋다.

재료 우엉 1줄기, 말린 표고버섯 3개, 다시마(4×4cm) 1장, 두부 1/4모, 들깨 1/2컵, 들기름·소금 조금씩.

만드는 법 ① 우엉은 껍질을 긁어내고 깨끗이 씻어 다지듯이 잘게 썬다. 두부는 찬물에 헹궈 잘게 깍뚝썬다. 들깨는 깨끗이 씻어 일어 물을 조금 넣고 믹서에 곱게 갈아 놓는다.
② 표고버섯은 미지근한 물에 불려 물은 따로 받아두고 잘게 다진다.
③ 잘게 다진 우엉과 표고버섯을 들기름을 두른 냄비에서 볶는다.
④ ③에 표고버섯 불린 물을 조금 부어 국물이 거의 졸아들 때까지 끓인다.
⑤ ④의 국물이 뽀얗게 우러나면 표고버섯 불린 물을 모두 붓고 다시마를 함께 넣어 우엉이 물러질 때까지 끓인다.
⑥ ⑤가 끓으면 깍뚝썬 두부와 들깨즙을 넣고 소금으로 간을 한 뒤 한소끔 더 끓인다.

5. 키위즙

키위는 비타민 C가 풍부하여 피로회복이나 감기 예방에도 효과가 있다. 키위의 선명한 녹색과 새콤달콤한 향기는 식욕을 자극해 주기 때문에 식사 전에 마시면 식욕을 돋우어 준다.

재료 키위 1개, 물 1컵, 꿀 1큰술.

만드는 법 ① 잘 익은 키위를 골라 깨끗이 씻는다.
② 키위 껍질을 벗겨 얇게 썰어 믹서기에 넣고 물을 부어 곱게 간다.
③ 체에 베보자기를 깔고 키위즙을 받쳐 거른 다음 꿀을 타서 마신다.

6. 인삼닭곰탕

인삼은 정신을 안정시키고 체내의 기능을 보해준다. 수험생들에게 질 좋은 단백질이 많은 닭고기를 넣고 곰탕을 끓여 먹이면 체력보강에도 그만이다.

재료 닭고기 300g, 수삼 1뿌리, 쪽마늘 · 대추 4개씩, 껍질밤 3개, 파 · 참기름 · 소금 조금씩.

만드는 법 ① 수삼은 껍질을 긁어내고 싹이 난 부분을 잘라낸다.
② 닭고기는 크게 토막내어 썬다.
③ 돌솥에 참기름을 두르고 토막낸 닭을 볶다가 물을 붓고 끓인다.
④ 끓고 있는 닭에 손질한 수삼, 대추, 밤, 쪽마늘을 넣고 물을 조금 더 부어 끓인다.
⑤ 국물이 뽀얗게 우러날 정도로 푹 끓여지면 닭곰탕을 그릇에 담고 송송 썬 파를 넣고 소금으로 간을 한다.

7. 굴튀김

굴은 '바다에서 나는 우유' 라는 별명이 붙을 만큼 영양이 풍부하고 맛도 좋다. 굴에 레몬즙을 떨어뜨리면 굴 특유의 나쁜 냄새를 없애고 체내에서 철분의 흡수율도 높여주기 때문에 공부에 지쳐 어지럼증을 호소하는 학생들에게 레몬즙을 넣은 굴튀김을 먹이면 좋다.

재료 굴 1컵, 레몬즙 1큰술, 밀가루 · 빵가루 · 달걀물 · 소금 · 후춧가루 · 파슬리가루 · 식용유 조금씩.

만드는 법 ① 굴은 묽은 소금물에 2번 정도 헹궈 건져서 물기를 뺀 다음 소금, 후춧가루를 조금 넣고 간을 한다.
② 간을 한 굴을 밀가루, 달걀물, 빵가루 순으로 묻혀 170℃의 튀김기름에서 노릇하게 튀긴다.
③ 접시에 굴튀김을 담고 파슬리가루를 뿌리고 레몬을 끼얹어 낸다.

8. 돼지고기표고버섯볶음

표고버섯은 특히 수험생에게 면역력을 높여 감기나 스트레스성 질병을 이겨낼 수 있게 한다. 또한, 표고버섯은 특별한 향미와 감칠맛을 가지고 있어 돼지고기의 누린내를 없애면서 독특한 향과 맛을 더해 식욕을 돋운다.

> **재료** 돼지고기 200g, 불린 표고버섯 4장, 당근 30g, 양파 1/3개, 붉은 피망 · 푸른 피망 1/2개씩, 청주 · 간장 1큰술씩, 소금 · 후춧가루 · 식용유 · 다진 생강 · 참기름 조금씩.
>
> **만드는 법** ① 돼지고기는 얇게 한 입 크기로 썰고, 불린 표고버섯은 얇게 저며썬다.
> ② 당근, 양파, 피망은 돼지고기와 같은 한 입 크기로 썬다.
> ③ 프라이팬에 식용유를 두르고 다진 생강을 타지 않게 볶다가 돼지고기를 넣어 볶는다.
> ④ 돼지고기를 볶으면서 간장으로 간을 하고 표고버섯과 야채를 넣어 잠깐 더 볶으면서 청주, 소금, 후춧가루, 참기름으로 맛을 낸다.

9. 대합조개탕

입시 스트레스와 운동부족으로 인해 소화가 잘 되지 않고 속이 더부룩하면서 밥맛을 잃은 수험생의 영양국으로 권할 만하다.

조개는 양질의 단백질을 공급해 주며 위장이 약해 소화력이 떨어진 학생들에게 영양을 보충해 준다.

> **재료** 대합조개 5개, 쑥갓 50g, 청주 1큰술, 송송 썬 파 · 소금 · 레몬즙 조금씩.
>
> **만드는 법** ① 해감시킨 대합조개에 물을 붓고 끓여 입이 벌어지면 건져내고, 국물은 베보자기에 거른다.
> ② ①의 국물이 끓으면 소금과 청주를 넣은 후 다시 대합조개를 넣는다.
> ③ 조개국물이 한소끔 끓으면 쑥갓과 파를 넣고 레몬즙을 넣는다.

10. 해물카레필라프

카레에는 여러 가지 향신료가 함유되어 있어서 건위(위를 튼튼하게 함), 이
뇨, 동맥경화, 소화촉진 등에 효과가 있어 여름철 더위나 피로로 식욕을 잃은
수험생들에게 더없이 좋다.

재료 불린 쌀 1컵, 카레가루 2큰술, 물 1컵, 새우 7마리, 오징어 1/2마리, 소
라 1개, 양파 · 청피망 · 홍피망 1/4개씩, 표고버섯 1장, 실파 2뿌리, 김 1/4
장, 백포도주 1큰술, 소금 · 흰후추 조금씩, 버터 1큰술.

만드는 법 ① 냄비에 불린 쌀을 넣고 물 1컵에 카레가루 2큰술을 곱게 풀
어 쌀에 붓고 밥을 짓는다.

② 양파와 청 · 홍피망, 표고버섯은 잘게 썬다. 오징어는 껍질을 벗기고 데
쳐 원형으로 썰어 놓는다. 소라는 끓는 물에 소금을 넣어 삶아 납작하게 썰
고 새우는 내장을 제거한 후 껍질을 벗겨 놓는다.

③ 프라이팬에 버터를 두르고 야채와 해산물을 볶으면서 백포도주를 넣고
지어놓은 카레밥을 넣어 고루 섞이게 볶는다. 밥이 고루 섞이면 소금과 흰
후추로 간을 하여 그릇에 담고 송송 썬 실파와 채썬 김을 얹는다.

활력 충전을 위한 숙면법

수험생, 최소한 5시간 이상은 자야 한다

수험생에게 있어 하룻밤의 달콤한 잠은 어떤 보약이나 음식과도 비교할 수 없는 값진 활력소이다. 잠을 푹 자고 나면 몸과 마음이 개운해지고 피로도 풀어져 하루를 활기차게 시작할 수 있기 때문이다. 그러나 '4당 5락' 이나 '3당 4락' 이라는 말처럼, 1분 1초라도 잠자는 시간을 아껴서 공부해야 한다는 압박감에 속 편히 잠을 청하는 수험생은 그리 많지 않을 것이다.

특히 시험 기간이면 밤샘을 하거나 무리하게 수면시간을 줄여 공부를 하는 경우가 많은데, 그러다 보면 다음 날 머리가 멍하고 공부한 내용도 잘 기억이 나지 않아 오히려 시험을 망칠 수도 있다.

잠을 자지 않으면 집중력과 기억력이 떨어질 수 있기 때문이다. 따라서 수험생에게 가장 적합한 수면시간은 6시간~6시간 30분 정도이며, 최소한 5시간 이상은 숙면을 취해야 입시라는 장거리 마라톤에서 몸도 마음도 건강하게 완주할 수 있다.

수험생이 잠을 잘 자야 하는 이유

1. 육체적 · 정신적 피로를 회복할 수 있다

낮 시간 동안에 열심히 공부하고 활동을 하면, 뇌와 몸에는 피로 물질이 쌓여 저녁이 되면 잠이 오고 피곤해진다. 밤이 되어 잠을 푹 자면 하루 동안 쌓인 피로 물질이 없어지면서 피로가 풀어지고, 뇌와 신체에 영양분이 공급될 수 있다.

2. 잠은 기억과 학습에 중요한 역할을 한다

잠을 자면, 뇌는 낮 동안 학습된 정보들을 일목요연하게 정리하여 불필요한 것은 버리고 중요한 것은 각각의 자리에 저장하여 기억을 만들어 준다. 따라서 공부를 잘 하려면 잠도 잘 자야 하는 것이다. 졸린 눈꺼풀을 힘겹게 들어올리며 밤늦게까지 공부해 봤자 입력된 정보가 저장되지 못하면 결국 자기 지식이 될 수 없다.

3. 정서적으로 안정이 된다

잠은 감정 정화의 기능이 있다. 낮 동안 생긴 불쾌하고 불안한 감정들이 잠을 자면서 정화되어 아침에는 상쾌한 기분을 가질 수 있는 것이다. 따라서 잠을 푹 자고 나면 머리가 맑아지면서 공부에 대한 의욕도 생기고 긍정적인 사고가 이루어지는 것이다.

4. 생체 리듬이 유지되어 건강을 지킬 수 있다

규칙적인 취침, 기상시간을 갖는다면 인체가 거기에 적응되어 정상적인 생체 리듬을 찾을 수 있고, 면역력도 높아져서 건강이 유지된다. 그러나 취침과 기상 시간이 불규칙하다면 뇌가 불안정하므로 늘 컨디션이 좋지 않고, 집중력과 기억력이 떨어져 쉽게 피로해진다.

사람의 수면 리듬

사람의 잠은 비렘수면(NREM: Non Rapid Eye Movement, 뇌를 위한 잠)의 1~4단계와 꿈을 꾸는 렘수면(REM: Rapid Eye Movement, 몸을 위한 잠) 단계가 한 세트가 되어, 1시간 반 정도의 소폭 리듬을 만들며 4~6회 반복하는 것이 일반적인 수면 형태로 되어 있다.

잠이 들 땐 얕은 잠인 1, 2단계를 거쳐 점점 깊은 잠인 3, 4단계로 진행되며 이렇게 비렘수면이 1시간 30분~2시간 정도 계속된 뒤, 최초의 렘수면이 나타난다. 이 때 안구의 급속한 움직임이 보여지고 첫번째 꿈을 꾸게 된다. 렘수면이 5분 정도 계속되고 나서, 다시 비렘수면의 1~4단계 중 어느 단계까지 갔다가 다시 렘수면으로 돌아오길 하룻밤에 4~6회 반복한다.

이러한 수면 단계 중 깊은 잠을 자는 비렘수면 3, 4단계(깊은 잠)가 피로회복에 가장 중요한 단계이다. 3, 4단계에서 뇌파는 델타파가 나오는데, 이 때

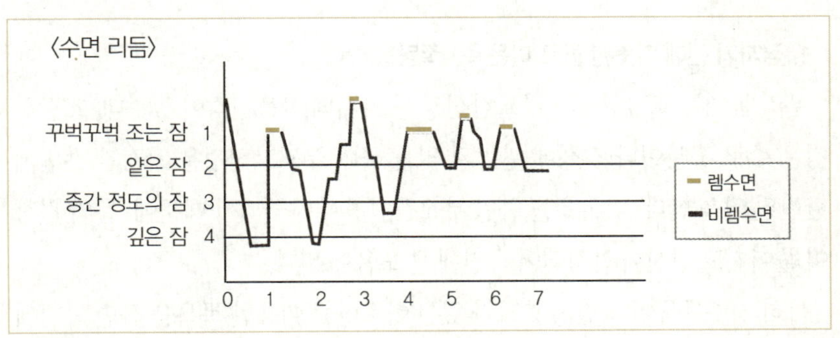

는 인체가 낮 동안에 쌓인 피로를 풀고 단백질 합성 등을 통해 다음 날 활동에 대비를 하며, 또한 성장이 가장 왕성하게 이루어지는 때이다.

실제로 델타 수면이 부족하면 면역력이 떨어지고 성장 장애, 학습 장애를 일으키는 것으로 알려져 있다. 따라서 양질의 수면을 취하는 지름길은 델타 수면을 충분히 확보하는 것이며, 이를 위해서는 일찍 잠자리에 드는 것이 좋다. 이는 대뇌의 생물시계가 11시~2시 사이에 델타수면을 취하도록 맞춰져 있기 때문이다.

또한 비렘수면의 4단계(깊은 잠)까지 가는 것은 잠이 든 지 최초 3시간 동안 2세트 정도 나타나므로, 이 때 방해를 받지 않고 숙면을 취하는 것이 가장 중요하다. 따라서 무리하게 밤샘을 하거나 새벽 늦게까지 잠을 자지 않고 공부하는 것은 공부의 효율에 있어서도 바람직하지 않다.

그리고 하루에 20분 이상 낮잠을 자는 것도 좋지 않다. 물론 낮에 잠을 자면 밤에 숙면을 취하는 데 방해가 되기 때문이기도 하지만, 10~20분 취하는 토막잠으로는 델타 수면까지 도달하지 못해 두뇌의 피로를 해결할 수가 없기 때문이다. 즉 잠은 한번에 이어자야 1~4단계와 렘수면이 적절히 조화되어 피로회복, 신진대사, 성장, 기억력 저장 등의 효과가 극대화될 수 있다.

숙면을 위한 수칙

1. 잠자기 전에 따뜻한 물로 미온욕 · 족탕을 한다

우리 몸에는 교감신경과 부교감신경 두 가지의 자율신경이 있는데, 교감신경은 주로 흥분이나 각성에 관련된 일을 하며 부교감신경은 안정과 수면에 관련된 일을 한다. 미온욕을 하면 부교감신경이 자극되기 때문에, 몸의 긴장이 풀어지고 정신이 안정되어 숙면에 큰 도움이 된다.

특히 청주목욕이나 진정 효과가 있는 아로마를 이용한 목욕을 하면 숙면에 더욱 효과적이다. 40~42℃의 뜨거운 물을 복사뼈 위 3cm 만큼 채우고 발을 10분 정도 족탕을 해도 좋다.

2. 카페인 음료와 탄산 음료는 자제한다

커피와 콜라 등에 함유된 카페인과 탄산은 뇌를 각성시키는 작용이 있어서 숙면을 방해한다. 따라서 가급적 카페인이나 탄산이 함유된 음료는 피하는 것이 좋으며, 정 마시고 싶으면 오전에만 마시고 오후 3시 이후에는 마시지 않도록 한다.

3. 과식 또는 너무 배가 고픈 상태로 잠자지 않는다

잠자기 전에 음식을 먹으면 위장은 그것을 소화시키기 위해 열심히 일을 해야 하므로, 우리의 몸이 깊은 수면에 빠질 수가 없다.

따라서 잠자리에 들기 2시간 전에는 음식을 먹지 않도록 하며, 정 배가 고프면 우유를 따뜻하게 데워 배고픔을 달래는 정도로만 마시고 잠자리에 들도록 한다.

우유에 들어 있는 칼슘은 신경을 안정시켜 잠도 잘 오고 숙면을 취할 수 있도록 도와주는 역할도 해준다.

4. 저녁에 가벼운 운동을 한다

운동을 하면 근육이 피로해져서 쉽게 잠들게 되므로, 저녁에 땀이 약간 밸 정도로 운동을 한다. 빠른 걸음으로 걷기나 달리기, 가벼운 농구, 배드민턴 등이 효과적이다.

그러나 잠들기 직전에 너무 과격하게 운동을 하면 오히려 뇌가 각성되어 잠이 오지 않게 되므로 잠들기 직전에는 무리한 운동을 하지 않는다.

5. 규칙적인 취침, 기상 시간을 갖는다

전날 아무리 적게 잤어도 규칙적인 수면리듬을 만들기 위해 매일 정해진 시간에 일어나는 습관을 들인다. 주말에는 늦잠을 자는 것도 좋으나, 평소보다 1시간이 넘지 않는 시간 안에서 조금 늦게 일어나도록 한다.

6. 그 날의 걱정거리나 할 일은 웬만큼 정리하고 잠자리에 든다

수험생들의 경우 스트레스나 걱정으로 잠들지 못하는 경우가 많은데, 마음을 편히 갖고 '시간이 가면 해결되겠지!' 라며 느긋하게 마음을 정리한 후 잠자리에 들도록 한다.

7. 낮잠을 많이 자지 않는다

낮에 10분 정도 토막잠을 자면 피로가 풀어지고 뇌가 안정되기 때문에, 하루에 10~15분 정도 낮잠을 자는 것은 권할 만하다. 그러나 20분 이상의 낮잠은 밤의 숙면을 방해하므로, 낮잠을 오랫동안 자거나 또는 너무 자주 자는 것도 좋지 않다.

숙면을 위한 편안한 잠자리 만들기

수험생의 목표 달성을 위해서는 공부를 하는 환경만큼이나 중요한 것이 숙면을 위한 환경이다. 같은 시간 동안 잠을 잤더라도 숙면을 취하느냐, 취하지 못하느냐에 따라 피로회복과 정보 저장 효율이 크게 달라지기 때문이다.

따라서 질 높은 수면을 위해 다음과 같은 편안한 잠자리를 권장한다.

1. 체형에 맞는 침구 선택이 중요하다

사람이 하룻밤 동안 잠을 자면서 뒤척이는 평균 횟수는 20~30회 정도이며, 손이나 발을 움직이는 것까지 포함하면 수십 회가 된다. 그런데 침구가 체형에 맞지 않게 작으면 뒤척임이 제한되어 숙면을 취할 수 없게 된다.

따라서 침구를 선택할 때는 뒤척임에 의해 움직이는 폭이나 길이도 고려해야 한다. 또한 수면중에 일어나는 생리적 발한(發汗) 작용을 고려하여, 흡습성과 보온성이 좋은 것을 선택하도록 한다.

베개는 누웠을 때 목을 바르고 자연스럽게 유지해 주며, 바닥으로부터 전해 오는 소리나 진동 등을 차단해 주는 역할을 한다. 베개의 높이는 체격에 따라 차이가 있지만, 바로누웠을 때는 6~8cm, 옆으로 누웠을 때는 8~10cm 범위가 적당하다. 너비가 넓을수록 머리가 편하고 뒤척임이 자유롭다. 베갯속으로는 성질이 서늘한 메밀이나 국화를 이용하면, 수험생의 머리를 맑게 하고 집중력을 강화시킬 수 있다.

	이불	요
폭	어깨너비의 약 2.5~3배	
길이	신장 + 50cm	신장 + 30cm
기타	●이불은 가볍고 부드러워야 한다. 이불이 너무 무거우면 뒤척임에 제한을 받게 되고, 심장의 부담이 커져 숙면에 방해된다. ●추울 때는 무거운 이불 1장을 덮는 것보다 얇은 이불 2장을 덮는 것이 보온에 더욱 효과적이다. ●그리고 이불이 뻣뻣하면 어깨 부분이 들떠서 냉기가 들어갈 수 있으므로, 몸을 포근하게 감쌀 수 있는 재질을 선택하도록 한다.	●요의 두께는 6~8cm가 적당한데, 누웠을 때 엉덩이가 배기지 않고 뒤척임이 자유로울 정도로 푹신한 것이 좋다. ●침대의 매트리스는 너무 푹신하면 허리에 부담이 되므로, 스프링의 탄력이 강해 팽팽한 느낌이 드는 것이 좋다.

2. 침구는 자주 햇볕을 쬐어 소독한다

이불과 베개는 자면서 흘린 땀을 흡수하고, 또한 비듬이나 먼지가 쌓여 집먼지진드기가 번식할 수 있으므로 햇볕에 수시로 일광소독을 해야 한다.

일광소독은 최소한 1주일에 한 번 이상은 해주어야 하는데, 여름에는 하루 1시간, 겨울에는 3시간 정도가 적당하다. 시간은 오후 2~3시가 가장 알맞고, 비 온 후 2~3일 간은 공기중에 습기가 많으므로 피하는 것이 좋다.

3. 적정한 실내 온도와 습도를 유지하고, 자주 환기시킨다

겨울철 난방은 18~22℃, 여름철 냉방은 25~26℃ 정도로 바깥과의 온도차를 5℃ 이내로 유지해야 한다. 습도는 50~60%가 적당한데, 특히 가을이나 겨울과 같이 공기가 건조한 계절에는 가습기를 틀어서 기관지가 건조하지 않게 해야 한다. 또 문을 닫아두고 오랫동안 있으면 실내 오염도가 높아지므로, 하루에 서너 번 정도는 현관까지 문을 활짝 열어 강제 환기를 시켜야 한다. 특히 겨울철 실내에서 난방기구를 사용하고 있을 때는 1시간에 5분 정도씩은 환기를 시키도록 한다.

4. 먼지가 쌓이는 카펫이나 털인형 등을 없앤다

카펫과 털인형은 먼지가 잘 쌓이기 때문에 집먼지진드기의 훌륭한 서식처가 된다. 집먼지진드기는 수면중에 호흡기를 자극하여 수면을 방해할 수 있으며, 특히 알레르기 비염이나 천식이 있는 수험생의 증세를 악화시키는 위험요소이다. 따라서 침실에는 카펫과 털인형 등을 없애는 것이 좋다. 그리고 낮에 이불을 깔아두면 그 위에 먼지가 쌓여 좋지 않으므로, 아침에는 이부자리를 정리하도록 한다.

5. 가습기, 공기 청정기, 에어컨을 정기적으로 청소한다

가습기나 공기 청정기, 에어컨을 정기적으로 청소하지 않으면, 거기에서 바이러스나 세균이 번식하여 감기나 폐렴 등을 일으킬 수 있다. 따라서 가습기는 하루 1회 끓는 물로 청소해서 매일 물을 갈아주고, 공기 청정기나 에어컨 필터는 정해진 기간마다 정기적으로 갈아주도록 한다.

6. 방안에 숯이나 선인장을 놓아둔다

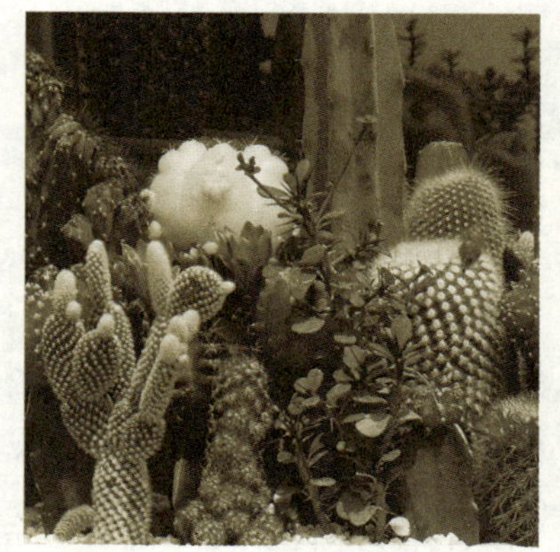

숯은 탈취 · 흡습 효과가 뛰어나 악취 제거와 습도 조절의 기능을 한다. 또한 공기 정화 작용이 있는 음이온을 방출하여 심신을 안정시켜 주고, 전자파 차단의 효과가 있어서 전자파로 인한 피해를 줄여줄 수 있다.

숯은 수명이 거의 반영구적이어서, 먼지가 쌓일 때마다 따뜻한 물에 담가두었다가 다시 쓰면 된다. 숯을 물에 담가두었다가 건져서 방안에 두면 공기 정화와 가습 효과를 함께 볼 수 있다.

선인장 또한 깨끗한 산소를 배출하고 이산화탄소를 흡수해 주어 공기청정기 역할을 한다. 그리고 전자파를 차단하는 효과가 있어 텔레비전이나 컴퓨터가 있는 방에 두면 좋다.

그런데 화분을 집안에 둘 때는 진드기가 생기지 않도록 주의하고, 꽃가루 알레르기가 있으면 꽃이 피지 않는 화분을 선택하도록 한다.

7. 아로마 제품을 이용한다

아로마는 종류에 따라 집중력·면역력 강화, 스트레스 해소 등 여러 가지 효능이 있다. 숙면에 도움이 되는 아로마는 오렌지, 라벤더, 카모마일 등으로 뇌의 흥분을 진정시키고 마음을 편안하게 한다.

아로마 오일을 화장지나 손수건에 떨어뜨린 후 베개 밑에 넣어두거나, 램프나 티슈에 떨어뜨려서 방 안에서 향이 은은히 퍼지도록 한다. 잠자기 전 목욕물에 아로마 오일 6~10방울 정도를 풀고 10~20분 정도 목욕을 하는 것도 좋은 방법이다.

만약 알레르기나 다른 호흡기 질환이 있는 경우 아로마 오일을 함부로 사용하면 부작용이 있을 수 있으므로, 반드시 의사와 상의한 다음 자기에게 적당한 오일을 사용하도록 한다.

숙면에 도움이 되는 처방

잠자리에 누우면 공부하던 것이나 낮에 일어났던 일들이 자꾸 기억나서 잠들기 힘들거나, 꿈을 많이 꿔서 잠을 자도 개운치 않은 수험생들이 많을 것이다. 잠을 편히 자지 못하면 다음 날 컨디션은 엉망이 되고, 공부에 지장이 온다. 절대적인 수면시간이 부족한 수험생에게 있어서 숙면은 목표 달성을 위한 가장 중요한 조건 중 하나이다. 따라서 숙면을 취하지 못하는 수험생에게는 수면의 질이 높은 수면을 취할 수 있도록 돕는 것이 급선무이다.

근심이 많고 생각이 많아 잠들기가 어렵고, 꿈이 많아 괴로운 수험생들을 도울 수 있는 좋은 처방이 바로 『귀비탕(歸脾湯)』이다.

『귀비탕』이란 '비장(脾臟)으로 돌아간다' 라는 뜻을 지닌 처방으로, 비장은 생각을 주관하는 장기이다. 고민과 잡념들을 비장으로 돌아가게 하여 마음을 편하게 하고 뇌를 진정시켜 잠이 잘 오게 도와주는 효과가 있다. 체질을 불문하고 수험생들은 스트레스와 걱정이 많을 수밖에 없으므로, 수험생의 약을 지을 때 각자의 증세에 맞는 처방에 귀비탕을 가미하면 숙면을 취하도록 도와줄 수 있다.

귀비탕(歸脾湯)

당귀 · 용안육 · 산조인 · 원지 · 대추 · 인삼 · 황기 · 백출 · 백복령 각 4g, 목향 2g,

감초 1g, 생강 1쪽,

학습 효과 높이는, 공부방 꾸미기

똑같은 시간을 공부하더라도 효율적이고 집중적으로 하는 사람이 결과는 더욱 좋을 수밖에 없다. 바로 여기서 공부 잘한다는 학생과 못한다는 학생의 차이가 나는 것이다.

수험생들이 최대의 학습 효과를 거두기 위해서는 본인의 의지나 노력도 중요하지만, 그와 더불어 학습 환경이 최적의 조건을 갖춘다면 학습능률이 배가될 것이다.

물론 노력에 있어서도 차이가 있겠지만, 일정하게 주어진 시간 안에서 공부의 지름길을 찾는 것이 무엇보다 중요하다.

공부의 지름길 중 한몫을 차지하는 것이 바로 효율적인 공부를 위한 공부방이다. 주방을 만들 때에도 동선을 최소화해야 짧은 시간에 많은 음식을 만들어 낼 수 있는 것처럼, 공부방도 마찬가지다. 산만하고 어수선한 공부방에서는 아무리 오랜 시간 공부를 해도, 짧은 시간에 효율적으로 공부한 학생을 따라갈 수 없다.

100% 효율적인 학습을 위한 쾌적한 공부방을 만들어 보자.

수험생의 공부방은 동남쪽이 좋다

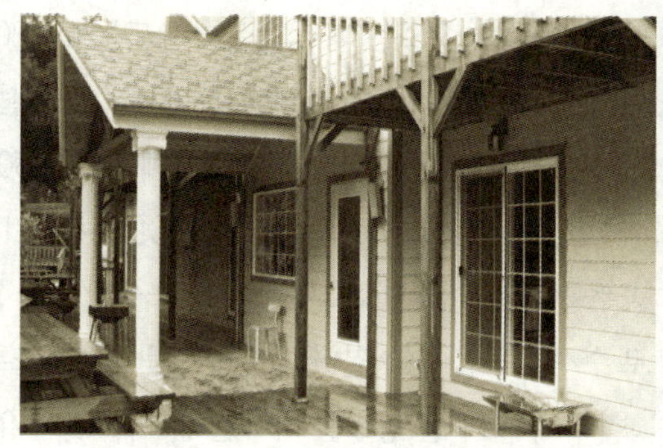

일반적으로 수험생의 방은 채광이 좋은 동남쪽이 좋다. 아침에 동이 트면 햇살이 먼저 들어오므로 깨우지 않아도 스스로 일어날 수 있으며, 낮 동안 햇살을 받아 방안의 온도가 적절히 유지되고 일광소독을 통해 쾌적한 환경이 유지되기 때문이다.

그러나 주의가 산만하고 번잡한 학생이라면 오히려 북향이 좋다. 북쪽은 빛이 적게 들어 시선을 여러 곳으로 분산시키지 않으며, 북쪽의 기운은 수렴과 진정의 작용이 있어 집중력 강화에 도움이 되기 때문이다.

2층, 구석진 방이 좋다

1층보다는 2층이 좋고, 구석진 방이 집중력을 높이는 데 더 좋다. 되도록이면 도로, 현관, 부엌, 계단 등 외부의 소음이 들어오는 곳과 멀리 떨어진 방을 선택하도록 한다.

바닥과 벽지는 부드러운 색이 좋다

공부방의 바닥과 벽지는 마음을 안정시켜 주고 눈의 피로감이 줄어드는 녹색이나 푸른색 계통의 부드러운 파스텔톤이 좋다. 원색은 시각적·심리적으로 혼란을 가중시켜 집중력을 떨어뜨린다. 시선을 사로잡는 큰 무늬나 현란한 그림을 피하고 잔잔하고 차분한 것을 선택하도록 한다. 체크 무늬는 심리적으로 안정감을 주므로 공부방의 바닥재 무늬로 적당하다.

실내 온도와 습도, 환기에 신경쓴다

학습능률이 오르는 최적의 실내 온도는 15~20℃ 정도이다. 그런데 실내는 실외와 온도차가 5℃ 이하가 적절하므로 여름철 냉방 때는 25~26℃에 습도는 60%, 겨울철 난방 때는 18~20℃에 습도는 50% 정도가 적당하다.

또한, 수험생이 공부하는 방은 무엇보다 환기가 중요하다. 밀폐된 곳에서 공부를 하면 뇌의 산소요구량이 많아지고 또한 실내 오염도는 점점 높아지므로 수시로 창을 활짝 열어 맑은 공기를 공급하도록 한다.

하루에 서너 번 정도면 적당한데, 겨울이면 유난히 실내 공기의 오염도가 높아질 수밖에 없으므로 한 시간에 5분 정도 환기를 시켜주도록 한다. 대기 오염이나 황사가 심한 날에는 공기청정기를 이용하는 것도 한 방법이다.

공부방의 조명

공부방의 조명은 시력보호와 집중력 향상을 위해 전체조명과 부분조명(스탠드)을 동시에 사용하도록 한다. 전체조명은 눈부심이 없고 심플하며 밝은 형광등이 무난하며, 부분조명은 열이 적게

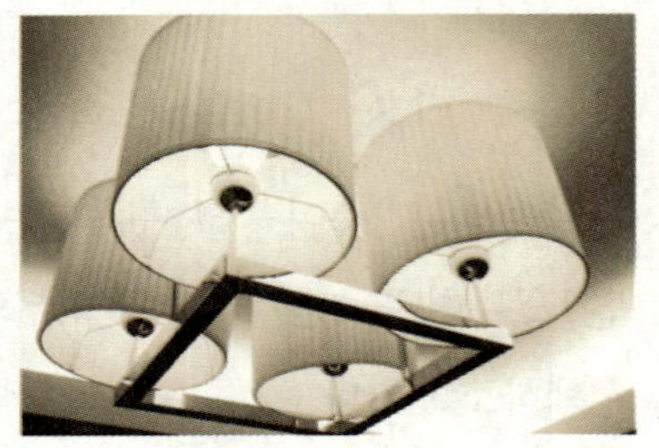

발생하면서 빛의 떨림이 적고 자연광에 가까운 것으로 삼파장 스탠드가 적당하다. 또는 빛이 책이나 책상에 반사되지 않는 기능성 스탠드가 좋다.

스탠드의 갓은 램프를 충분히 가려주는 것이어야 빛이 직접 눈으로 들어오는 것을 막을 수 있다. 스탠드의 위치는 오른손잡이일 경우 왼쪽 위, 왼손잡이는 오른쪽 위에 두어야 그림자가 생기지 않는다.

조명은 직접조명보다는 간접조명이 눈의 피로를 덜어주며, 책상 위의 스탠드도 간접조명과 함께 사용해야 눈을 효과적으로 보호할 수 있다. 빛의 밝기(lux)는 300~600 룩스 정도가 눈에 가장 무리가 없이 책을 볼 수 있는 밝기이다. 스탠드를 보면 룩스 단위가 씌어 있고, 적합한 룩스에 맞추어서 제품이 나오고 있다.

영역별 가구의 배치

만약 한쪽 벽면에 책상·거울·장식장이 같이 있다면, 공부를 하다가도 다른 데 시선이 뺏겨 집중력이 떨어질 수밖에 없다. 따라서 공부방을 각각의 영역별로 나누고 가구를 배치하면, 공부에 방해되는 요소를 줄이고 집중이 잘 되게 한다. 수험생이 생활하는 방의 영역 구분에 있어서, 공부 영역의 배치를 우선 순위로 한다. 책상은 창을 등지거나 빛을 비스듬히 받는 위치가 좋으며, 가급적 창쪽을 피하고 벽쪽에 둔다.

그리고 책상에 앉았을 때 방문이 보이는 위치도 피한다. 방문이 보이면 자꾸 밖으로 나가고 싶은 마음이 생기고 다른 사람의 출입에 신경이 쓰이게 되므로 방문을 등지거나 방문이 보이지 않는 벽면에 배치한다.

공부 영역	책상, 의자, 책장 등.
생활 영역	옷장, 서랍장, 거울, 옷걸이, 화장대.
휴식 영역	침대, 오디오, 장식품.

책상과 의자

책상은 견고하고 면적이 넓으며 서랍이 많아서
정리에 용이한 것이 좋다. 색상은 밝으면서도
너무 진하지 않은 것을 선택한다. 책상의
높이는 앉았을 때 팔꿈치보다 조금 낮은
위치가 좋다.

의자는 크고 푹신하거나 바퀴 달린 것은 척추에
도 좋지 않은 영향을 줄 뿐만 아니라 집중력을 떨
어뜨리므로 등받이가 있는 고정식 의자가 좋다.
의자에 앉았을 때 팔꿈치가 책상보다 5cm 정도
아래에 오도록 높이를 조절한다. 앉았을 때
엉덩이, 무릎, 발목이 모두 직각을 이루도록 하며, 의자가 높은 경우 발바닥
이 바닥에 닿도록 발받침을 받치는 것이 좋다.

의자에 앉을 때는 책상에 다가앉아, 엉덩이를 의자 뒤까지 바짝 붙이고 허
리 뒤에는 쿠션을 받혀서 허리의 곡선이 생기도록 한다. 등을 똑바로 펴서 등
받이에 붙이도록 한다.

책상 위 정리

필기도구, 만화책, 여러 가지 교과서 등 당장 공부하는 데 필요한 것만 빼고
는 모두 치운다. 책상 앞 벽에는 연예인 사진이나 그림과 같이 잡다한 것을 붙
여놓지 않는다. 특히 신종 수험생 집중력 방해꾼인 핸드폰 관리도 중요하다.

요즘 학생들은 핸드폰이 친구들끼리의 우정을 확인하는 매개물이라고 생
각해서, 수시로 문자를 주고받느라 정작 공부에 집중할 수 없다. 따라서 친구
들끼리 공부시간에는 꺼놓자고 약속을 해서 서로 이해를 구하고, 통화는 쉬
는 시간에 간단히 한다.

메모판

책상 옆의 벽에 작은 메모판을 걸어 놓고 학습 목표와 구체적인 계획을 한 눈에 잘 보이도록 붙여둔다. 존경하는 인물의 사진이나 가고 싶은 대학의 입시요강을 복사해서 붙여두면 자신의 목표를 향한 의지가 굳어지고, 마음이 해이해질 때마다 큰 힘을 얻을 수 있다.

목표 대학의 입시요강을 몸에 지니고 다니는 것도 훌륭한 부적이 될 수 있다. 자신이 원하는 대학을 무의식중에라도 의식하고 있으므로 목표를 향해 마음을 집중시켜 주는 효과를 기대할 수 있다.

시계

의자에 앉았을 때 눈에 가장 잘 띄는 곳에 시계를 두고, 공부할 때 시간을 체크할 수 있도록 한다. 무작정 공부를 하는 것보다는 시간을 체크하면서 계획대로 공부를 진행하는 것이 효율적이기 때문이다. 시계의 째깍거리는 소리가 공부에 방해되면 전자시계를 붙여두도록 한다.

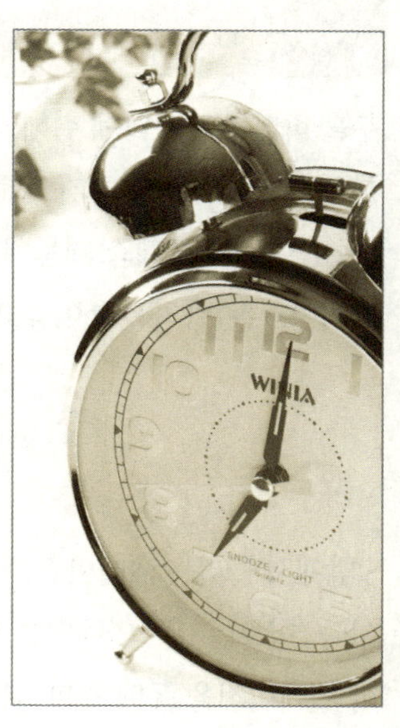

소음

외부의 소음을 줄이기 위해 이중창을 설치하고, 커튼으로 한 번 더 차단시킨다. 이 때 커튼을 창문에만 하기보다 방 전체에 쳐두면 방음 효과가 확실해진다. 커튼은 두 겹으로 하되 두꺼운 천 위에 밝은 느낌을 주는 얇은 천을 겹쳐주는 것이 좋다.

북쪽창의 커튼색은 녹색 계통으로, 서쪽은 황록색, 동쪽인 경우는 보랏빛

계통이나 파란색으로 한다. 특히 시험을 앞둔 자녀는 빛을 투과시키지 못하는 차광 커튼은 피하는 것이 좋다. 여학생의 경우에는 감정을 돋우는 핑크색은 피하는 것이 좋다.

소음으로 신경이 쓰일 때는 고전음악을 낮게 틀어놓으면, 집중력 향상에 도움이 된다. 그러나 매번 음악에 의지하는 것은 습관이 되기 때문에 좋지 않다. 자신이 좋아하는 음악을 들어야 공부가 잘 된다고 하는 학생들이 있는데, 이것은 그리 권장하고 싶지 않은 방법이다.

자신에게 익숙한 음악을 듣다 보면 공부를 하다가도 음악에 취해 시간을 낭비하게 되는데, 결국 이러다 보면 목표한 양에 도달하지 못하기 때문이다.

소음이나 스트레스 때문에 집중을 할 수 없을 때 고전음악을 듣는 경우를 제외하고는, 음악을 틀어놓고 공부하지 않도록 한다.

텔레비전, 컴퓨터

밖에서 들리는 텔레비전 소리는 집중력을 떨어뜨리는 주범이다. 청소년기는 연예인을 보면 따라하고 싶고 또한 텔레비전을 통해 전파되는 유행어에 상당히 민감한 시기이므로, 아무리 의지가 강한 학생이라도 텔레비전의 유혹을 쉽게 뿌리치지 못한다. 따라서 텔레비전을 공부방에서 멀리 떨어져 있는 방으로 옮기고, 수험생의 공부시간을 피해서 시청하거나 볼륨을 줄여서 시청하도록 한다.

  학생들의 컴퓨터 중독도 문제이다. 요즘은 PC와 인터넷 보급율이 높아져서, 컴퓨터 문화가 상당히 많이 발전했다. 그 좋은 예로 인터넷 교육방송이나 정보 검색을 통해 자신이 모르는 것을 찾아 공부할 수 있는 훌륭한 가정교사가 등장한 것이다.

  하지만 문제는 컴퓨터로 공부에 도움을 얻는 아이들은 소수이고 대부분 게임이나 미니 홈페이지 관리 등 흥미 충족을 위해 사용한다는 점이다. 따라서 컴퓨터를 거실에 두고 교육방송 청취나 정보 검색을 위해 사용하고, 컴퓨터에 깊이 빠져들지 않게 자제력을 기르도록 한다.

수험생을 위한 아로마테라피

수험생과 아로마테라피

아로마테라피는, 기쁨의 향기라는 뜻의 '아로마(Aroma)' 와 치료법이라는 뜻의 '테라피(Theraphy)' 를 합성한 말이다. 여러 종류의 꽃이나 나무로부터 추출한 향이 나는 순수 식물 오일(에센셜 오일)을 이용하여 사람의 신체적·정신적·심리적 건강을 꾀하는 자연치료법이다.

향이 있는 약초라 불리는 허브는 생명력과 상처를 낫게 하는 뛰어난 치유력을 지니고 있으며, 허브의 효능이 고스란히 담겨 있는 것이 바로 에센셜 오일이다. 아로마 에센셜 오일은 몸속에 들어와 신진대사를 촉진하고 뇌에 메시지를 전달해 각 기관과 호르몬, 생리 체계의 활동을 원활하게 한다.

그러므로 특히 수험생들이 피곤하고 스트레스를 받았을 때, 또는 집중력과 면역력을 높이고 싶을 때 에센셜 오일을 이용해 몸과 마음의 건강과 활력을 되찾을 수 있을 뿐 아니라 집중력과 면역력까지 높일 수 있다.

아로마의 성분과 효과

아로마는 천연 방향 오일로 종류에 따라 효능이 다르다.

예를 들면 우울증을 해소하려면 마조람향이, 불면증을 치료하려면 라벤더 향이 좋은 것처럼 증세에 따라 다른 효능을 가진 한 가지 향을 사용하기도 하고, 2~3가지 향을 혼합해 사용하는 경우도 있다.

아로마테라피는 간단한 감기·비염에서부터 두통·우울증·불면증 등의 신경계 질환과 생리통·여성병 등 다양한 질병 치료에 두루 활용되고 있으며, 피부미용·집중력 강화·피로와 스트레스 해소 등을 목적으로 이용하기도 한다.

피로·스트레스·불면증 해소에는 카모마일 오일을, 잡념이 많거나 집중력이 떨어지면서 정신이 산만할 때는 바질·버가못·라벤더·레몬·로즈마리를, 집중력 향상을 위해서는 로즈마리·유칼립투스·페퍼민트 등이 효과가 좋다.

시험 등을 앞두거나 초조함을 느낄 때는 라벤더·레몬·오렌지·제라늄·샌달우드·레몬향 등이 진정 효과를 주는 것으로 알려져 있다.

효과적인 아로마 이용법

1. 마사지법

에센셜 오일 원액 2~3방울에 아몬드유, 포도씨유, 아보카도유, 맥아유 등 식물성 기름을 1작은술 정도 섞어 피부에 직접 바르며 정성껏 마사지한다. 하루에 한 번 정도만 마사지해도 근육의 피로를 풀고 정신적인 긴장을

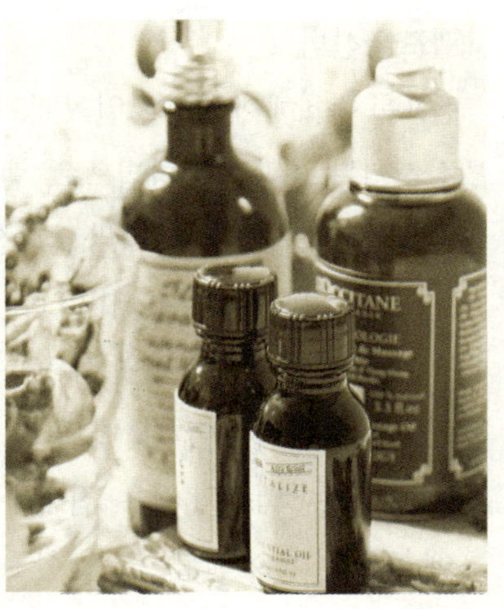

완화시켜 주는 효과가 있다. 요즘은 마사지를 위한 베이스 오일이나 워터, 로션 등 마사지 전용제품도 나와 있다.

마사지법을 사용할 때는 고농도로 농축되어 있는 에센셜 오일을 직접 몸에 바르게 되면 부작용이 생길 수 있기 때문에 주의해야 한다. 그래서 이 때는 향이 거의 없는 식물성 오일에 에센셜 오일을 희석해서 사용해야 한다. 이 방법은 혈액순환을 돕고, 피부의 노폐물을 빠르게 배출시키며 피부에 생기를 불어넣어 준다. 또한 마사지 중에 코로 향기를 흡입할 수도 있으므로 이중의 효과가 있다.

2. 흡입법

아로마테라피에서 가장 중요하고 효과적이면서 쉽고 간편한 방법으로, 램프 확산법·증기흡입법·건조흡입법·스프레이 분사법 등이 있다. 아로마 향은 흡입을 통해 후각 신경을 타고 대뇌 변연계로 직접 신호가 전달된다. 따라서 감정과 기억을 관장하며 호르몬 중추이기도 한 대뇌 변연계가 자극받아 정서적 안정을 되찾고 호르몬 분비가 활성화되어 신체 기능의 균형이 잡힌다. 또한 흡입된 향은 폐로 들어가 혈액에 용해되어 신체 각 기관에 퍼진다.

램프 확산법

램프를 이용해 에센셜 오일의 분자를 공기중에 발산시키는 효과적인 방법으로, 램프를 이용하는 방법은 램프의 형태에 따라 달라진다.

호리병 램프의 경우, 호리병 안에 에센셜 오일을 넣고 램프에 불을 붙이면 램프 특유의 성질 때문에 오일의 향이 배어나오게 된다.

초를 이용한 램프의 경우, 접시에 물을 채우고 초에 불을 켠 후 에센셜 오일을 한두 방울 떨어뜨

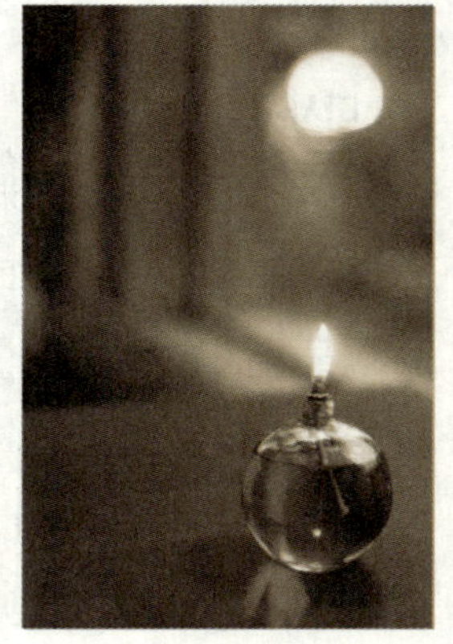

려 준다. 이 때 두세 가지 정도의 오일을 혼합하여 사용하면 시너지 효과를 얻을 수 있다. 램프를 이용한 램프 확산법의 경우는 좁은 공간에서 사용하는 것이 더 효과적이다.

램프 확산법은 불면증, 우울증, 생리 전 증후군 등에 효과적이다.

증기흡입법

1ℓ 정도의 더운물에 에센셜 오일을 5방울 정도 떨어뜨려 머리에 수건을 덮고 올라오는 수증기를 들이마신다. 이 방법은 정신적으로 뿐만 아니라 피부에도 좋은 효과가 있다. 주의할 점은 반드시 눈을 감고 아로마 향을 들이마시는 것이다. 증기흡입법은 감기나 호흡기 질환에 사용되며 집중적으로 환부에 향을 흡입케 한다.

건조흡입법

손수건이나 거즈 등에 한두 방울 정도의 아로마 오일을 묻혀 코 아래에 대고 깊이 들이마신다. 일시적으로 잠이 오지 않을 때나 두통이 있을 때 이용하면 효과가 좋은 방법으로 베개 밑에 티슈를 넣어두는 것도 좋은 방법이다.

건조흡입법은 길거리나 사무실 등 증세가 나타날 때마다 수시로 간단하게 이용할 수 있어 편리하다.

스프레이 분사법

에센셜 오일을 물에 희석하여 스프레이에 넣고 분무시켜 작은 입자로 뿜어 향을 확산시킨다. 알코올에 희석하여 향수로 이용하면 기분전환이나 감정조절에도 그만이다.

3. 목욕법

아로마테라피에서 마사지 다음으로 효과적인 방법으로, 집에서 간단하고 편리하게 이용할 수 있다는 장점이 있다. 피로회복, 불면증, 스트레스 해소 및 신체 이완, 활력 증강에 효과적으로 사용된다. 이는 에센셜 오일의 성분이 정신적인 피로를 몰아내 주고 몸속 독성 물질을 피부 밖으로 내보내며, 혈액 순환을 원활하게 해주기 때문이다. 오일이 피부로 스며드는 데는 시간이 필요하므로 목욕은 10분 이상 하는 것이 좋다.

먼저 간단히 샤워를 한 후 욕조에 물을 채우고 오일을 5~10방울 정도 떨어뜨린다. 이 때 우유 1큰술이나 베이스오일, 벌꿀이나 크림 20㎖, 식초 10㎖ 정도로 오일을 희석하면 물에도 잘 풀리고, 피부에도 효과적으로 흡수된다. 오일이 잘 흩어지도록 물을 부드럽게 저어주고, 목욕하는 동안 깊게 수증기를 들이마신다.

목욕은 10~15분 정도 하는 것이 좋으며 오일이 피부에 흡수되므로, 목욕 후에 물기를 닦지 말고 자연스럽게 말린다. 전신욕이 아닌 손·발 등 특정 부위를 씻는 것도 효과가 있다. 오일이 물과 잘 섞이게 하려면 반드시 오일 분산제(우유, 목욕용 소금, 식초 등)를 사용한다.

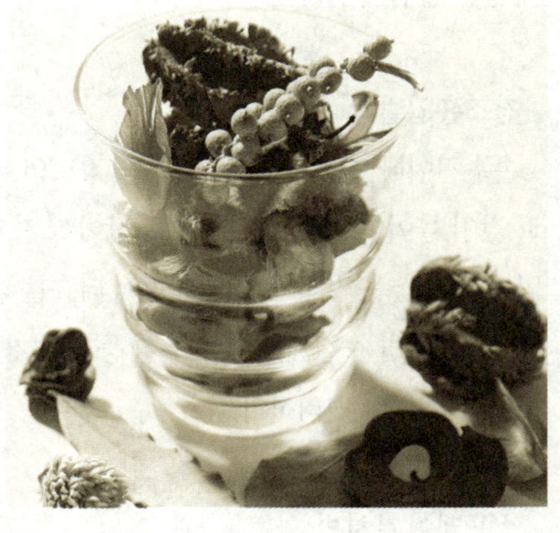

전신욕 외에 좌욕이나 족욕 등에도 사용할 수 있다. 좌욕의 경우에는 허브를 우려낸 침출액을 이용할 수도 있는데, 변비나 치질 등에 효과가 있으며 불쾌감을 없애준다. 족욕의 경우는 발의 피로가 깨끗이 풀릴 뿐 아니라 심신이 상쾌해지는 효과가 있다. 또 온몸의 혈액순환을 촉진시키므로 냉증이나 생리통, 감기에도 효과적이다.

여름철에는 더운물보다는 차가운 물을 이용하면 정신이 맑아지고 긴장이 풀리는 효과를 얻을 수 있다.

4. 차로 마시는 방법

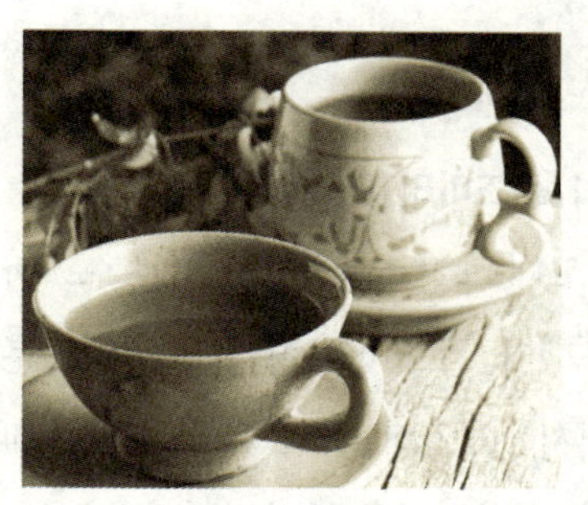

허브차는 간단하게 끓일 수 있고 자연의 향과 색을 그대로 즐길 수 있으며 건강에도 좋은 효과를 얻을 수 있다. 허브차는 생허브나 말린 허브, 허브꽃 등에 끓는 물을 부어 우려내면 된다.

생허브를 이용할 때는 미리 데운 찻주전자에 씻은 생허브를 넣고 끓는 물을 부어 뚜껑을 덮고 4~5분 간 우려 마신다. 말린 허브로 차를 끓일 때는 생허브보다 약간 짧게 3분 전후로 우려낸다. 허브꽃은 잎 못지않게 향이 강하고 색깔이 예쁜데, 차를 끓이면 독특한 향기와 색깔을 내 차로 마시기에 그만이다. 카모마일의 경우 허브차 용도로 만들어진 카모마일차를 구입해 한 번에 3g씩 녹차처럼 뜨거운 물에 우려 마신다.

아로마 사용시 주의할 점!

라벤더 이외의 에센셜 오일은 몸에 직접 바르는 경우 부작용을 초래할 수 있으므로 반드시 희석해서 사용해야 한다. 일랑일랑이나 샌달우드 등 자극성이 없는 에센셜 오일의 경우는 피부에 그대로 발라도 괜찮다.

제일 중요한 것은 각각의 증세가 다르고 체질 역시 다르므로, 자극성이 강하고 독성이 있는 오일은 피하고 자신에게 맞는 것을 선택해야 한다. 예를 들어 로즈마리의 경우 정신집중과 기억력 향상에 도움을 주지만, 혈압이 높으면 오히려 독이 되기도 한다.

일단 처음 사용하게 되는 에센셜 오일의 경우, 향수로서 사용하는 경우라도 필히 패치 테스트를 거쳐서 사용해야 한다. 패치 테스트는 손목 안쪽에 몇 방울을 떨어뜨린 후 반창고를 붙이고 1시간 이상 상태를 지켜본다. 이 때 가렵다거나 붉어지는 경우 바로 씻어내야 한다.

또한, 무조건 많이 사용한다고 좋은 것이 아니다. 라벤더의 경우 2방울을 사용하면 숙면에 효과가 있지만 4방울을 사용하게 되면 오히려 각성 효과가 있어 잠을 설치게 된다.

수험생에게 효과가 좋은 아로마 오일은……

1. 로즈마리 (Rosemary)

고대 그리스와 로마에서는 로즈마리를 진정 효과를 위해 향을 피우는 데 이용했다. 로즈마리 향은 청정한 기분을 주고 심신을 복돋우는 강장 작용이 있어서 집중력과 기억력이 떨어졌을 때 흡입하면 심신의 균형을 잡아주고 집중력 및 기억력을 증가시킨다. 또한, 수험생들이 많이 호소하는 어깨결림이나 요통, 편두통, 피로회복에도 효과가 있다. 밤에 부기가 많은 학생들은 부기 해소에도 도움이 된다.

그러나 간질이나 혈압이 높을 경우에는 사용하지 않는 것이 안전하다.

▶ 이용법

목욕법 욕조에 캐리어 오일 2~4㎖와 로즈마리 오일 8방울을 떨어뜨려 목욕을 하면 기억력 강화와 근육통에 효과적이다. 특히 아침에 목욕하면 몸과 마음이 상쾌해지고 맑아진다.

바디 마사지 어깨결림이나 요통이 있을 때는 캐리어 오일 10㎖와 로즈마리 오일 3~4방울을 하루에 여러 차례 발라 마사지하면 좋다.

흡입법 천식이나 감기에 걸렸을 때는 따뜻한 물에 로즈마리 오일 5방울을 넣고 수증기를 흡입하면 호흡이 편안해진다.

티슈 발향법 티슈에 로즈마리 오일 2방울을 떨어뜨려 책상 한쪽에 두면 상쾌한 향기가 뇌의 기능을 촉진시켜 집중력이 좋아져서 학업 능률이 높아진다.

2. 라벤더 (Lavender)

라벤더는 심신을 진정시키며 몸 전체의 신진대사를 향상시켜 수험생들에게 많은 스트레스 · 불안 · 우울 · 불면증을 해소하고, 두통 · 편두통의 증세를 완화시켜 준다.

더불어 긴장과 스트레스로 인한 소화불량 · 어깨결림 · 요통을 개선하며,

가슴 두근거림 증세를 진정시킨다. 그러나 혈압이 낮은 사람이 사용하면 감각이 둔화되면서 졸음이 올 수도 있다.

고대 로마 사람들은 욕조에 라벤더를 넣고 목욕을 했다고 전해진다.

▶ 이용법

목욕법 캐리어 오일 4㎖에 라벤더 오일 8방울을 섞어 사용하면 스트레스가 해소되어 편안한 기분을 즐길 수 있다.

족탕법 45℃ 정도의 물에 캐리어 오일 4㎖, 라벤더 오일 4~5방울을 섞어 10분쯤 담그면 발의 부종이나 피로를 해소해 준다.

바디 마사지 캐리어 오일 10㎖에 라벤더 오일 4방울을 섞어 마사지하면 수험생의 어깨결림, 요통, 근육통에 효과적이다.

티슈 발향법 티슈에 라벤더 오일 1~2방울을 떨어뜨려 머리맡에 놓으면 불면증에 효과적이다.

3. 카모마일 (로만) (Chamomile (Roman))

양국화의 일종인 카모마일은 진정 작용, 긴장 완화 작용이 있는 여러 가지 방향 성분이 복합적으로 작용하여 마음이 초조하고 심한 긴장 상태에 있을 때 스트레스, 긴장, 우울증, 두통, 불면증을 푸는 효과를 가져온다.

신경질이나 짜증이 날 때 목욕을 하면 진정 효과가 있으며, 흥분을 가라앉히는 특성을 지니고 있다. 향기는 가볍고 날카로우며 사과 향과 비슷하다.

▶ 이용법

목욕법 욕조에 따뜻한 물을 받아 캐리어 오일 등의 희석제 4㎖와 함께 카모마일 오일 8방울을 욕조에 떨어뜨린 다음 30분 정도 몸을 담그면 피로가 풀려 몸 깊숙이 따뜻해진다. 어린이나 노약자에게도 좋다.

램프 확산법 아로마 램프를 이용하여 공기 중에 발향하면 신경 안정은 물론 심신의 피로회복에 좋고, 기관지염이나 감기에도 효과적이다.

바디 마사지 캐리어 오일 10㎖에 카모마일 오일 4방울을 섞어 바른 후 마사지

한다. 특히 근육통이나 관절염의 통증을 완화시킨다.

[얼굴 마사지] 캐리어 오일 10㎖에 카모마일 오일 2~3방울을 섞어 거칠어지거나 여드름이 난 얼굴을 마사지해도 효과적이다.

[티슈 발향법] 티슈에 카모마일 오일 2방울을 떨어뜨려 공부할 때나 잠잘 때 가까운 곳에 두면 기분이 안정된다.

[바르기] 벌레 물린 데나 여드름 부위에 1방울을 바른다(국소 부위만 사용하고 과다 사용금지).

4. 유칼립투스 (Eucalyptus)

유칼립투스는 감정을 고조시키고 에너지를 증가시키는 정신 기능 자극 효과가 있어 항상 생기 있는 기분을 유지시켜 주며 여름에는 몸을 시원하게 하고, 겨울에는 몸을 보호해 준다.

그리고 면역력과 집중력을 높여주고, 호흡기 질환이나 알레르기 질환에도 또한 효과적이다. 그리고 마음이 흥분되어 혼란하거나 불안정한 상태를 해소시켜 주고, 혼미한 정신을 집중시켜 차분하고 민첩한 사고를 할 수 있도록 돕는다.

한여름 더위에 지치기 쉬운 수험생을 위해 공부방에 유칼립투스 오일과 버가못 오일, 라벤더 오일을 섞어 분무기에 넣고 뿌려주면 청정하고 맑은 기분을 유지할 수 있다.

▶ 이용법

[바디 마사지] 캐리어 오일 10㎖에 유칼립투스 오일 3~4방울을 섞어 근육통이나 신경통 부위에 마사지한다.

[티슈 발향법] 티슈에 유칼립투스 오일 3방울을 떨어뜨려 책상 한쪽에 놓아 두면 집중력이 향상되기 때문에 학업 능력 향상에 도움을 준다. 또한, 티슈에 1~2방울 떨어뜨려 코나 입에 대고 향기를 맡으면, 호흡기 계통의 증세를 완화시킨다.

5. 페퍼민트 (Peppermint)

향기만 맡아도 활력을 되찾을 것 같은 가볍고 신선한 향을 지닌 페퍼민트는 박하의 잎 또는 줄기를 수증기로 증류하여 얻는 정유로, 심신에 활력을 주고 소화기관을 강화시킨다.

정서 자극 효과가 있어 기분을 상승시키고, 신경쇠약 · 두통 · 편두통 · 불면증을 해소시킨다. 졸음을 참지 못할 때, 집중력이 떨어질 때 목 뒤에 바르거나 냄새를 맡으면 빠른 효과가 나타난다.

소화 기능을 높이는 작용도 강해서 속이 메스껍거나 더부룩하면 명치에 바른다. 진통과 해열 작용이 있어서 습포와 마사지를 하면 급성 근육통이나 치통을 누그러뜨리는 데도 도움이 된다.

▶ 이용법

바디 마사지 캐리어 오일 10㎖에 페퍼민트 오일 3방울을 추가하여 마사지하면, 근육이나 발의 통증이 완화된다.

티슈 발향법 티슈에 페퍼민트 오일 3방울 정도를 떨어뜨려 책상 위에 놓아두면 기분이 상쾌해진다.

6. 버가못 (Bergamot)

버가못은 오렌지 모양의 작은 열매지만 먹을 수는 없다. 식물과 열매에 오일이 함유되어 있지만 대부분 열매의 껍질에서 채취한다. 18세기 초부터 향료로서 지중해 여러 나라에 알려졌고 충분히 건조된 잎은 차로 이용하고 나머지는 목욕제로 많이 쓰인다.

진정과 동시에 감정을 고양시켜 불안과 긴장 해소에 탁월하다. 또한, 식욕 및 소화를 촉진시킨다.

▶ 이용법

목욕법 캐리어 오일 등의 희석제 4㎖와 함께 버가못 오일 8방울을 섞어 목욕을 하면 피로가 풀리고 전신이 안정된다.

바디 마사지 캐리어 오일 10㎖에 버가못 오일 4방울을 넣어 배 주변을 마사지하면 위장이 편안해진다.

7. 레몬(Lemon)

레몬은 혈압을 진정·강화시키고 해열 효과가 탁월하며 상큼한 기분을 유지시켜 준다. 특히 피로로 인해 면역력이 떨어져 나타날 수 있는 인후통, 기침, 감기 등의 발열을 효과적으로 다스린다. 또한, 소화 기관의 기능을 향상시키는 작용이 있어서 구역질이 나고 소화가 잘 안 될 때 명치에 발라주면 효과가 좋다.

레몬 오일은 장기적으로 사용하지 않아야 하며 광과민성 반응이 있으므로 피부에 바르고 나서 12시간은 자외선을 피하고, 민감성 피부일 경우에는 심한 자극이 있을 수 있으므로 주의해야 한다.

▶ 이용법

바디 마사지 캐리어 오일 10㎖에 레몬 오일 3~4방울을 섞어 어깨결림이나 근육통 등으로 아픈 부위에 마사지한다.

티슈 발향법 티슈나 아로마 포트 등에 레몬 오일 3방울을 떨어뜨려 사용하면 기분이 침착해지고 냉정해진다.

찜질법 캐리어 오일 2㎖에 레몬 오일 6방울을 섞어 아픈 곳에 바른다. 여드름이나 습진에 효과적이다.

수험생의 공부방에 권할 만한 허브는……

아로마 향을 이용한 아로마테라피와 함께 수험생의 공부방에 허브(Herb) 식물을 놓아두는 것도 좋은 효과가 있다. 공부하는 책상이나 잠자리 가까운 곳에 한두 개의 허브 화분을 놓아두면 정서적으로 안정이 되기도 하지만, 각각의 향이 지닌 특성과 효능으로 인해 피로에 지치고 마음의 부담을 안고 있

는 수험생에게 집중력을 높여주고 스
트레스를 해소해 주기도 한다.

키우는 데 크게 신경쓰지 않고 좋은
효과를 볼 수 있는 로즈마리, 라벤더,
민트 등이 좋다.

1. 로즈마리

숲의 향을 느낄 수 있는 향기를 지니
고 있는 로즈마리는 기운을 회복시켜서 두뇌 회전을 빠르게 하고, 기억력과
집중력을 높여준다. 또한, 눈과 몸이 피로할 때 책상 한켠에 놓아두고 향기를
맡아도 좋으며, 로즈마리 잎 3~5개를 따서 뜨거운 물에 우려 꿀을 넣고 차로
마시면 좋다.

2. 라벤더

라벤더는 공기 정화 작용은 물론, 공부에 대한 부담감은 많은데 공부는 잘
되지 않으면서 무언가에 쫓기듯 불안하여 괜스레 가슴이 두근거리는 등 불안
함을 안정시켜 준다. 특히 불안과 긴장으로 쉽게 잠들지 못하고, 이런저런 생
각이 떠올라 잠자는 중에도 숙면을 취하지 못하는 등 불면증이 있을 때 머리
맡에 놓아두면 효과가 좋다.

3. 페퍼민트

페퍼민트는 흔히 말하는 박하이다. 멘톨 성분이 많아서 시원하고 맑은 기
분으로 공부할 수 있게 해준다. 집중이 잘 되지 않고 주의력이 산만해질 때 옆
에 두면 효과적이다. 수험생의 긴장성 두통이나 편두통이 있을 때는 민트 잎
을 따서 손으로 짓이긴 다음 뒷목에 발라주어도 효과적이다. 특히 페퍼민트
차는 스트레스 해소에도 한 몫을 한다.

공부할 때, 이런 음악 어때요?

좋은 음악은 한 사람의 일생을 변화시킬 수 있을 뿐 아니라 세상을 밝게 바꾸고 역사와 세계의 흐름에도 영향을 줄 수 있다. 어릴 때부터 어떤 음악을 듣고 부르느냐에 따라서 한 사람의 미래가 달라지기도 한다.

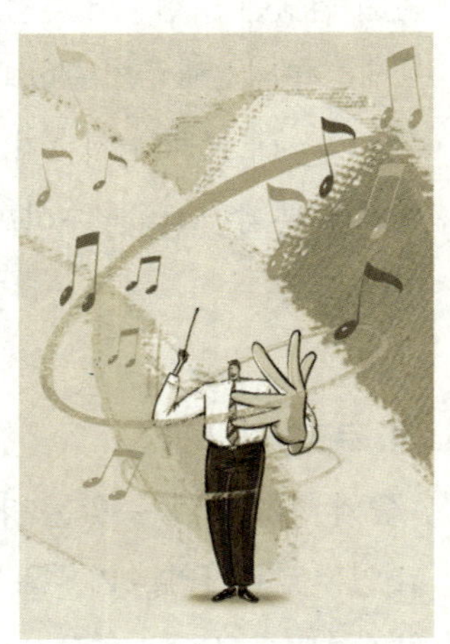

이것이 확대되면 그 시대의 음악은 그 문화의 영향을 받고 형성되게 마련이지만 반대로 음악이 문화에 영향을 주어 새로운 창조의 방향으로 나아갈 수도 있다.

음악은 또 인간의 신체와 정신의 변화를 유도하는 큰 힘을 가진 치료제이기도 하다. 사람의 마음을 우울하게도, 밝고 따뜻하게 만들어 주기도 하며 발명과 발상과 같은 영감을 주기도 하며, 마음과 몸의 긴장을 풀어기도 한다.

그리고 기분전환과 집중력을 길러준다. 음악감상을 통해 긴장을 이완시켜 주고 약해진 신체 기관의 기능 회복을 돕는다. α파를 유도하는 음악은 뇌에서 심리적인 쾌적감과 안락감을 주어 집중력, 잠재력을 높여주어 수험생의 학습능률을 높인다.

머리가 맑아지는 음악	
모차르트	플루트 4중주곡 작품 71 중 제1악장
	플루트 4중주곡 K285
베토벤	바이올린 협주곡 D장조 작품 61 중 제1악장
	피아노 소나타 제14번 '월광' 중 제1악장
브람스	피아노 트리오 제1번 B장조 작품 8 중 제1악장
파가니니	바이올린 협주곡 제2번 b단조 작품7 중 제3악장
차이코프스키	현을 위한 세레나데 C장조 작품 48 중 엘레지

기억력 증진에 좋은 음악	
쿠프랭	'클라브생곡집 Pieces de clavecin Premier recueil'
비발디	플루트 소나타 '충실한 목동'
	합주 협주곡 '조화에의 영감 L'estro amonico'
헨델	흥겨운 대장간
바흐	팟사칼리아 C단조 BWV582
	골트베르크 변주곡 BWV988
	바이올린 협주곡 E장조 BWV1042
	2대의 바이올린을 위한 협주곡 D단조 BWV1043
	브란덴부르크 협주곡 제3번 G장조 BWV1048
베토벤	바이올린과 관현악을 위한 '로망스' 제1번 G장조 Op.40
	피아노곡 '엘리제를 위하여'
쇼팽	피아노곡 '제24의 전주곡' 중 제15번 Db장조 '빗방울'
요한 슈트라우스	왈츠 '아름답고 푸른 도나우'
브람스	왈츠 제5번
무소르그스키	모음곡 '전람회의 그림 Picturea at an Exhibition'
차이코프스키	현악4중주곡 제1번 Bb장조 제2악장 Op.2
크라이슬러	'아름다운 로즈마린 Schon Rosmarin' Op.55
라벨	관현악곡 '볼레로 Bolero'

집중력 향상에 좋은 음악	
슈베르트	'세레나데'
바흐	'G선상의 아리아'
하이든	'현악 4중주곡 제17번'
모차르트	'바이올린 소나타 제22번'
	'현악 5중주곡 제5번 K593'